# 専門医のための
# 耳鼻咽喉科検査法

Examination methods in Otorhinolaryngology
Head and Neck Surgery

鈴木 雅明 帝京大学教授
堤  剛 東京科学大学教授 編

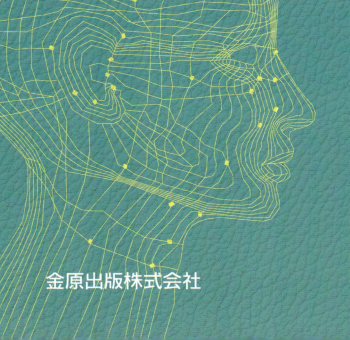

金原出版株式会社

# 序

　この度『専門医のための耳鼻咽喉科検査法』を刊行することができました。本書の歴史は古く，1983 年に帝京大学市原病院小林武夫教授により『図解 耳鼻咽喉科検査法』として金原出版から発刊され，その後 2000 年に『新図解 耳鼻咽喉科検査法』として版を新たに刊行されました。当時としては，耳鼻咽喉科領域の検査法をまとめた本として貴重であり，イラストを多く入れてコンパクトに説明された解説書として好評を博してまいりました。小林武夫先生は私に本書の改訂を託され，2022 年 1 月ご逝去されました。小林先生は「英文にて出版されれば全世界に我が国の高いレベルを示すことができる」との御意向でしたが，それは各個人の英文論文に委ねることとして，本書は実地臨床を取り組んでいらっしゃる耳鼻咽喉科専門医の先生方，およびこれから専門医を目指す専攻医の方々を対象とした"座右の解説書"として東京科学大学の堤剛教授のお力をお借りして大幅に更新し，新版として出版することとなりました。

　医療における検査法のテクノロジーは日進月歩にて，耳鼻咽喉科・頭頸部外科領域においても検査法は一段と進化してきています。また新たに多くの耳鼻咽喉科・頭頸部外科領域の検査が，保険診療に収載されております。さらには欧米におけるガイドライン・検査マニュアルは近年かなり整備されてきており，また一定の年月を経て改訂されています。日常の実地臨床に取り組む耳鼻咽喉科頭頸部外科医の先生方は，検査に関する知識を常に up-date してゆく必要があります。また最近の耳鼻咽喉科専門医認定試験の問題を見渡しますと，検査に関する問題は以前より多くかつ難しくなってきています。それは耳鼻咽喉科頭頸部外科医にとって，将来耳鼻科勤務医になっても開業医になっても検査の見方だけはしっかり身に着けておかなければならいという考え方に基づいています。特に生データの読み方について問われていますが，これらは古い教科書を見ているだけでは解けない問題ばかりです。本書は耳鼻咽喉科専門医の先生方，およびこれから専門医を目指す専攻医の方々のニーズにお応えするべく，実地臨床上大切な生データの読み方に重点が置かれた内容となっております。本書のサブタイトルにも「専門医のための」と入れさせていただいている次第です。本書が読者の皆様方に少しでもお役に立てれば甚だ幸いに存じます。

　最後に，お忙しい中原稿を仕上げていただいた著者の諸先生方に，心より感謝と御礼を申し上げます。

2024 年 11 月

鈴木　雅明

帝京大学ちば総合医療センター

# 編集・執筆者一覧（五十音順）

## 編　集

鈴木　雅明　　帝京大学ちば総合医療センター　耳鼻咽喉科
堤　　剛　　　東京科学大学　耳鼻咽喉科

## 執　筆

朝蔭　孝宏　　東京科学大学　頭頸部外科
安藤　瑞生　　岡山大学　耳鼻咽喉・頭頸部外科
石毛美代子　　杏林大学保健学部リハビリテーション学科　言語聴覚療法学専攻
伊藤　吏　　　山形大学　耳鼻咽喉・頭頸部外科
大島　猛史　　日本大学　耳鼻咽喉・頭頸部外科
大森　蓉恵　　杏林大学保健学部リハビリテーション学科　言語聴覚療法学専攻
小川　恭生　　東京医科大学八王子医療センター　耳鼻咽喉科・頭頸部外科
角田梨紗子　　東北大学　耳鼻咽喉・頭頸部外科
片岡　祐子　　岡山大学　耳鼻咽喉・頭頸部外科
加藤　健吾　　かとう耳鼻咽喉・嚥下クリニック
川島　慶之　　東京科学大学　耳鼻咽喉科
神﨑　晶　　　国立病院機構東京医療センター　臨床研究センター聴覚・平衡覚研究部
北島　明美　　聖マリアンナ医科大学　耳鼻咽喉科／北島耳鼻咽喉科医院
櫻井　大樹　　山梨大学　耳鼻咽喉科・頭頸部外科
新藤　晋　　　埼玉医科大学／昭島みみ・はな・のどクリニック
鈴木　猛司　　千葉大学　耳鼻咽喉科・頭頸部腫瘍学
鈴木　雅明　　帝京大学ちば総合医療センター　耳鼻咽喉科
鈴木　光也　　前東邦大学医療センター佐倉病院　耳鼻咽喉科
高浪　太郎　　東邦大学医療センター佐倉病院　耳鼻咽喉科
高野　賢一　　札幌医科大学　耳鼻咽喉科
竹内　裕美　　鳥取赤十字病院　耳鼻咽喉科
田中加緒里　　愛媛大学　耳鼻咽喉科
田中　真琴　　東京都立広尾病院　耳鼻咽喉科
堤　　剛　　　東京科学大学　耳鼻咽喉科
仲野　敦子　　千葉県こども病院　耳鼻咽喉科

| | |
|---|---|
| 中村　陽祐 | 松江赤十字病院　耳鼻咽喉・頭頸部外科 |
| 橋本　　誠 | 山口大学　耳鼻咽喉科 |
| 濱田　昌史 | 東海大学　耳鼻咽喉科・頭頸部外科 |
| 日高　浩史 | 関西医科大学　耳鼻咽喉科・頭頸部外科 |
| 細萱　理花 | 木更津病院　精神科 |
| 森　　恵莉 | 東京慈恵会医科大学　耳鼻咽喉科 |
| 安井　拓也 | 帝京大学　耳鼻咽喉科 |
| 山下　裕司 | 前山口大学　耳鼻咽喉科 |
| 吉田　友英 | 東邦大学医学部　臨床支援室 |
| 吉田　晴郎 | 国立病院機構長崎医療センター　耳鼻咽喉科 |
| 余田　敬子 | 東京女子医科大学附属足立医療センター　耳鼻咽喉科 |
| 米澤　　和 | 東京慈恵会医科大学附属病院　耳鼻咽喉・頭頸部外科 |

# 目　次

序

## A　聴覚

| 1 | 純音聴力検査 | 2 |
| 2 | 語音聴力検査 | 8 |
| 3 | 乳幼児聴力検査 | 12 |
| 4 | 耳鳴検査，聴覚過敏検査 | 18 |
| 5 | 耳音響放射（OAE），蝸電図（ECochG） | 22 |
| 6 | 聴性脳幹反応（ABR） | 26 |
| 7 | 聴性定常反応（ASSR） | 30 |
| 8 | 新生児聴覚スクリーニング検査 | 34 |
| 9 | 補聴器装用のための検査 | 38 |
| 10 | 人工内耳装用のための検査 | 42 |
| 11 | 難聴遺伝子検査 | 44 |
| 12 | 耳管機能検査 | 46 |
| 13 | インピーダンスオージオメトリー | 50 |
| 14 | アブミ骨筋反射（SR） | 54 |

## B　顔面神経

| 15 | 電気生理学的検査（神経興奮性検査，エレクトロニューロノグラフィー） | 64 |

## C　平衡

| 16 | 直立検査（両脚直立／Mann／単脚），偏倚検査（足踏み／書字），歩行検査 | 68 |
| 17 | 自発眼振，注視眼振，異常眼球運動の検査 | 71 |
| 18 | 重心動揺検査，定量的歩行検査 | 77 |
| 19 | 電気眼振図検査（ENG） | 83 |

| 20 | ビデオ眼振検査（VOG） | 87 |
| 21 | 追跡眼球運動検査，急速眼球運動検査 | 93 |
| 22 | 視運動性眼振検査，視運動性後眼振検査 | 98 |
| 23 | 温度刺激検査，エアーカロリックテスト，Visual suppression test | 102 |
| 24 | 回転刺激検査，CVAR（off-vertical axis rotation）検査 | 105 |
| 25 | 眼球反対回旋検査 | 110 |
| 26 | Head Impulse Test（HIT/vHIT） | 112 |
| 27 | 自覚的視性垂直位検査（SVV） | 116 |
| 28 | Sono ocular test | 119 |

## D　鼻科

| 29 | 鼻腔通気度検査 | 124 |
| 30 | 嗅覚検査（基準嗅力検査，静脈性嗅覚検査） | 128 |
| 31 | アレルギー性鼻炎の検査 | 134 |

## E　口腔咽頭科

| 32 | 味覚検査 | 140 |
| 33 | 免疫関連検査，難治性血管炎の検査 | 145 |
| 34 | 睡眠検査（終夜睡眠ポリグラフィ，携帯型夜間モニター） | 148 |
| 35 | 性感染症（STI）の検査 | 160 |

## F　頭頸部腫瘍

| 36 | NBI による癌の診断，表在癌の早期診断 | 176 |
| 37 | 陽電子放射断層撮影（Positron emission tomography：PET） | 179 |
| 38 | 腫瘍マーカー | 184 |
| 39 | 腫瘍関連遺伝子検査 | 186 |

## G 嚥下

| 40 | 嚥下内視鏡検査 | 192 |
| 41 | 嚥下造影検査 | 196 |
| 42 | 嚥下圧検査（高解像度マノメトリ） | 200 |

## H 音声

| 43 | 聴覚印象評価，GRBAS | 206 |
| 44 | 喉頭内視鏡検査，喉頭ストロボスコープ検査 | 209 |
| 45 | 発声持続時間と声の高さの検査 | 217 |
| 46 | 言語発達の検査 | 220 |
| 47 | 構音検査 | 224 |
| 48 | 吃音検査 | 228 |
| 49 | 失語症の検査 | 236 |
| 50 | 運動障害性構音障害（dysarthria）の検査 | 241 |

## I 感染症

| 51 | 感染症に関する検査 | 250 |

| あとがき | 256 |
| 索　引 | 257 |

# A　聴覚

# 1 聴覚

# 純音聴力検査

////////////////////////////////////////////////////////////////////////////////////////////////////////////////

## はじめに

　純音聴力検査は聴覚検査の最も基本的な検査であるが，その結果を正しく判断するには様々な知識が必要である。左右差がある場合などではマスキングの知識が必要であるし，自覚的検査という性質上，機能性難聴・詐病などにより正しい聴力結果にならない例もある。この項では純音聴力検査の方法・解釈と機能性難聴などの評価に有用である自記オージオメトリーについても述べる。

## 1 オージオメータ

　純音聴力検査に使用するオージオメータは JIS T 1201 にて国際規格に合わせて細かく規定されており，近年では 2011 年に規格が改正されている。タイプ 1～5 に分けられており，臨床／診断用にはタイプ 1～3 までが通常使用される。対応周波数は 125～8000 Hz までで，タイプ 3 では 1000 Hz で 100 dB まで出力できることを求められている（身体障害者での平均聴力の計算で，100 dB が聞こえない症例については 105 dB として計算するようになっているのはこの規定による）。ここで示す聴覚閾値には dB HL の単位が用いられる。

## 2 オージオグラム

　オージオグラムは図 1 のように横軸を周波数，縦軸を聴力レベルという形式で記録する。そこに記載する記号は JIS 規格で図 2 のように推奨されている。ただし実臨床ではマスキングされた気導を示す△・□はほぼ使われておらず，マスキングありなしにかかわらず気導聴力については通常どちらも○・×を使用する。気導聴力で隣接する間を結ぶ際は実線を使うことが望ましいとされ，左耳については破線を用いてもよいとされている。そのため実臨床では，図 1 の例のように右耳には実線・左耳には破線を用いる例が多い。色を使う場合は右耳には赤，左耳には青を用いる。

　平均聴力は表 1 のような計算法があり，国内では 4 分法 A を使うことが一般的である。海外では 4 分法 B や 3 分法が使われていることが多い（聴覚医学会・難聴対策委員会報告による）。難聴の程度は表 1 のように平均聴力を用いて分類される。

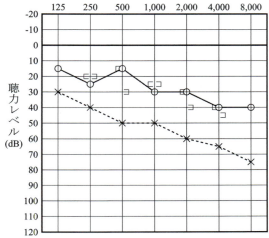

**図1　オージオグラム例**
右耳は気導・骨導とほぼ一致している感音難聴で，左耳は気導・骨導に差があり，さらに骨導閾値の上昇を伴っているため混合難聴となる。

| 呈示音 | 右耳 | 左耳 |
|---|---|---|
| 気導（マスキングなし） | ○ | × |
| 応答なし（気導・マスキングなし） | ○↙ | ×↘ |
| 気導（マスキングあり） | △ | □ |
| 骨導（マスキングなし・乳様突起） | < | > |
| 骨導（マスキングあり・乳様突起） | ⌐ | ⌐ |
| 骨導（マスキングなし・前額） | ∨ | |
| 骨導（マスキングあり・前額） | ˥ | ˩ |

**図2　オージオグラム記載用記号例（JIS T 1201 より改変）**

**表1　平均聴力の計算法・難聴の程度分類**

| 平均聴力の計算式 ||
|---|---|
| 3分法 | (500 Hz＋1000 Hz＋2000 Hz)/3 |
| 4分法A | (500 Hz＋1000 Hz×2＋2000 Hz)/4 |
| 4分法B | (500 Hz＋1000 Hz＋2000 Hz＋4000 Hz)/4 |
| 6分法 | (500 Hz＋1000 Hz×2＋2000 Hz×2＋4000 Hz)/6 |

| 難聴の程度分類 ||
|---|---|
| 正常 | 25 dB 未満 |
| 軽度難聴 | 25 dB 以上 40 dB 未満 |
| 中等度難聴 | 40 dB 以上 70 dB 未満 |
| 高度難聴 | 70 dB 以上 90 dB 未満 |
| 重度難聴 | 90 dB 以上 |

## 3 聴力検査の実際

　検査は通常断続音を用い，聞こえが良い良聴耳の気導の検査からはじめる。ヘッドホン（受話器：色を用いる場合は赤が右耳，青が左耳である）を装着し 1000 Hz → 2000 Hz → 4000 Hz → 8000 Hz と高周波数側を行い，再度 1000 Hz を検査して初回と 10 dB 未満の差であれば 500 Hz → 250 Hz → 125 Hz の順で検査を行う。1000 Hz で初回と 2 回目で 10 dB 以上の差があるときは検査をやり直す。検査音の呈示はかならず小さい音から徐々に音量を上げる上昇法で行う必要があり，まず予備検査としてある程度大きい音量を呈示して，そこから 10～20 dB ずつ変動させ大まかな聴力レベルを確認し，その数値から 20 dB 程度下げたところから 5 dB ずつ上昇させて行い，聴覚閾値を求め，複数回行って確実に反応することを確認して確定する。各音の呈示は 1～2 秒間呈示するようにし，聞こえている間はずっと応答ボタンを押し続けてもらうようにする。気導終了後に骨導の検査を行うが，通常は乳様突起に骨導端子を装着し，後述のマスキングを行う場合は対側にヘッドホンを装着する。

## 4 マスキング

　聴力検査で最も難しいのがこのマスキングである。呈示音は表 2 の両耳間移行減衰量をもって非検耳の内耳に到達する両耳間移行減衰現象がある。左右の聴力差が大きい場合は聴力が悪い側を検査する場合に良聴耳で聴取してしまう交叉聴取（陰影聴取）を起こすことがあり，マスキングは非呈示耳側に音を聴取させることでそれを防ぐための手法である。気導聴力で左右差がある場合で下記に当てはまる場合はマスキングが必要である。

（マスキングなし検耳気導聴力）－（両耳間移行減衰量）≧（非検耳骨導聴力）

　骨導の場合は減衰量が少ないため，左右差がない場合以外はほぼすべての症例でマスキングが必要となる。

　マスキング法にはプラトー法，ABC 法，固定マスキング法など色々な手段がある。マスキングには検査音周囲の音を用いたバンドノイズを用いる。最も一般的なプラトー法は，適正なマスキング量がかかっている間は，マスキング量を変化させても検査結果が変化しなくなるということを利用した方法である（図 3）。気導聴力の場合は良聴耳にマスキングなしで測定した気導聴力レベル＋10 dB のマスキングをかけて 5 dB 以内の差であれば真の聴力として確定し，10 dB 以上変化した場合はさらに 10 dB 大きくして変化が 5 dB 以内になるまで続ける。骨導では非検耳に気導聴力＋10 dB のマスキングをかけて行い，5 dB ずつ増大させて結果が変動しなくなるところを骨導聴力とする。

表2 両耳間移行減衰量（dB）

| 周波数（Hz） | 125 | 250 | 500 | 1000 | 2000 | 4000 | 8000 |
|---|---|---|---|---|---|---|---|
| 気導 | 50 | 55 | 60 | 60 | 60 | 60 | 60 |
| 骨導 |  | 0 | 5 | 5 | 10 | 10 | 10 |

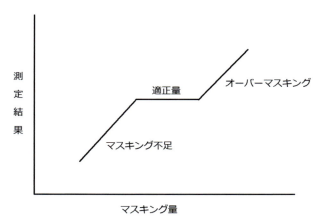

図3 プラトー法の概念

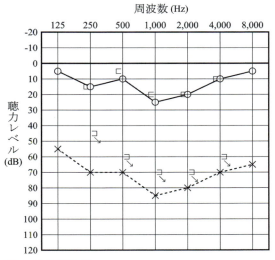

図4 交叉聴取例
マスキング不足で左耳では交叉聴取が起き，良聴耳と平行な聴力像を呈している。

## 5 純音聴力検査の誤読と限界

　マスキングがうまくなされていない場合，交叉聴取を起こしてしまい，難聴耳の程度を軽く評価してしまうことがある（図4）。また，非検耳にかけられるマスキング量の限界は検耳骨導レベル＋気導の両耳間移行減衰量であり，非検耳に伝音難聴がある場合はマスキング音量が大きくなり，その限界量を超えてしまいマスキング不能になることがある。

　なお，機能性難聴・詐聴の場合は，純音聴力検査が自覚的検査であるため正しい聴力を測定することができない。応答が不安定などの点から正しく測定できていないと疑われた場合は他覚的検査を必要とする。

## 6 自記オージオメトリー

　Bekesy が考案した持続音と断続音に対する反応の違いを利用した検査法である。被検者には音が聞こえだしたら応答スイッチを押し続け，聞こえなくなったら離すという指示をして行う。検査音はボタンが押されていない間は少しずつ大きくなり，押されている間は小さくなるという変化をする。連続周波数記録法と固定周波数記録法があり，前者は徐々に周波数も高くなっていく方法で，純音聴力検査でカバーされない周波数に難聴がある場合を知ることができる。後者は特定の周波数を固定して行う検査法で検査時間を短くできる。音の減衰速度により振幅は変動し，減衰速度が速いほど振幅が大きくなるが正常者で5〜10 dB 幅になるのが適当とされ，2.5 dB/s 前後の速度が一般に使用される。左右の聴力差がある場合にはマスキングが必要である。

## 7 Jerger 分類（自記オージオメトリー）

　断続音と連続音に対する反応の違いを Jerger が5型に分類し，それを利用して障害部位の推定に使うことができる。（図5）

### 連続周波数記録法
　Ⅰ型　断続音・持続音に差がなく，振幅も5〜10 dB と正常（正常 / 伝音難聴）
　Ⅱ型　高周波で持続音の閾値が5〜10 dB 上昇し，振幅も 2.5 dB 前後に減少（内耳性難聴）
　Ⅲ型　低音に比べて高周波にいくほど持続音では著明に閾値が上昇（後迷路性難聴）
　Ⅳ型　低音から高音まで持続音の閾値が 10 dB 以上上昇（後迷路性難聴）
　Ⅴ型　断続音の閾値の方が大きい（機能性難聴）

### 固定周波数記録法
　Ⅰ型　断続音・持続音に差がなく，振幅も5〜10 dB と正常（正常 / 伝音難聴）
　Ⅱ型　中高音で持続音の閾値が5〜10 dB 上昇し，振幅も 2.5 dB 前後に減少（内耳性難聴）

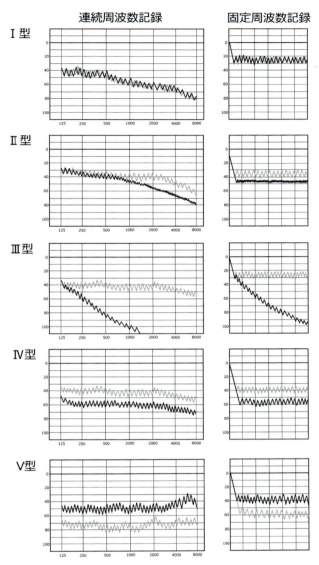

**図5　自記オージオメトリーの Jerger 分類**
持続音（濃い実線），断続音（薄い実線）

Ⅲ型　断続音は水平だが，持続音では時間とともに急速に閾値が上昇（後迷路性難聴）
Ⅳ型　振幅は正常だが持続音の閾値が 10 dB 以上上昇（後迷路性難聴）
Ⅴ型　断続音の閾値の方が大きい（機能性難聴）

（安井　拓也）

# 2 聴覚

# 語音聴力検査

## はじめに

　語音聴力検査は名前のとおり語音を用いて行う聴力検査である。語音聴力検査には語音了解閾値検査と語音明瞭度検査があり，前者は聴覚閾値を求めることに使われるが，実臨床で行う機会は少ない。通常臨床で語音聴力検査というときは後者をさすことが多く，言語音をどれだけ聞き取れるか評価する際に頻用されている。この項ではそれぞれについて解説する。

## 1 語音了解閾値検査

　本邦では聞き取りやすい語音として数字を用いて行う検査である。この検査では50%の正答率を得られる音圧がほぼ平均聴力と一致する。このことを利用して聴力検査結果が安定して得られない場合や，正確にできていないと考えられる時にこの検査を用いて確認することに使われる。

　測定はオージオメータに語音テープ/CDを接続して行う。57語表，67語表，57-S語表，67-S語表に含まれている数字語音表を用いるが，67語表には予備検査で使うために1行多くなっている。57-S，67-S語表はそれぞれ57，67語表を編集して後から作られたものなので，現在では57-Sか67-S語表を使用するのが普通である（表1～4）。測定は純音聴力検査で得られた平均聴力を参考にして，3～4行目で平均聴力になるように1行目の音量を設定して，10 dB（または5 dB）ずつ行が進むにつれ音量を下げて行う。たとえば，平均聴力が35 dBであった例で10 dBずつ減少させていく場合は，55 dBまたは65 dBから開始する。聴力の左右差が大きい場合はマスキングをして行う。

　検査は3秒間隔で呈示され，被検者自身で検査用紙に聞き取った数字を記入してもらうか，復唱してもらった数字を検者が記入して行う。検査終了後，各音量での正答率をSPEECH AUDIOGRAM（図1）に記入し，正答率が50%になる音量を求める。すべて正答率が50%以上だったり以下だったりする場合は音量設定が正しくないため音量を変えて再度行う。

## 2 語音明瞭度検査

　現在，語音聴力検査というと一般的にはこの検査をさす。単音節を用いてどれだけ聞き取れるか

## 表1　57語表

### 数字語音表

| A | | | | | | B | | | | | |
|---|---|---|---|---|---|---|---|---|---|---|---|
| 4 | 2 | 7 | 3 | 5 | 7 | 7 | 5 | 3 | 7 | 2 | 4 |
| 5 | 3 | 2 | 6 | 2 | 3 | 3 | 2 | 6 | 2 | 3 | 5 |
| 7 | 4 | 6 | 7 | 3 | 6 | 6 | 3 | 7 | 6 | 4 | 7 |
| 6 | 7 | 5 | 5 | 7 | 5 | 5 | 7 | 4 | 5 | 7 | 2 |
| 6 | 6 | 3 | 6 | 4 | 5 | 4 | 5 | 5 | 3 | 6 | 6 |
| 3 | 5 | 4 | 2 | 6 | 2 | 2 | 6 | 2 | 4 | 5 | 3 |

### ことばの語音表

```
1表   が で わ こ に て と か な
      ま の お た く す き さ う
      ら も る あ し だ よ せ は
      み ら ふ ひ り じ ろ せ け
      ど ね む そ め れ ご ほ ゆ
                            ず

2表   ご ひ つ わ ら と じ か え
      お ふ こ に く ね け さ た
      る ほ ま し す は じ の り
      ほ な せ そ め ば し が ち
      な    で あ ず    が う れ
                          む
                          い

3表   い す れ ご し き え ほ た さ ま
      そ う る お や け の あ ね と つ め
      も ど て な り に せ と で よ む
      ろ て ち り に は あ じ み
      こ ち   わ ひ わ じ で   み

4表   な か と て い く こ わ で が
      う さ き に け し た の ま ま み
      け き ち す よ た あ も ふ ら ど
      ず よ せ だ り る ぶ や ね
            ろ じ   ご そ   え

5表   た の れ ゆ す き ま り よ は
      あ け み る ろ か が ご い む や
      ひ み ら く に せ が だ む や
      ば じ な に て ほ わ し め
      つ こ え ず も も と さ い

6表   ず ゆ ご れ え そ ど み ら ま
      け せ ろ ば め つ む も で が
      は ち ば じ り し や て ひ で
      う さ か す り く た こ わ
            と         わ

7表   ほ わ ろ た か こ ふ み じ り う つ し お
      め そ て よ こ れ な に え ば め ゆ せ
      し う と た の む る え み て そ
      も く ま ら だ け す ず や
      ご は さ さ が あ で い る ひ
```

---

## 表2　67語表

### 数字語音表

| A | | | | | | B | | | | | |
|---|---|---|---|---|---|---|---|---|---|---|---|
| 2 | 3 | 4 | 6 | 7 | 5 | 2 | 4 | 5 | 6 | 3 | 7 |
| 4 | 2 | 7 | 3 | 5 | 7 | 6 | 4 | 7 | 3 | 2 | 5 |
| 5 | 4 | 5 | 6 | 2 | 3 | 2 | 5 | 4 | 5 | 4 | 3 |
| 7 | 4 | 6 | 7 | 3 | 6 | 4 | 3 | 5 | 6 | 4 | 2 |
| 2 | 6 | 5 | 4 | 6 | 5 | 5 | 7 | 6 | 4 | 3 | 4 |
| 3 | 5 | 4 | 2 | 6 | 2 | 7 | 2 | 3 | 7 | 5 | 6 |

### ことばの語音表

```
1表   あ き し た に よ じ う く す が       1表   お す に が た く ば と し う
      ね は り ば お て も わ と あ             り わ き じ は も あ よ ね て

2表   き た よ う す は ば り て わ が       2表   す が く と う わ じ も よ て
      あ し に じ く ね り お も と             に お た ば し り き は あ ね

3表   に あ た き し す よ く じ う       3表   し う り も や じ は わ た   く
      お ね ば は り が て と わ も             ば と あ よ ね て に す お が

4表   て ね よ あ き じ は も し う       4表   き う ば が あ し く お よ も
      り わ た く ば と に す お が             た す ね は わ に て お じ り と

5表   ね あ ち よ は き も じ り し       5表   は し と す よ り た が て じ く
      わ う ば た と く お に が す             ば に あ も う お ね き わ

6表   に く り も て あ じ は と が       6表   て が ば き も と お た り は
      わ ね う お ば す よ し た き             う し く じ ね よ に あ わ す

7表   わ ば す た に と り じ あ き く       7表   に き よ く た あ し て す じ が
      も ね う し よ が は お て             う お ば く り ね は わ と も

8表   て き わ た が あ も し と に       8表   が に す お た と ば く わ し ね
      よ は う ば す ね じ り く お             う り き も は じ て あ よ
```

ということを調べる検査で語音弁別能を測定する。語音弁別能のことを最高語音明瞭度とも呼ぶ。測定には表1~4にある57語表，67語表，57-S語表，67-S語表いずれを用いてもよいが，57語表，57-S語表は日本語の50音，濁音まで66音のうち50音を使用して作られている。1つの表に50語以上もあるため，1つの表だけで3分ほど必要とし，さらに左右・複数の音量で行うため検査時間が長くなるという欠点がある。そのため67語表，67-S語表は検査の簡素化のために57語表から20語を選んで作成されたものである。

呈示は3秒間隔で行われ，被検者は聞き取った語音をカタカナまたはひらがなで検査用紙に書き込んで応答するか，復唱して検者が記載するかして行う。音量は十分聴取できる音量の聴覚閾値上40~50 dB程度の大きい音から始め，表が切り替わるごとに10~15 dBずつ下降法で小さくしていくようにして行う。聴力の左右差が大きい場合はマスキングをして行う。検査終了後，正答率をSPPECH AUDIOGRAM（図1）に記載する。こうして求められた曲線を語音明瞭度曲線といい，その一番正答率が高い値を語音弁別能（最高語音明瞭度）と呼ぶ。

## 3 検査の意義と結果の読み方

語音了解閾値検査は純音聴力検査が正しく行われている場合は検査の意義はない。検査結果に信頼が置けない症例で確認を行うことに使用できる。しかし現在では聴性脳幹反応（ABR）など他覚的検査が容易に行うことができるため，実臨床で使われることは稀である。

語音明瞭度検査は，補聴器を装用する際に，効果がどれだけ期待できるかということに使われたり，語音の聞き取りの低下を訴えている場合に，語音弁別能の低下がないかどうかを評価したりといったことに使われる。図1の例では右耳の語音弁別能は90%あり良好であるが，左耳では45%と不良である。一般的に50%以下になると音声のみでの会話聴取は困難になることが多い。人工内耳の適応基準でもこの値が使用されている。また図1の例では左耳の語音弁別能は80 dBの時の値であり，さらに大きい音になるとかえって正答率が低下するというロールオーバー現象を呈している。こういう場合は補聴器の調整で音を大きくしすぎないようにするなど注意が必要である。

語音弁別能は伝音難聴ではほぼ正常の結果を示し，内耳性難聴では軽度低下はするものの良好な結果を通常は示す。後迷路性難聴では語音弁別能は通常著明な低下を示す。図1の例では右耳は内耳性難聴や混合難聴が疑われ，左耳は後迷路性難聴が疑われる。

（安井 拓也）

## 表3 57-S 語表

**数字語音表**

| 5 | 2 | 4 | 3 | 7 | 6 |
|---|---|---|---|---|---|
| 7 | 4 | 6 | 5 | 2 | 3 |
| 2 | 7 | 3 | 6 | 5 | 4 |
| 3 | 5 | 2 | 4 | 6 | 7 |
| 6 | 3 | 7 | 2 | 4 | 5 |
| 4 | 6 | 5 | 7 | 3 | 2 |

**ことばの語音表**

1表　じばめそご　らりどきの　ほかしずや　おこねせも　わるいよだ　えひゆむは　あろつなま　にうたで　とれさちふ　てみ

2表　らるけろた　やわめひな　はおしがま　さみごすふ　えばつよこ　あじどれり　かてそねに　むとみもほ　くだせの　ちゆうずで

3表　そがにどしめ　わまなれじ　ふつりはか　やえきばほ　いのもずせ　ひけとらす　くみるでう　ごちこだろ　よさひむお　あたゆねお

4表　ばみそずめ　ねうもきえ　まあなりひ　でくやこご　ほけなとす　わだしどら　むふがいよ　にじれてつ　おちせさ　はすきい

5表　みゆえよむ　ひもなはち　だつほあで　やずわまう　えおとてじ　そくりろご　にすせがの　ばふしきい　どるけさ　こめいかね

## 表4 67-S 語表

**数字語音表**

| 5 | 2 | 4 | 3 | 7 | 6 |
|---|---|---|---|---|---|
| 7 | 4 | 6 | 5 | 2 | 3 |
| 2 | 7 | 3 | 6 | 5 | 4 |
| 3 | 5 | 2 | 4 | 6 | 7 |
| 6 | 3 | 7 | 2 | 4 | 3 |
| 4 | 6 | 5 | 7 | 3 | 2 |

**ことばの語音表**

1表　あねきはしりたばによおてもじわうとくす　が

2表　きたあしようによすはじくばねてりわおがもと

3表　にあおねたばきはしりすがよてくじうわもと

4表　てりねわよたあくきばじとはにもすしうおがと

5表　ねわあうちばよたはとくきもおじにりしすがと

6表　にわくねりうもおてばあすじよはしとたがき

7表　わもばねすうたしによとりしよがじはあおてくと

8表　てよきはわうたばがあすあもしすじねりとりくにお

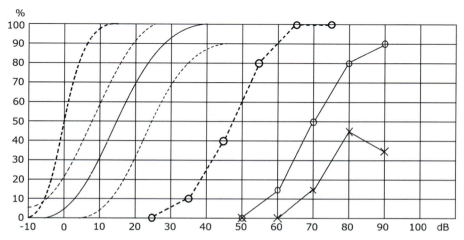

図1　SPEECH AUDIOGRAM
この例では破線は右耳の語音了解閾値検査の結果で，正答率50%になる所を計算すると47.5dBとなる．実線は語音明瞭度検査の結果を示し，語音弁別能は，右耳では90%（90 dB），左耳では45%（80 dB）となる．

# 3 聴覚

# 乳幼児聴力検査

## はじめに

　乳幼児の自覚的聴力検査では，年齢や発達に応じて検査方法を選択する必要がある．本項では4種類の乳幼児聴力検査の原理と方法について概説する．

## 1 乳幼児聴力検査の意義と限界

　乳幼児は機嫌や集中力が持続しにくく反応も一定しないため，乳幼児聴力検査では精度に限界がある。したがって，特に新生児期から乳児期における聴力検査では，聴性脳幹反応（ABR）や聴性定常反応（ASSR）といった他覚的聴力検査の信頼性が高く，主流となる。しかしながら，自覚的聴力検査である幼児聴力検査では，様々な周波数，音圧での聴覚閾値の測定や，音場の場合補聴器もしくは人工内耳の装用閾値把握が可能であり，これらの検査法の担う役割は大きい。ただし，発達年齢を鑑みて検査法を選択すること，熟練した言語聴覚士が手早く実施し，複数回行って再現性を確認した上で聴力レベルを評価することに留意しなければならない。乳幼児の聴力は，これらの検査と他覚的聴力検査を合わせ複数の方法で評価を行う必要がある。

## 2 聴性行動反応聴力検査（behavioral observation audiometry：BOA）（図1）

### 1 原理

　音場にて音刺激を行い，それに対する児の聴性行動反応を観察することにより聴覚閾値の推定を行う検査法であり，一般に生後1歳前後まで，もしくは重複障害児に用いられることが多い。

### 2 検査方法

　新生児であれば仰臥位で，頸定後の児では保護者が抱いて座らせた状態で実施する。検査音に規定はなく，防音室にスピーカーを配置しウォーブルトーン（震音）を用いたり，楽器音（シンバル，太鼓など）や玩具音，雑音等，もしくはネオメーターを使用したりする場合もある。スピーカーを音源とする際は正面，それ以外は被検児に気付かれないように後方または側方から検査音を

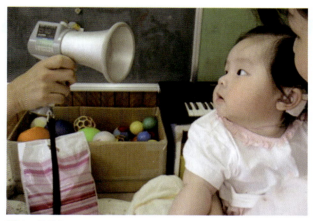

図1　BOA
ネオメーターの音に対する詮索反応をみとめる。

表1　聴性反応の発達[1]

| 月齢 | 閾値の目安<br>（warble tone） | 聴性反応 | 聴性反応の内容 |
|---|---|---|---|
| 0～3カ月 | 60～70 dB HL | Moro反射<br>眼瞼反射<br>吸啜反射<br>呼吸反射 | 四肢または全身のびくつき<br>瞬目, 閉眼, 開眼<br>サッキング運動<br>呼吸のリズム変化 |
| 3～7カ月 | 50～60 dB HL | 驚愕反応<br>傾聴反応<br>詮索反応<br>定位反応 | 泣く, 動きの停止, 覚醒などの情緒的反応<br>集中して音に耳を傾ける<br>音のほうを向く, 探す, 目を動かす<br>左右の音源へ顔を向ける |
| 7～9カ月 | 40～50 dB HL | 定位反応<br>詮索反応 | 左右方向を素早く定位する<br>下方向の音を探る |
| 9～16カ月 | 30～40 dB HL | 定位反応<br>詮索反応 | 左右下方向を素早く定位する<br>上方向の音を探る |
| 16～24カ月 | 20～30 dB HL | 定位反応 | 上下左右, あらゆる方向を定位する |

呈示し, それに対する児の反応を観察し, 閾値を測定する。

## 3 留意点

聴性反応は成長, 発達に伴い閾値, 行動ともに変化する（表1）。生後3カ月頃までは聴性反応は原始反射として観察される場合が多く, 音刺激に対して四肢をびくつかせるMoro反射や, 瞬目や開眼といった眼瞼反射などがみられる。それ以降になると通常原始反射は消失し, 音刺激に対して顔や目を向けるといった定位反応や, 泣き出したり驚いたりする驚愕反応などが観察される[1]。BOAの閾値は原始反射の時期には60～70 dBであるが, それ以降になると発達に伴って閾値は20～30 dBまで低くなる。

# 3 条件詮索反応聴力検査（conditioned orientation response audiometry：COR）（図2,3）

## 1 原理

　発達が進んでくると音源を探したり，条件行動を理解したりすることが可能になる。COR は音源の方向に玩具が現れるという条件付けを行い，その後，音刺激のみで音源を振り向くかどうかで聴力閾値を測定する方法である。検査装置は左右にスピーカーを配置し，その上部に視覚強化刺激を呈示するライトと玩具が設置される。生後 8 カ月頃から 2 歳前後までの適用となる。

　なお，視覚強化式聴力検査（visual reinforcement audiometry：VRA）は同様の条件付け検査をスピーカーを正面に 1 台配置して行うものを指す。

## 2 検査方法

　防音室にて正中位左右 45°にスピーカーと光源付き玩具装置を配置し，その中央に被検児を座らせる。片方のスピーカーから音（震音または純音）を出し，同時または数秒遅れて同側の玩具に照明を点灯させ，玩具を見ることができるようにする。これを反対側も含め，繰り返して条件付けを行うと，音刺激のみで音源の定位する条件付けが形成される。左右のスピーカーから交互に検査音を呈示し，音が出ている際に定位した時は照明を点灯し玩具を見せてやり，徐々に音圧を下降させていき，反応が得られる音圧を閾値とする。

## 3 留意点

　BOA と同様に発達に伴い閾値は低くなる。両耳聴の検査であるが，聴力に左右差がある児では提示音源が左か右かで反応が一定しない場合がある。

# 4 ピープショウテスト（図2,4）

## 1 原理

　幼児の音刺激への反応を玩具を用いて確実化することを目的とした検査で，適用年齢は 2 歳から 3 歳である。広義の遊戯聴力検査に含まれる。

## 2 検査方法

　検査は COR 装置もしくは電車などが組み込まれた専用装置を用い，被検児を正面に座らせる。検査音の呈示を行い，聞こえたらスイッチを押すよう促す。音呈示中にスイッチを押すと報酬として窓の中が点灯し，玩具が動き出す。玩具が見たくて音刺激がない時にスイッチを押すこともあるが，その場合は点灯せず見られないことを条件付けする。閾値測定は上昇法，下降法，交互法いず

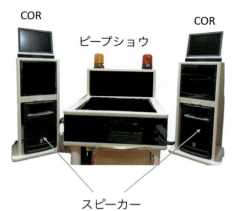
図2 COR，ピープショウテスト検査機器

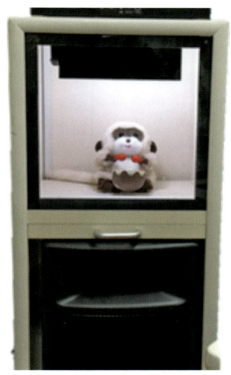
図3 COR装置
音刺激時定位すると，装置が点灯され動く玩具を見ることができる。

れも用いられる。

###  留意点

音源は COR に準じ，スピーカーを利用する。可能であればレシーバーを用いて片耳ずつ検査を行う。

## 5　遊戯聴力検査

### 1　原理

さらに成長すると成人に類似した純音聴力検査も可能となる。遊戯聴力検査では音呈示時にスイッチを用いず玩具等を取り入れた検査を指す。左右別，気導聴力，骨導聴力の測定が可能であり，説明が理解できればマスキングも使用できる。適用年齢は3，4歳以降である。

### 2　検査方法

遊戯聴力検査はレシーバーと通常のオージオメータを用いる。代表的な Barr 法では，おはじき，サイコロ，数遊び玩具等を使用し，音が聞こえたら玉を一つ移動させるよう指導し，閾値を測定する。他にもシール貼りやパズル組みなどの遊びを取り入れる方法や，聞こえた時に挙手をする挙手法も含まれる。

### 3　留意点

聴力に左右差がある児では，マスキングを負荷しなかった場合に交叉聴取となっている可能性を考慮する。

### おわりに

乳幼児聴力検査の意義と主義について概説した。乳幼児の聴力および補聴効果を正確に判断するためには，他覚的聴力検査だけでなく，自覚的聴力検査である乳幼児聴力検査も重要である。

（片岡　祐子）

### 参考文献

1) 中村公枝：小児の聴覚障害．伊藤元信，笹沼澄子編：新編言語治療マニュアル．医歯薬出版．179-201，2002．
2) 安野友博：乳幼児聴力検査．日本聴覚医学会編，立木孝監：聴覚検査の実際 改訂3版．日本聴覚医学会．129-139，2009．

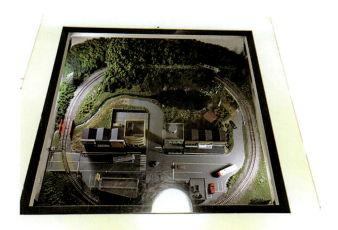

**図4　ピープショウ装置**
音刺激時スイッチを押すと，装置が点灯され動く玩具を見ることができる。

# 4 聴覚

# 耳鳴検査，聴覚過敏検査

## はじめに

　耳鳴は，外界からの音刺激がないにもかかわらず，耳の中，あるいは頭蓋内で音が感じられることである。すなわち，他覚的耳鳴を除けば耳鳴自体を直接捉えることは困難である。したがって，耳鳴検査は，耳鳴の状態を患者自らに回答させるものである。

　初診時の問診，耳鳴に関する自覚的表現の検査とピッチ・マッチ検査，ラウドネス・バランス検査，遮蔽検査があり[1]，オージオメータを使用して行う。さらに耳鳴苦痛度を評価する tinnitus handicap inventory（THI）を行う。

　一方，聴覚過敏は，耳鳴に伴いやすい症状であり，純音聴力検査に加えて補充現象に伴う検査（SISI），不快閾値レベル（UCL），アブミ骨筋反射（SR），などが挙げられるが，いずれも聴覚過敏に特化した検査ではなく総合的に判断する。なお上記検査については他項をご参照いただきたい。

## 1 ピッチ・マッチ検査[2]

　耳鳴検査のうち，最も重要な検査である。様々な検査音の中から耳鳴音に一致する（近似する）音を選び出す検査である。下記のごとく2種類の方法がある。

①固定周波数ピッチ・マッチ：検査周波数を一定の周波数に固定する方法
②連続周波数ピッチ・マッチ：検査周波数を連続的に変化させる方法

## 2 ラウドネス・バランス検査[2]（図1）

　ピッチ・マッチ検査で得られた耳鳴のピッチ（周波数）の純音を用いて，耳鳴の大きさを調べる。検査音をその周波数に固定して，音圧を増減しながら耳鳴と同じ大きさに感じられる強さを求める。

①検査音を2〜3秒呈示する。聴力閾値から5 dB ステップで上昇下降を繰り返し，耳鳴の大きさと等しくなる音の強さを求める。
②ラウドネス・バランス検査の結果はオージオグラムに記録する。

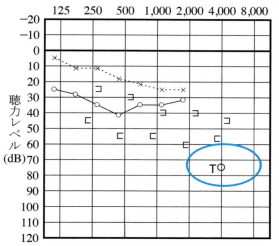

図1 ラウドネス・バランス検査（同側耳）の記載例1（純音の場合）
右耳に4,000 Hz，閾値上10 dBの耳鳴がある症例[1]

純音の場合の結果の記載法（標準耳鳴検査法1993）：オージオグラム上の該当する強さの所に右耳鳴の場合は○印，左耳鳴の場合は×印でマークをし，その傍にTという文字を記入する。

表2 THIによる耳鳴の苦痛の重症度[4]

1. 苦痛なし： 0-16点
2. 軽度の苦痛度： 18-36点
3. 中等度の苦痛度：38-56点
4. 高度な苦痛度： 58-100点

表1 日本語版 Tinnitus Handicap Inventory（THI）新版[3]

|  |  | よくある | たまにある | ない |
|---|---|---|---|---|
| 1 | 耳鳴のせいで集中するのが難しい。 | 4 | 2 | 0 |
| 2 | 耳鳴のせいで人の話が聞き取りにくい。 | 4 | 2 | 0 |
| 3 | 耳鳴のせいで怒りを感じる。 | 4 | 2 | 0 |
| 4 | 耳鳴のために混乱してしまう。 | 4 | 2 | 0 |
| 5 | 耳鳴のために絶望的な気持ちになる。 | 4 | 2 | 0 |
| 6 | 耳鳴について多くの不満を訴えてしまう。 | 4 | 2 | 0 |
| 7 | 耳鳴が夜間の入眠の妨げになる。 | 4 | 2 | 0 |
| 8 | 耳鳴から逃げられないかのように感じる。 | 4 | 2 | 0 |
| 9 | 耳鳴のせいで社会的活動（例えば，外食をする，映画を観るなど）を楽しめない。 | 4 | 2 | 0 |
| 10 | 耳鳴のせいで不満を感じる | 4 | 2 | 0 |
| 11 | 耳鳴で自分がひどい病気であるように感じる。 | 4 | 2 | 0 |
| 12 | 耳鳴のせいで人生を楽しむことができない。 | 4 | 2 | 0 |
| 13 | 耳鳴が仕事や家事の妨げになる。 | 4 | 2 | 0 |
| 14 | 耳鳴のせいで怒りっぽくなることが多い。 | 4 | 2 | 0 |
| 15 | 耳鳴が読書の妨げになる。 | 4 | 2 | 0 |
| 16 | 耳鳴のために気が動転する。 | 4 | 2 | 0 |
| 17 | 耳鳴の問題が家族や友人との関係にストレスを及ぼしていると感じる。 | 4 | 2 | 0 |
| 18 | 耳鳴から意識をそらして，耳鳴以外のことに意識を向けることは難しい。 | 4 | 2 | 0 |
| 19 | 耳鳴はどうすることもできないと感じる。 | 4 | 2 | 0 |
| 20 | 耳鳴のせいで疲労を感じることが多い。 | 4 | 2 | 0 |
| 21 | 耳鳴のせいで落ち込む。 | 4 | 2 | 0 |
| 22 | 耳鳴のせいで不安になる。 | 4 | 2 | 0 |
| 23 | もうこれ以上耳鳴に対処できないと感じる。 | 4 | 2 | 0 |
| 24 | ストレスがあると耳鳴もひどくなる | 4 | 2 | 0 |
| 25 | 耳鳴のせいで自信が持てない。 | 4 | 2 | 0 |

## 3 遮蔽検査[2]

ピッチ・マッチ検査で得られた耳鳴周波数を中心周波数とする帯域雑音を遮蔽音として2～3秒間与える。

①遮蔽音は低い音のレベルから始める。
②5dBステップで音を上昇させて，遮蔽されて聴こえなくなる遮蔽音の最小レベルを求める。
③検査結果はオージオグラムに遮蔽検査の結果とわかる方法で遮蔽音の最小レベルを求める。

## 4 耳鳴に関する質問票

耳鳴自体を軽快させるより，耳鳴の苦痛度に基づいて治療方針を決定することから下記のような質問票を使用して重症度の評価を行う。

### 1 Tinnitus handicap inventory（THI）

耳鳴の日常生活に与える苦痛度を評価する25問の質問票があり，日本語翻訳版（表1）の妥当性も示されている[3]。よくある（4点），たまにある（2点），ない（0点），最大で100点（25問×4点）である（表2）[4]。

THI重症例の4割にうつ傾向があることがわかっており，うつの合併に注意し，治療を行う必要がある[3]。20点以上の改善があれば，その治療法は有効である，とする。

### 2 その他に用いられる検査

心理検査［Self-rating Depression Scale：SDS（うつ），Self-rating Questionnaire for Depression：SRQ-D（うつ），State-Trait Anxiety Inventory：STAI（不安）］については成書を参照していただきたい。それ以外に，visual analogue scale（VAS），quality of life（QOL）評価になども使用される検査であるshort-form 36 health survey（SF-36）がある。

## 5 聴覚過敏

THIと同様に苦痛度を示す「Khalfa Hyperacusis Questionnaire日本語版」を示す（表3）[5,6]。さらに補充現象，Uncomfortable level（UCL），アブミ骨筋反射を検査して閾値を見ながら参考にする。これらの検査は他項をご参照いただきたい。

（神﨑　晶）

表3 **Khalfa Hyperacusis Questionnaire 日本語版**[5,6]

氏名（姓，名）：

年齢：

職業または学校：

雑音に悩まされていますか，または雑音に悩まされたことがありますか。

数年前と比べて，雑音により耐えられなくなっていますか。

聴覚に問題が起きたことがありますか。ある場合には，どのような問題ですか。

年　月　日
性別（男，女）

次の質問について，あなたに最も当てはまる回答のボックスにバツ印を付けてください。

| | いいえ | 少しある | かなりある | 非常にある |
|---|---|---|---|---|
| 1. 気になる音を軽減するために，耳栓またはイヤーマフ（耳あて）を使用することがありますか（異常に大きな音に悩まされている場合の聴覚保護具の使用は別とします）。 | | | | |
| 2. 日常生活において，周囲の音を気にしないようにすることにより困難を感じますか。 | | | | |
| 3. 音または騒音のある環境で読書をすることに困難を感じますか。 | | | | |
| 4. 音のある環境で集中することに困難を感じますか。 | | | | |
| 5. 音のある環境で会話を聞き取るのに困難を感じますか。 | | | | |
| 6. 知り合いの人から，あなたは周囲の音またはある種の音に神経質だと言われたことがありますか。 | | | | |
| 7. 市中の音を特に敏感に感じたり，悩まされたりしますか。 | | | | |
| 8. 特定の社交の場（例：ナイトクラブ，パブまたはバー，コンサート，花火大会，カクテルレセプション）で，周囲の音を不快に感じますか。 | | | | |
| 9. 人に誘われた場合（外出する，映画館に行く，コンサートに行くなど），すぐに周囲の音を我慢しなければならないと考えますか？ | | | | |
| 10. 出かけた先で我慢しなければならない音のことを考えて，招待を断ったり，外出をやめたことがありますか。 | | | | |
| 11. すこし雑音のある部屋よりも静かな部屋のほうが，周囲の音や特定の音が気になりますか。 | | | | |
| 12. ストレスや疲れによって，音のある環境での集中力が低下しますか。 | | | | |
| 13. 1日の遅い時間になるほど，音のある環境での集中力が低下しますか。 | | | | |
| 14. 周囲の音やある種の音によって，ストレスやイライラを感じますか。 | | | | |

## 参考文献

1) 日本聴覚医学会編. 耳鳴診療ガイドライン 2019 年版. 金原出版，2019.
2) 日本聴覚医学会編. 聴覚検査の実際第 4 版. 「耳鳴検査法」. 南山堂，2017.
3) 大政遥香，神崎晶，高橋真理子，他. Tinnitus handicap inventory 耳鳴苦痛度質問票改訂版の信頼性と妥当性に関する検討. Audiol Jpn. 2019；62：607-614.
4) Newman CW, Jacobson GP, Spitzer JB. Development of the Tinnitus Handicap Inventory. Arch Otolaryngol Head Neck Surg. 1996；122：143-148.
5) Khalfa S, Dubal S, Veuillet E, et al. Psychometric normalization of a hyperacusis questionnaire. ORL J Otorhinolaryngol Relat Spec. 2002；64：436-442.
6) Oishi N, Yamada H, Kanzaki S, et al. Assessment of hyperacusis with a newly produced Japanese version of the Khalfa hyperacusis questionnaire. Acta Otolaryngol. 2017；137：957-961.

**5**

聴覚

# 耳音響放射（OAE），蝸電図（ECochG）

## はじめに

本項では，他覚的内耳（蝸牛）機能検査である耳音響放射（Otoacoustic emission：OAE）と蝸電図（electro-cochleogram：ECochG）について解説する。耳音響放射検査の方が簡便であり利用されることが多いものの，蝸電図も改良されてきており，内リンパ水腫の診断にも利用されることから，使用される場面も増えてくると考える。いずれの検査も原理を理解することで，導出される結果を解釈し説明することが可能となる。

## 1 耳音響放射

他覚的検査であり，外有毛細胞の機能，すなわち内耳機能検査として実施される。短時間で行えることから新生児聴覚スクリーニングとしても用いられる。

OAE には自発耳音響放射（spontaneous otoacoustic emission：SOAE），誘発耳音響放射（transient evoked otoacoustic emission：TEOAE），歪成分耳音響放射（distortion product otoacoustic emission：DPOAE）がある。

### 1 目的・原理

外有毛細胞による基底板振動により微小なエコー反応（音響放射）が発生し，それを外耳道から記録する。TEOAE は音響成分を加算平均したもの，DPOAE は2つの純音を同時に入力した場合に生じるもので，入力音とは異なる周波数の外有毛細胞由来のエコーが発生する。したがって蝸牛機能検査として部位診断，他覚的検査（機能性難聴の除外），新生児や乳幼児の難聴スクリーニングとして使用される。

### 2 機器と準備

マイクとイヤホンを組み合わせたプローブを外耳道に挿入する。外耳道のサイズに合わせる。

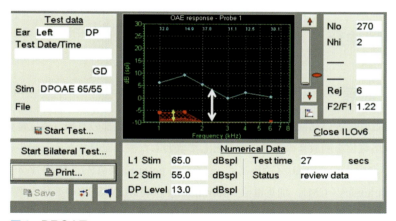

**図1　DPOAE**
検査画面の中心部にDPレベルとノイズレベル（赤色で囲われた面積内）を示す。

## 3 検査手順

### ① TEOAE
クリックなど持続時間の短い音で刺激後5〜20 msecの潜時で音響が記録される。

### ② DPOAE
2つの異なる純音を刺激音とすると，刺激音とは異なる周波数のエコーが返ってくる。これがDPグラムとして使用される。$2f_1-f_2$で$f_1$の音圧レベルが$f_2$より10 dB大きく，$f_2:f_1=1.21-1.22$の時に最大の反応となる。この条件で刺激音の周波数を変化させて周波数領域ごとの蝸牛機能を評価する。

## 4 結果の解釈

　TEOAEは正常耳の98％で検出される。純音聴力検査で1000 Hzの閾値が40 dB以上では検出は困難である。なお再現性が50％以上であれば異常なし，と判定する。DPOAEはノイズレベルよりも大きな反応があれば正常と判定する（図1）。メニエール病ではTEOAEの検出閾値は上昇し純音聴力レベルと相関する。メニエール病と突発性難聴では中等度以上の難聴でもTEOAEが検出できる。

　また，内耳検査ではあるが，外耳道を閉塞するような耳垢，中耳疾患があれば耳音響放射は検出されないため，耳鏡にて検査前に鼓膜所見を観察する。雑音が入ると偽陰性になりやすく，DPOAEでは歪周波数成分が大きめに表示され，偽陽性になりやすい。体動による雑音が入らないように注意する。

## 2 蝸電図検査

### 1 目的・原理

　鼓室岬またはこれに近い部位の電極（近位電極）と耳垂や乳突部の電極（遠位電極）との間で誘導される加算反応電位を刺激音の強さの関数として表わした波形記録である。蝸牛神経複合活動電位（compound action potential：CAP または action potential：AP），蝸牛マイクロホン電位（cochlear microphonics：CM），加重電位（summating potential：SP）の3種の蝸牛電気現象を利用した客観的検査である。CM と SP は蝸牛機能を反映，AP は蝸牛神経機能を反映している。

### 2 機器と準備

　刺激音を発生させる装置と誘発された電位を加算記録する装置が必要である。鼓膜を穿通させた電極を岬角に固定する鼓室内誘導法と，電極を外耳道鼓膜付近に設置する鼓室外誘導法の2つがある。蝸牛により近い部位で測定する鼓室内誘導の方が侵襲は高いが，感度も高い。

　一方，最近の検査機器では，鼓室外誘導法でも感度の向上が認められる。AP，SP の結果を示す（図 2a）。

### 3 検査手順

　イオントフォレーゼによる鼓膜麻酔を行う。記録電極（関電極，基準電極，不関電極），および接地電極（アース）を設置する。関電極の設置は顕微鏡下で行う。不関電極は検査耳（耳朶か乳様突起）に設置する。接地電極は前額部か対側の耳朶に設置する。

### 4 刺激音と測定条件

　AP は刺激音としてクリック，短音を用いる。陰性 N1，陽性 P1 の2相性である。SP は刺激音の持続時間に一致して基線の陽性側，陰性側への変位として記録される電位である（図 2）。

　CM では，刺激音は短音を用い平均加算法により記録された AP との混合波形より分離する。その発生源は有毛細胞であるが，血管条障害でも低下する。音の立ち上がりが急峻な方が反応を誘発しやすいのでクリック音やトーンバーストが用いられている。加算回数は 50〜400 回とする。

### 5 結果の解釈

　内リンパ水腫の蝸電図は-SP の増大，特に-SP/AP 比の増大が特徴とされ，病期の進行に応じて増大する（図 2b）。内リンパ嚢開放術前後で SP 電位の変化や-SP/AP の減少を認める報告もある。突発性難聴では予後予測にも有用であること，補充現象の判定も可能である。

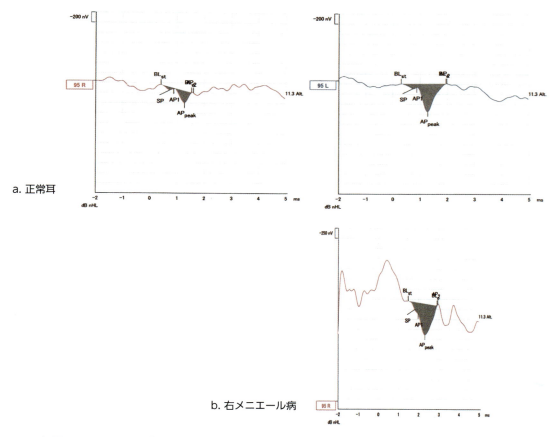

**図2 蝸電図 SP と AP の波形について**
a は正常例，b はメニエール病患者を示す。−SP と AP を示す。−SP と AP の振幅，面積比の増大がメニエール病の診断に有用である。鼓室外誘導で記録した検査である。

## 6 検査におけるコツとピットフォール

　イヤホン挿入時に電極がずれないように注意する。蝸電図は侵襲的検査であるため，施行前に患者への十分な説明が重要である。ノイズが多い場合は，接地電極を追加し，電極やコード周辺をアルミホイルで包む必要がある。

（神﨑　晶）

### 参考文献

1) Gaskili SA, Brown AM. The behavior of the acoustic distortion product, 2f1-f2, from the human ear and its relation to auditory sensitivity. J Acoustic Soc Am. 1990；88：821-839.
2) 原田竜彦．耳音響放射検査．JOHNS. 2008；24：749-752.
3) 塚崎尚紀，中田孝重，小林俊光．蝸電図検査．JOHNS. 1997；13：715-721.
4) 西田裕明．蝸電図．神崎仁編著：CLIENT21 聴覚．pp.198-214，中山書店，2000．
5) 原晃，和田哲郎．蝸電図検査．Audiol Jpn. 2008；51：45-53.

# 6 聴覚

# 聴性脳幹反応（ABR）

## はじめに

聴性脳幹反応（auditory brainstem response：ABR）は次項の聴性定常反応（auditory steady-state response：ASSR）とともに，聴性誘発反応を用いた他覚的聴力検査法として有用な検査である。乳幼児の精密聴力検査は聴性行動反応聴力検査（behavioral observation audiometry：BOA）や条件詮索反応聴力検査（conditioned orientation response audiometry：COR），視覚強化式聴力検査（visual reinforcement audiometry：VRA）などの心理学的手法と ABR や ASSR などの電気生理学的な他覚的聴力検査を組み合わせて施行し，これらの結果から総合的に聴力を評価する。しかしながら近年では新生児聴覚スクリーニングが広く行われ，難聴児に対する可及的早期の聴力評価と医学的・療育的介入の開始が求められており，COR の適応年齢に満たないスクリーニング"refer"児においては他覚的聴力検査の重要性はさらに大きなものとなっている。ABR は他覚的聴力検査のゴールドスタンダードであり，閾値検査による聴力評価に加え，潜時や波形の評価による脳幹機能検査としても利用されている[1]。

スクリーニングに用いられる自動 ABR については「新生児聴覚スクリーニング検査」の項目を参照いただき，本項では精密聴力検査としての ABR の特徴や結果の解釈について概説する。

## 1 ABR の起源

ABR は，音刺激を与えてから 10 msec 以内に記録される聴性誘発反応で，I〜VII 波までの速波成分を認め，その起源についての見解にはいまだ議論の余地があるものの，I 波は蝸牛神経，II 波は同側の蝸牛神経核，III 波は対側の上オリーブ核，IV 波は両側の外側毛帯あるいは下丘，V 波は両側の外側毛帯あるいは対側の下丘とする説がある[2]。

## 2 検査方法

通常，気導レシーバーを用いたクリック刺激により気導 ABR が行われる。電極は関電極を頭頂部，不関電極を刺激側乳様突起部または耳垂，接地電極を前額正中または非刺激側乳様突起部に設定し，クリック刺激を 1,000〜2,000 回与えて得られた誘発反応を加算平均すると，7 つのピーク

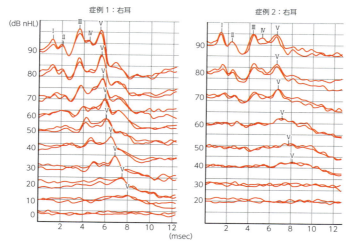

**図1　クリック刺激ABRによる閾値検査**
90 dBから開始し10 dBステップダウンで各音圧2回ずつ測定している。症例1は10 dBまでV波を認め正常反応であるが、症例2は50 dBくらいからV波が不明確になり、軽度難聴が疑われる。

を持つ反応波形が得られる。ABRは覚醒安静時の状態でも記録可能であるが、乳幼児のABR検査においてノイズの少ない良好な反応を得るためにはトリクロホスナトリウム内服や抱水クロラール坐薬を用いた鎮静下に検査を行う必要がある。

## 3　結果判定

### 1　閾値検査

　ABRは記録が比較的容易であり、聴覚閾値に近い反応閾値が得られるため、他覚的聴力検査のゴールドスタンダードとして用いられる。音圧を徐々に小さくしていった場合に最後まで明瞭なV波を確認できる音圧を反応閾値として判定する（図1）。測定条件によっても正常値は異なるが、当科では30 dBHLで反応が認められればABR正常と解釈している。さらにABRではV波の刺激強度-潜時曲線（Intensity-Latency curve）を描くことによって、伝音難聴と感音難聴をある程度鑑別することができる。伝音難聴では大きな音圧でもV波潜時は正常範囲に入ってこないのに対し、感音難聴では閾値付近でV波潜時が延長していても、十分に大きな音圧では正常範囲に入ってくることが多い（図2）。これは補充現象の他覚的な所見とも考えられている[3]。また、伝音難聴では大きな音圧でもV波潜時のみならずI波潜時の延長も見られる。

　ABRは有用性の高い検査であるが、結果の解釈にはいくつかの注意点がある。ABRは音の起始部によって誘発されるon反応であるため、刺激音にはクリックなどの立ち上がり立ち下がり時間の短い短音が用いられる。高周波成分のパワーを持つクリックは高音域の聴力評価には有用であるが、低中音域の聴力評価は困難である。高音急墜型や低音障害型では低中音域の聴力とABR閾値が乖離してしまい、新生児聴覚スクリーニング後の精密検査の当初は、聴性行動と他覚的聴力検査

の結果が一致しない状況となってしまう。この欠点を補い周波数ごとの反応閾値を測定できる脳波検査として，次項の ASSR がある。

ABR は脳幹聴覚伝導路の反応であり，新生児や乳児で上オリーブ核より上位の髄鞘化が未熟な場合には ABR 反応不良となるが[4]，後の検査で正常化してくる。新生児や低出生体重児などで聴覚路の発達遅延が疑われる場合には，解析時間を通常の 10 msec から 20 msec に伸ばして ABR を加算記録し，通常より遅い潜時の V 波がないか確認する必要がある。また，ヘルペス脳炎などの聴皮質に限局した障害に起因する難聴は ABR で評価することはできない。さらには Auditory neuropathy spectrum disorder（ANSD）では ABR 無反応でありながら純音聴力はある程度保たれており，診断のためには耳音響放射（otoacoustic emission：OAE）の同時検査が必要と考えられる。以上のような注意点を十分に理解して使用することにより，検査の信頼性はより高いものとなる。

## 2 神経学的脳幹機能検査

蝸牛神経や脳幹聴覚路に異常が生じると，ABR 波形にも変化が記録され，何らかの異常が認められる。ABR の起源として III 波以降は諸説あるものの，前述のとおり，おおむね I 波は蝸牛神経，II 波は蝸牛神経核，III 波は上オリーブ核，IV 波は外側毛帯，V 波は下丘と考えられている。ABR では各反応成分の有無，各反応成分の頂点潜時（ピーク潜時，peak latency），頂点間潜時（ピーク間潜時，interpeak latency：IPL）を分析することで，脳幹の障害部位を推測することができる。I-V IPL が延長している場合には脳幹聴覚路のいずれかの部位に異常があると考えられるが，延長の原因が I-III IPL の延長あるいは I 波以降のピークが不明瞭な場合は蝸牛神経を含む下位脳幹の障害を示唆し，聴神経腫瘍（図 3）がその代表例である[5]。これに対して III-V IPL の延長あるいは III 波以降のピークが不明瞭な場合には上位脳幹障害の可能性を考える。

## おわりに

ABR は ASSR とともに他覚的聴力検査として有用な検査あり，新生児聴覚スクリーニングが普及した現在では，他覚的精密聴力検査としてさらにその役割は大きなものとなっている。また，ABR は脳幹機能検査としての役割も持ち合わせており，脳波の起源や測定方法を十分理解することで，適切な結果解釈が可能となる。

（伊藤　吏）

### /// 参考文献 /////////////////////////////////////////////////////////

1) 伊藤吏．他覚的聴覚検査の革新　chirp 音を用いた ABR，ASSR．Audiol Jpn. 2020；63：163-173.
2) 芳川洋，市川銀一郎．聴性脳幹反応の臨床応用と研究の推移．耳鼻咽喉科展望．1996；39：476-482.
3) Galambos R, Hecox KE. Clinical applications of the auditory brain stem response. Otolaryngol Clin North Am. 1978；11：709-722.
4) Kaga K, Tanaka Y. Auditory brainstem response and behavioral audiometry. Developmental correlates. Arch Otolaryngol. 1980；106：564-566.
5) Kusakari Jun. Auditory Brainstem Response Audiometry. Audiol Jpn. 2006；49：322-338.

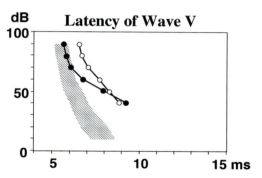

図2　感音難聴（●）と伝音難聴（○）におけるV波の刺激強度-潜時曲線のシェーマ
灰色の領域は正常範囲を示す。

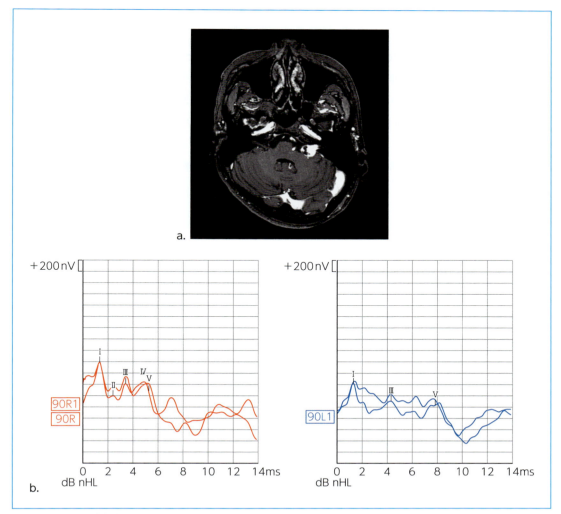

図3　左聴神経腫瘍症例の造影MRI（a）とABR波形（b）
MRIでは左小脳橋角部に造影効果の高い腫瘍を認め、ABRでは左I-V IPLの延長を認める。

# 7 聴覚

# 聴性定常反応（ASSR）

## はじめに

聴性定常反応（auditory steady state response：ASSR）は前項の聴性脳幹反応（auditory brainstem response：ABR）とともに，聴性誘発反応を用いた他覚的聴力検査法として有用な検査である。乳幼児の精密聴力検査は条件詮索反応聴力検査（conditioned orientation response audiometry：COR）などの心理学的手法とABRやASSRなどの電気生理学的な他覚的聴力検査を組み合わせて施行し，これらの結果から総合的に聴力を評価する。しかしながら近年では新生児聴覚スクリーニングが広く行われ，難聴児に対する可及的早期の聴力評価と医学的・療育的介入の開始が求められており，CORの適応年齢に満たないスクリーニング"refer"児においては他覚的聴力検査の重要性はさらに大きなものとなっている。ABRに比較して，ASSRでは振幅変調音をはじめとした周波数特異性の高い刺激音を用いることで周波数ごとの聴力を推定することができ，乳幼児の聴力評価や補聴器フィッティングに対する応用が期待されている[1]。本項ではASSR検査の特徴や結果の解釈に加え，chirp音刺激による新しい聴覚検査について[2]最近の知見も踏まえて概説する。

## 1 ASSRとは

誘発反応において繰り返し頻度の高い刺激では各反応波形が干渉し合って一定振幅の正弦波状の反応波形となる。このような高頻度刺激による誘発電位は定常状態誘発反応（steady-state response：SSR）と呼ばれ，音刺激を用いた場合はASSRと呼ばれる。ASSRでは以下に示すように刺激音の種類や変調周波数（刺激頻度），被検者の覚醒レベルによってその反応性が異なるので結果の解釈には注意が必要であり，検査条件による違いについても合わせて説明する。

## 2 検査方法

### 1 刺激音による反応性の特徴

ASSRはクリック音で最もよく誘発されるが，その周波数特異性の低さから周波数ごとの聴力レベルを推定するには適していない。図1にASSRで用いられる刺激音とそのパワースペクトルを示す。基本となる刺激音は正弦波的振幅変調音（sinusoidally amplitude modulated tone：SAM tone），いわゆるAMであり，高い周波数特異性を示すが，反応の出現性が劣ることから，市販の測定機器では振幅変調を二重にかけた$AM^2$や振幅変調と周波数変調（frequency modulation：

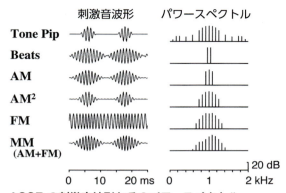

図1　ASSRの刺激音波形とそのパワースペクトル
AM$^2$やMMはAMに比較して周波数特性が低い。（文献6を参考に作成）

FM）を同時にかけた混合変調（mixed modulation：MM）が用いられている。MMおよびAM$^2$はより大きな反応を得るために工夫された刺激音であり，AMに比較して10〜20％大きな反応が誘発されるといわれている[3,4]。近年，ASSRの検査時間短縮のために用いられる刺激音であるchirpは，AMやFMなどの変調音とは全く異なる性質の音であり，刺激音の繰り返し頻度を表す用語は「変調周波数（MF）」の代わりに「刺激頻度」が用いられる。chirp信号とは，時間とともに周波数が増加（アップチャープ）するか，時間とともに周波数が減少（ダウンチャープ）するような信号を示し，sweep信号と同様の意味で使われる用語である。音が蝸牛に伝搬される際には，基底板の基底回転側に最大振幅をとる高周波数成分と頂回転側に最大振幅をとる低周波数成分に時間差，いわゆるcochlear delayが生じるが，chirpはcochlear delayを補完するために低周波数成分の位相を早く，高周波数成分の位相を遅らせて刺激することより，蝸牛基底板における周波数成分ごとの反応を同時に惹起させ，より大きな反応振幅を得ようと工夫された音である。つまりASSRで用いられるchirpは，時間とともに周波数が増加するアップチャープの一種ということになる。

## 2 変調周波数（刺激頻度）による聴性定常反応の特徴

刺激音の変調周波数（MF）によってASSRの出現性は大きく異なってくる。覚醒時においてはMFが40 Hz前後の場合（40 Hz ASSR）に良好な反応が得られ，睡眠時においてはMFが80〜100 Hz（80 Hz ASSR）に良い反応が得られる。40 Hz ASSRは睡眠により反応の低下が生じる上位脳幹〜聴皮質由来の反応とされ，Galambosら[5]は40 Hz ASSRの起源は聴性中間反応（MLR）であると報告した。これに対し80 Hz ASSRの主な起源は，睡眠によっても反応低下が起こらない下位脳幹であると考えられる[6]。このことから40 Hz ASSRはsteady-state version of MLR，80 Hz ASSRはsteady-state version of ABRと呼ばれる。実際の検査では，成人は覚醒安静下の40 Hz ASSRを行うが，乳幼児では体動によるノイズを減らすためにトリクロホスナトリウム内服や抱水クロラール坐薬を用いた鎮静睡眠下の80 Hz ASSRが行われる。

## 3 multiple simultaneous stimulation technique

ASSRでは一般に搬送周波数（CF）が500 Hz，1000 Hz，2000 Hz，4000 Hzの刺激音に対する

反応閾値を測定するが，検査時間を短縮するために multiple simultaneous stimulation technique が用いられている[7]。この方法では 500 Hz，1000 Hz，2000 Hz，4000 Hz の 4 つの CF を 80〜100 Hz の 4 種の MF で振幅変調し，ミキシングしてできた複合音を刺激音として利用する。複合音はコルチ器のそれぞれの CF に応じた部位を刺激するが，頭皮上から加算記録した反応を高速フーリエ変換して各々の MF に一致した周波数成分を個別に解析することで，各周波数の反応の有無が一度に判定できる（図2）。さらに左右に与える刺激音の MF は少しずつ変えてあるので，MF は左右で 8 周波数となり，multiple simultaneous stimulation technique はこの 8 条件を同時に刺激して短時間で閾値検査を行う方法である。

# 3 結果判定

ABR では実際の加算波形を目視して検者が閾値を決定するが，ASSR では脳波の振幅や位相を元に自動解析が行われ，反応の有無のみが判定される（図3）。最終的には ASSR の反応閾値から予測される"推定"オージオグラム（図4）が提示されるが，反応の解析方法や推定オージオグラムを作成するための補正値は検査機種ごとに異なり，さらには検査時の電気生理学的背景ノイズの程度によって ASSR 閾値も変わってくるため，検査で得られた閾値から実際の聴力を推定する際にはある程度の幅を持って考える必要がある。

また，80 Hz ASSR は ABR と同様に新生児や乳児で上オリーブ核より上位の髄鞘化が未熟な場合に反応不良となるが，成長につれて正常化してくることがあるため，経時的な変化には注意が必要である。さらに auditory neuropathy spectrum disorder（ANSD）では聴力レベルと ASSR 閾値の相関は低く，このような症例では聴力レベルの推定に際して十分に慎重であるべきである。

## おわりに

ASSR は周波数ごとの聴力評価を行うために有用な他覚的聴力検査であり，新生児聴覚スクリーニングが普及した現在では，さらにその役割は大きなものとなっている。ASSR で得られた結果から難聴の程度や聴力型を推定し，適切な補聴器装用や人工内耳手術などの介入を行うことで，難聴小児の言語発達を促すことができる。

（伊藤 吏）

### 参考文献

1）青柳優. 聴性定常反応. 日耳鼻会報. 2012；115：178-191, np174.
2）伊藤吏. 他覚的聴覚検査の革新 chirp 音を用いた ABR，ASSR. Audiol Jpn. 2020；63：163-173.
3）John MS, Brown DK, Muir PJ, et al. Recording auditory steady-state responses in young infants. Ear Hear. 2004；25：539-553.
4）Cohen LT, Rickards FW, Clark GM. A comparison of steady-state evoked potentials to modulated tones in awake and sleeping humans. J Acoust Soc Am. 1991；90：2467-2479.
5）Galambos R, Makeig S, Talmachoff PJ. A 40-Hz auditory potential recorded from the human scalp. Proc Natl Acad Sci USA. 1981；78：2643-2647.
6）Picton TW, John MS, Dimitrijevic A, et al. Human auditory steady-state responses. Int J Audiol. 2003；42：177-219.
7）Lins OG, Picton TW. Auditory steady-state responses to multiple simultaneous stimuli. Electroencephalogr Clin Neurophysiol. 1995；96：420-432.

7 聴性定常反応（ASSR）　　33

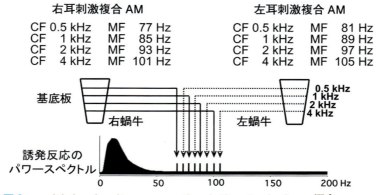

図2　multiple simultaneous stimulation technique 概念

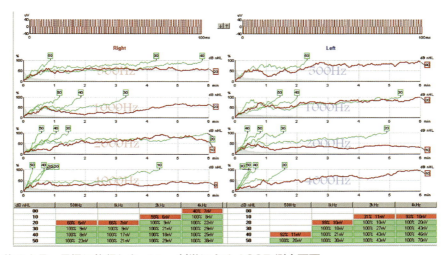

図3　生後7カ月，男児に施行した chirp 刺激による ASSR 測定画面
本症例では50 dB から10 dB ステップダウンで閾値検査が行われた。下段の表には搬送周波数ごと，刺激音圧ごとの反応の有無が，反応あり：緑，反応なし：赤で示されている（Interacoustics 社製 Eclipse 使用）。

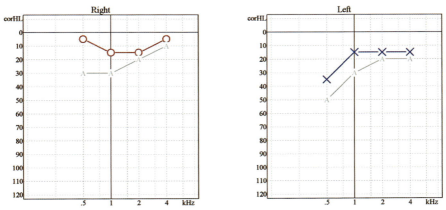

図4　図3症例の"推定"オージオグラム
下段の灰色折れ線は ASSR 反応閾値の生データ，上段の赤・青の折れ線は推定される聴力レベルがプロットされたもの（Interacoustics 社製 Eclipse 使用）。実際には，ASSR 閾値から推定される聴力レベルは図のような固定値ではなく，ある程度の幅を持って考えながら，フォローするべきである。

# 8

## 聴覚

# 新生児聴覚スクリーニング検査

### はじめに

　新生児聴覚スクリーニング検査（newborn hearing screening：NHS）は，産婦人科，新生児科，小児科で実施され，スクリーニング検査でパスしなかった児が耳鼻咽喉科に紹介となる。NHS の方法は大きく自動聴性脳幹反応（自動 ABR）検査と自動耳音響放射（自動 OAE）検査の 2 種類があり，それぞれ数種の機種があるが，紹介状には検査方法の記載がなく，パスしなかったあるいはリファーであったとだけ記載されていることもある。その後の検査方針の決定や保護者への説明のためには，NHS 検査結果について把握することは重要である。NHS の検査方法，検査結果の見方，結果の伝え方などに関しては日本耳鼻咽喉科頭頸部外科学会福祉医療・乳幼児委員会が作成した「新生児聴覚スクリーニングマニュアル—産科・小児科・耳鼻咽喉科医師，助産師・看護師の皆様へ—」[1] を参考にしていただきたい（日本耳鼻咽喉科頭頸部外科学会 HP からダウンロード可能である）。本項では，NHS 後の精査機関としての耳鼻咽喉科として，NHS の結果の解釈について注意すべき点を中心に解説する。

### 1　母子健康手帳

　現在，ほとんどの母子健康手帳（母子手帳）には図 1 のような NHS 結果の記載欄があり，検査結果が貼付されている場合も少なくない。紹介状に詳細な結果が記載されていない場合や検査方法の記載が漏れている場合は，母子手帳で確認を行う。2012 年以降は簡単な記載欄が設けられていたが，2017 年の改訂で現在の形となった。NHS 後の精査目的以外の受診例で，NHS の結果を保護者に確認すると，先天性代謝異常症のスクリーニングのみで NHS を受けていなくても，保護者は「スクリーニング」を受けてパスしたと勘違いしている場合もあり，母子手帳での確認は必要である。

### 2　自動 ABR 検査

　自動 ABR 検査の刺激音は 35 dBnHL のクリック音で，この音圧での標準的な ABR 波形と比較により自動で「Pass」「パス」あるいは「Refer」「リファー」「ヨウサイケン」と表示される。自動 ABR 検査の難聴検出率は高く，また偽陽性率も自動 OAE によるものより低いが，中耳に貯留液

**検査の記録**

| 検　査　項　目 | 検査年月日 | 備　　　考 |
|---|---|---|
| 先天性代謝異常検査 | 年　　月　　日 | |
| 新生児聴覚検査<br>（自動ABR・OAE）<br>リファー（要再検査）の場合 | 年　　月　　日<br><br>年　　月　　日 | 右（パス・リファー）<br>左（パス・リファー） |

※検査結果を記録する場合は、保護者に説明し同意を得ること。

**図1　母子健康手帳記載例**
母子手帳の記載欄には検査方法（自動ABRかOAE）と検査年月日と検査結果が記載できるようになっている。左右別にパス・リファーと記載可能である。数回検査をして、パスとなったら検査日とパスに〇をつけることもある。初回に一側はパスとなり、他側は再検してもパスとならないため、検査年月日の記載がなく、リファーに〇がついていないこともある。

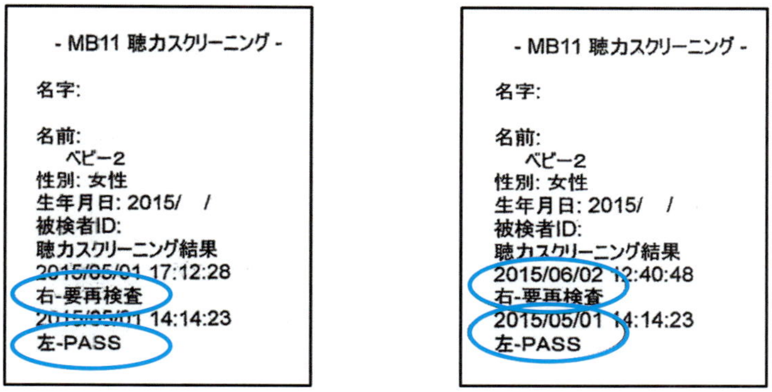

```
- MB11 聴力スクリーニング -

名字:

名前:
    ベビー2
性別: 女性
生年月日: 2015/  /
被検者ID:
聴力スクリーニング結果
2015/05/01 17:12:28
右-要再検査
2015/05/01 14:14:23
左-PASS
```

a.初回の検査結果

```
- MB11 聴力スクリーニング -

名字:

名前:
    ベビー2
性別: 女性
生年月日: 2015/  /
被検者ID:
聴力スクリーニング結果
2015/06/02 12:40:48
右-要再検査
2015/05/01 14:14:23
左-PASS
```

b.再検査時の検査結果

**図2　自動ABR検査結果　（MB11）**
精査の結果両側内耳奇形による両側難聴例の結果である。
a. 初回の検査結果：2015/5/1に実施され右は「要再検査」左は「PASS」の結果である。
b. 再検査時の検査結果：2015/6/2に右耳のみ再検査が実施され、右は再度「要再検査」の結果であった。1枚の紙に結果が印字されているが、左は初回検査の結果がそのまま印字されている。

のある状態でのNHSが実施された場合等ではリファーとなる可能性もある。NHS後精査目的に受診した例の約20％に「中耳貯留液」を認めたとの報告[2]もある。

　通常は自動判定された結果のみの確認で問題はないが、NHS結果と精査結果が異なった例を提示し、注意点を述べる。図2は両側内耳奇形による難聴例のNHS結果である。左耳は再検査時もパスしたように見えるが、初回検査でパスしたため右耳再検査時には左耳は検査が実施されていない。また、図3は左伝音難聴であった例のNHS結果である。検査結果にはパスかリファーかのみが印字されているものもあるが、図3の機種では、sweep時間が記載されている。NHSをパスし、後から難聴の診断となった例を後方視的にみると、低音域の難聴、軽中等度難聴例などではsweep時間が長く、ぎりぎりパスした（あるいは偽陰性）が疑われる場合もあり、一側パス例において可能であればパス側のsweep時間も確認することをお薦めする。

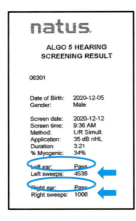

図3　自動ABR検査結果（ALGO5）
左小耳症および外耳道狭窄を伴う左伝音難聴症例の自動ABR結果である。両側自動ABR検査の結果は「pass」であるが、sweep時間（←）は右と比較すると左は延長している。通常よりsweep時間が延長している場合は、偽陰性の可能性も考慮する。特に、軽度難聴や伝音難聴で低音域を中心とする難聴の場合は、自動ABR検査でも「pass」となる可能性はある。

## 3　自動OAE検査

　自動OAE検査は，イヤープローブの挿入の仕方や体動の有無等，検査手技の問題により自動ABRと比較すると偽陽性率が高い。その一方で，軽中等度難聴やauditory neuropathy spectrum disorder（ANSD）などは自動OAE検査によるNHSでは検出困難である。

　自動OAE検査機器には，誘発耳音響放射（TEOAE）によるものと歪成分耳音響放射（DPOAE）によるものがある。通常はどちらで実施されているか，記載されている。また，1 kHz以下の低周波数域ではTEOAEが，2 kHz以上の中～高周波数域ではDPOAEの方が臨床的有用性は高いと言われているが，いずれも35 dB以下の難聴の検出は困難である[3]。

　DPOAEによる検査では周波数ごとのDPグラムが記録されていることが多い。図4は3周波数，図5は6周波数の測定が実施され，周波数による特異性もある。スクリーナとして使用されている機種では，図5cのように全体の半分以上の周波数でS/N比が確認されるとパスと記載されるものもある。この症例は伝音難聴で特に低音域の閾値上昇を認めた例である。

## 4　後天性難聴・進行性難聴例のNHS結果

　NHSパス後に難聴の診断となった例では，NHS結果の確認は難聴の原因診断や予後推測に有用である。前述のように，母子手帳に詳細な検査結果が貼付されている可能性もあり，確認をする。診断時の聴力閾値，聴力像とNHSの結果を比較検討し，NHSは偽陰性であり先天性難聴が見逃された可能性が高いのか，先天性軽度難聴あるいは後天性難聴が進行した可能性が高いのか推測できることもある。

### おわりに

　NHSは他の聴覚検査と異なり，一般的には耳鼻咽喉科医が関与しないところで実施されている検査である。難聴児の早期診断および早期療育に結び付けるため，検査方法や結果を理解し，耳鼻

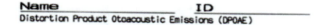

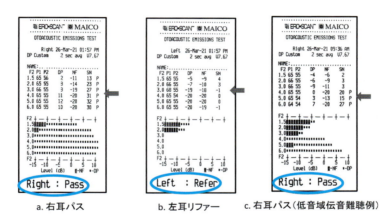

**図4 DPOAE 検査結果（OAE スクリーナー ER-60）**
右耳パス，左耳リファーの結果である。この機種では3周波数すべてにおいてノイズレベルが規定値以下で DP レベルが規定値以上の場合のみ「Pass」との判定となり，1周波数でも条件を満たさない場合は，「Refer」と判定される。
a. 右聴力正常例：パスしており聴力は正常
b. 左リファー・聴力正常例：NHS 時はパスしていないが，精査時の ABR も DPOAE も正常であった

**図5 DPOAE 検査結果（ERO-SCAN）**
この機種では6周波数のうち6周波数以上で P の判定となると，「Pass」と表示される。
a. 右聴力正常例：すべての周波数において P であり「Pass」
b. 左高度難聴例：すべての周波数において P の判定とはならず「Refer」
c. 右伝音難聴例：1.5～3.0 KHz では反応が出ていないが，高周波数3領域で P であり「Pass」

咽喉科医として精査および難聴の診断や聴覚管理に有効に活用する必要がある。

（仲野　敦子）

### 参考文献

1) 日本耳鼻咽喉科学会．新生児聴覚スクリーニングマニュアル─産科・小児科・耳鼻咽喉科医師，助産師・看護師の皆様へ─．松香堂，2016.
2) 増田佐和子，臼井智子．新生児聴覚スクリーニング精密検査児の滲出性中耳炎．Otol Jpn. 2019；29：215-221.
3) 小川郁．他覚的聴覚検査法としての耳音響放射検査．Audiol Jpn. 2006；49：219-226.

# 9

聴覚

# 補聴器装用のための検査

## はじめに

　補聴器装用前には純音聴力検査，語音聴力検査，不快閾値レベル（uncomfortable loudness level：UCL）検査，快適レベル（most comfortable loudness level：MCL）検査などを行い，補聴器の適応の有無を判断し，また機種選択の判断材料とする。上記検査の実施が困難な乳幼児では，聴性脳幹反応，聴性定常反応の他，各種の乳幼児聴力検査により聴力を評価する。補聴器装用後には補聴器適合検査を行い，調整した補聴器の有効性を評価する。本項では，補聴器装用前後の聴力評価に特化した検査のみを取り上げる。

## 1 不快閾値レベル

　気導聴力検査と同様に被検者に気導受話器を装着させる。検査音には純音を用い，5 dB ステップで約 3 秒ごとに大きくして提示し，不快に感じる大きさ（大きすぎて長くは聞いていられないレベル）になったら合図させる。同じ操作を二度行い，二回目の測定値を不快レベルとし，オージオグラム上に記載する（図 1）。補聴器の最大出力音圧レベルが不快閾値レベルを超えないように調整する。

## 2 快適レベル

　不快閾値レベルと同様，検査音には純音を用いる。検査音は患者の閾値のレベルから 5 dB ステップで約 5 秒ごとに大きくして提示し，ちょうどよい大きさで聞きやすいと感じたときに合図させる。さらに音を大きくし，やや大きすぎると感じるレベルに変化した際に合図をやめさせる。次いで，5 dB ステップで約 5 秒ごとに音を小さくして提示し，やや小さすぎると感じた際に合図させる（測定値 a）。さらに 5 dB 小さくした後に，再び 5 dB ステップで 5 秒ごとに音を大きくして提示し，ちょうどよい大きさで聞きやすいと感じたところで合図させる（測定値 b）。測定値 a と b の平均値を快適レベルとし，オージオグラム上に記載する（図 1）。通常の会話音が快適レベルで聞こえるように，60 dB SPL 入力時の補聴器の出力音圧レベルを調整する。

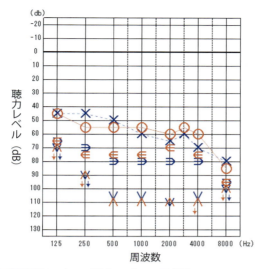

**図1 不快閾値レベル，快適レベルの記載法**
不快閾値レベル（∧は右耳，∨は左耳）と快適レベル（∈は右耳，∋は左耳）を気導聴力レベルとともに記載した。

**表1 「補聴器適合検査の指針（2010）」の検査項目**

| | | |
|---|---|---|
| 必須 | (1) | 語音明瞭度曲線または語音明瞭度の測定 |
| | (2) | 環境騒音の許容を指標とした適合評価 |
| 参考 | (3) | 実耳挿入利得の測定（鼓膜面音圧の測定） |
| | (4) | 挿入型イヤホンを用いた音圧レベル（SPL）での聴覚閾値・不快レベルの測定 |
| | (5) | 音場での補聴器装用閾値の測定（ファンクショナルゲインの測定） |
| | (6) | 補聴器特性図とオージオグラムを用いた利得・装用閾値の算出 |
| | (7) | 雑音を負荷したときの語音明瞭度の測定 |
| | (8) | 質問紙による適合評価 |

## 3 補聴器適合検査

　調整した補聴器の有効性を評価するための検査である。日本聴覚医学会のまとめた「補聴器適合検査の指針（2010）」には，補聴器の適合状態の評価基準として，①入力音圧が 60 dB SPL 時の利得が十分か，②入力音圧が 90 dB SPL 時の出力が不快閾値レベルを超えないか，③装用時語音明瞭度が非装用時語音明瞭度に比べて同等またはそれ以上に保たれているか，④雑音下で語音明瞭度がどの程度に保たれているか，⑤補聴器を長時間使用する場合に，聴取される騒音は装用者の心理的許容レベル内か，⑥補聴器の効果は装用者の満足が得られる状態か，の6項目が挙げられており，臨床で実施する上での妥当性を考慮し，表1に挙げた8つの検査法につき指針が示された。本項では，必須検査項目である語音明瞭度曲線の測定，環境騒音の許容を指標とした適合評価，および補聴器の調整に重要である音場での補聴器装用閾値の測定（ファンクショナルゲインの測定）につき記載する。

## 1 語音明瞭度曲線の測定

　補聴器装用時と非装用時の語音明瞭度曲線を測定して比較する。オージオメータの出力端子に接続したスピーカーを用いて音場で実施する。検査語音には 67-S 語表を用い，音圧は 40 dB HL，50 dB HL，60 dB HL，70 dB HL，80 dB HL のうち連続した 3 レベル以上の測定を行い，結果を音場用スピーチオージオグラム上に記載する。提示音圧 60 dB HL 付近での語音明瞭度が 60％以上であれば，日常会話はおおむね理解可能である。明瞭度は広い範囲の音圧で良好であること，また音圧の上昇とともに低下する現象がないことが好ましい。また，補聴器装用時の最良の語音明瞭度が非装用時よりも 15％以上低下している場合は，適合不十分と判定する。

## 2 環境騒音の許容を指標とした適合検査

　スピーカーを用いて音場で実施する。検査音源には日本聴覚医学会より頒布されている「補聴器適合検査の指針（2010）」語音聴力検査用 CD を用い，補聴器装用下に朗読音と環境騒音を同時に聴取させる。朗読音を 65 dB で提示し，同時に環境騒音を 50 dB（SN 比＋15 dB），55 dB（SN 比＋10 dB），あるいは 60 dB（SN 比＋5 dB）で提示する。被検者の印象を「補聴器を使用できる」，「補聴器を装用するのが困難である」のいずれかで答えさせ，前者であれば補聴器は適合していると判断し，後者であれば補聴器は適合不十分と判断し，補聴器を再調整する。

## 3 音場での補聴器装用閾値の測定（ファンクショナルゲインの測定）

　補聴器装用時と非装用時の聴覚閾値を測定する。検査音には震音（ウォーブルトーン）または狭帯域雑音（ナローバンドノイズ）を用いる。補聴器装用時の聴覚閾値と補聴器非装用時の聴覚閾値の差が補聴器装用による利得（ファンクショナルゲイン）である（図 2）。中音域では各周波数の聴力レベルの半分程度のファンクショナルゲイン（ハーフゲイン）が得られているか，装用閾値が 1000 Hz で 35 dB 以内であればよい。低音域のファンクショナルゲインはハーフゲインよりもやや少なくてよい。高音域のファンクショナルゲインもハーフゲインよりもやや少なくてよいが，補聴器の特性上ハーフゲイン近くまでのファンクショナルゲインは得られないことがある。

（川島 慶之）

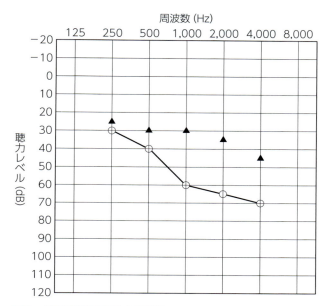

**図2 補聴器装用閾値の記載法**
補聴器非装用時の閾値（○）と補聴器装用時の閾値（▲）を示した。○と▲の差が補聴器装用による利得（ファンクショナルゲイン）である。本例では，500 Hz と 1000 Hz の閾値はそれぞれ 40 dB と 60 dB であり，ファンクショナルゲインはそれぞれ 10 dB と 30 dB であるから，1000 Hz ではハーフゲインが得られているが，500 Hz ではハーフゲインは得られていない。

# 10 聴覚

# 人工内耳装用のための検査

## はじめに

　人工内耳に関する検査は，人工内耳の適応判断および人工内耳植込術の術前評価のために行う検査と，術後に人工内耳装用下の聴取能を評価する検査とに分けられる。本項では必要な検査項目と評価のポイントの記載に留め，各検査の詳細については他項に委ねる。

## 1 耳鏡検査

　鼓膜穿孔や耳漏の有無など確認する。中耳炎術後であれば術後の状態を評価する。中耳に活動性の炎症がある場合は，人工内耳植込術は原則禁忌である。

## 2 画像検査

　側頭骨 CT にて乳突蜂巣の発育の程度，含気の有無，炎症所見の有無，天蓋の高さ，S 状静脈洞の走行，高位頸静脈球の有無，顔面神経の走行，内耳奇形の有無，蝸牛の骨化・骨融解の有無，蝸牛神経管の狭窄有無，前庭水管拡大の有無などを確認し，適応の有無および手術側を慎重に判断する。聴神経 MRI により内耳の形態，内耳道・小脳橋角部病変の有無を確認する。蝸牛内腔の閉塞や石灰化の有無の評価には，CT よりも MRI（heavily weighted T2WI）の方が感度で優る。

## 3 純音聴力検査・語音聴力検査

　日本耳鼻咽喉科頭頸部外科学会の「成人人工内耳適応基準（2017）」では，聴力および補聴器の装用効果に関する基準として，①「裸耳での聴力検査で平均聴力レベル（500 Hz，1000 Hz，2000 Hz）が 90 dB 以上」，または②「平均聴力レベルが 70 dB 以上，90 dB 未満で，なおかつ適切な補聴器装用を行った上で，装用下の最高語音明瞭度が 50% 以下」とされている。

　一方，高音障害型感音難聴に対する「残存聴力活用型人工内耳 EAS ガイドライン」では，聴力および補聴器の装用効果に関する基準として，「125 Hz，250 Hz，500 Hz の聴力閾値が 65 dB 以下，2000 Hz の聴力閾値が 80 dB 以上，4000 Hz，8000 Hz の聴力閾値が 85 dB 以上（ただし，上

記に示す周波数のうち，1カ所で 10 dB 以内の範囲で外れる場合も対象とする）で，かつ補聴器装用下における静寂下での語音弁別能が 65 dB SPL で 60％未満（ただし，評価は補聴器の十分なフィッティング後に行う）」とされている。

## 4 前庭機能検査

　温度刺激検査にて前庭機能を調べ，手術適応や手術側決定の判断材料の一つとする。人工内耳植込術施行後に術側の前庭機能が落ちることがあるため，反対側の前庭機能が温存されていることが望ましい。

## 5 人工内耳装用者の語音聴取能評価検査

　人工内耳装用時の語音聴取能は，一般に音入れ後，半年から数年かけて改善してゆく。長期的には悪化する症例もあるので，適宜，語音聴取能の評価を行う。本検査はオージオメータの出力端子に接続したスピーカーを用いて，人工内耳装用下に音場で実施する。人工内耳装用下の語音聴取能の評価には，57-S 語表や 67-S 語表などのほか「語音聴取評価検査 CI-2004（試案）」が用いられている。「語音聴取評価検査 CI-2004（試案）」は，日本耳科学会が 2004 年に（旧）人工内耳研究会において作成した人工内耳装用者のための語音聴取能評価検査であり，成人用の検査は，子音，単音節，単語，日常会話文の 4 項目からなる。2019 年に日本耳科学会国内学術委員会により作成された iPad 用アプリ「iCI-2004」では，検査音は単音節と単語から構成され，雑音下の検査がS/N 比＋10 dB，＋5 dB，±0 dB，－5 dB，－10 dB の条件で簡便に実施できる。

（川島 慶之）

# 11 聴覚

# 難聴遺伝子検査

## はじめに

　近年の遺伝子解析技術の進歩により，従来は原因不明の難聴とされてきた症例の多くで，原因遺伝子変異が同定されるようになった。これまでに約100種類の難聴の原因遺伝子が同定されており，先天性あるいは小児期に発症する難聴の約60〜70%は遺伝子が原因であると考えられている。遅発性，あるいは成人発症の進行性の両側性感音難聴においても遺伝子が関与する症例は多く，難聴の遺伝学的検査は，難聴の診断，予後予測，治療方針の決定などのために必須の検査となっている。

## 1 難聴の遺伝学的検査（「先天性難聴」「若年発症型両側性感音難聴」）

　保険収載されている難聴の遺伝学的検査は，信州大学の宇佐美らのグループが開発した難聴遺伝子診断システムであり，「先天性難聴」と「若年発症型両側性感音難聴」の2項目がある。前者では，次世代シーケンスとインベーダー法を併用し，日本人難聴者に比較的高頻度に認められる既知の19遺伝子154変異の有無を解析した結果が出る。後者では，若年発症型両側性感音難聴の原因となる7遺伝子（*ACTG1*遺伝子，*CDH23*遺伝子，*COCH*遺伝子，*KCNQ4*遺伝子，*TECTA*遺伝子，*TMPRSS3*遺伝子，*WFS1*遺伝子）が解析対象であり，次世代シーケンサーで解析した結果見出された変異について，病原性の評価・解釈が付いた結果が出る。

　検査実施に当たっては，患者および家族に十分説明を行い，文書による同意を得た後に末梢血を採取し，連結可能匿名化を行った後に検査会社に提出する。検体提出後，1〜2カ月で結果が戻る。原因遺伝子変異が同定されれば，①聴力予後が予測できる，②人工内耳の有効性が予測できる，③随伴症状が予測できる，④ミトコンドリア遺伝子1555A＞G変異であればアミノグリコシド系抗菌薬の投与を避けることにより難聴の急激な進行を回避できる，⑤再発率が予測できる，などのメリットが得られる。また，指定難病である若年発症型両側性感音難聴の診断のためには，本検査により原因遺伝子変異を同定することが必要である。

　なお，難聴の遺伝子診断については，日本聴覚医学会より「難聴遺伝子診断に関する提言」が示されており，「難聴医療の現場で，主治医が十分な説明を行い，同意を得た後に実施する。難聴のカウンセリングおよび遺伝カウンセリングが共に実施できることが望ましい」と明言されている。

具体的には，①難聴医療が実際に提供できる，あるいは可能な施設との連携ができること，②臨床遺伝専門医（ないし臨床遺伝カウンセラー）による専門的なカウンセリングが可能，ないしはそうした施設との連携が可能である施設で検査が行われることが望ましいことが示されている。

（川島　慶之）

# 12

聴覚

# 耳管機能検査

## はじめに

　耳管は鼓室と上咽頭を結ぶ長さ約 3.5 cm の管性構造物で，正常な中耳機能の維持に重要である。正常な耳管は，嚥下などの際に瞬間的に開放するが，それ以外では閉鎖している。耳管（機能）障害ではこのバランスが破綻している。開放が十分にできない閉塞性耳管障害（耳管狭窄症）では，鼓膜陥凹，中耳腔圧の陰圧化，中耳内貯留液という現象が生じ，伝音難聴となる。逆に病的に過剰に開放する開放性耳管障害（耳管開放症）では，耳管を通して鼻咽腔圧，音声が中耳腔に到達するため，自声強聴，自己呼吸音聴取といった煩わしい症状に悩まされることとなる。耳管の開大・閉鎖を評価するために行われるのが耳管機能検査で，本邦で用いられている検査方法について，実際のデータを提示しながら解説する。

## 1　検査の 4 つのモード

　耳管機能検査装置（図 1）には以下の 4 つの検査モードがある。

### 1　耳管鼓室気流動態法（tubo-tympano-aerodynamic graphy： TTAG）（図 2）

　嚥下，バルサルバ，呼吸，鼻すすりなどによって鼻咽腔圧は変化する。鼻入口部および外耳道入口部に圧プローブを置き，両者の圧変化を経時的にモニターし，鼻咽腔で生じた圧変化による外耳道圧の変化を見る検査である。

### 2　インピーダンス法（図 3）

　TTAG と同様の使用法であるが，外耳道圧プローブの装備されていない機種では，外耳道圧の代わりに音響インピーダンスを測定する。鼓膜穿孔があると測定できない。

### 3　音響耳管法（sonotubometry）（図 4）

　鼻腔から負荷した音を外耳道内のマイクで検出する。嚥下により耳管は開くが，鼻腔の音は開放した耳管を介して伝わるため検出音が大きくなる。嚥下により耳管を開大することができるかどう

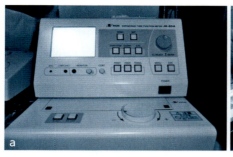
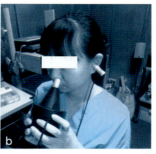

図1　耳管機能検査装置と検査風景
a. 耳管機能検査装置外観　b. 音響法検査風景

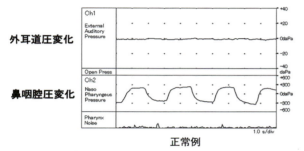
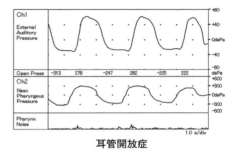

図2　耳管鼓室気流動態法
深呼吸をした時の鼻咽腔圧変化，そして，それに伴う外耳道圧変化を検出している。正常例では耳管は閉鎖状態にあるので，外耳道圧は変化しないが，耳管が開放状態にあると耳管を通して鼻咽腔圧の変化が中耳に伝わり，それが鼓膜を介して外耳道圧に鼻咽腔圧と同期した変化をもたらす。

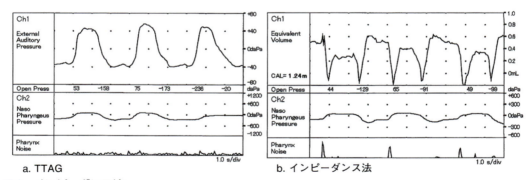

a. TTAG　　　　　　　　　　　　　　　　b. インピーダンス法

図3　インピーダンス法
耳管開放症患者の鼻深呼吸時，開放耳管を介した鼻咽腔圧の変化は外耳道での同期した圧変化として検出される（a）。同時に外耳道の音響インピーダンスを変化させるので，インピーダンス法でも変化を検出できる（b）。

か（能動的耳管開大能）を調べる検査である。

## 4　加圧減圧法（inflation-deflation test）（図5）

　鼓膜に穿孔があることが検査可能条件となる。密閉した外耳道から陽圧あるいは陰圧を負荷する。負荷圧が嚥下あるいは圧そのものによって解除されるかどうか計測することにより，耳管の能動的開大能あるいは受動的開大能を調べる。

## 2　検査目的

### 1　耳管狭窄症・開放症の診断

　耳管狭窄症の診断には加圧減圧法が最適であるが，鼓膜穿孔がないと検査できない。外耳道側から加圧し耳管が開放したときの値を受動的耳管開大圧（passive opening pressure：POP）とし，正常値は150〜550 daPa だが，耳管狭窄症では高値となる。TTAG ではバルサルバ法で外耳道圧が上昇しない所見を狭窄所見とするが，正常例でも13%程度圧上昇が見られないのでこれだけで耳管狭窄症とは診断できない。音響法では嚥下で外耳道音圧が上昇しない所見を狭窄所見とするが，これは正常者でもよく見られるので，TTAG 同様にこれだけをもって狭窄症と診断することはできない。

　耳管開放症の診断には TTAG が最適である。鼻深呼吸に伴う外耳道圧の変動を検出する。音響法では嚥下による外耳道音圧上昇の持続所見（プラトー型波形）を陽性とするが陽性率は高くない。さらに，提示音圧が十分に上昇しない（目安は100 dB 未満）場合も耳管開放を疑う。

### 2　慢性穿孔性中耳炎（COM）の術前耳管機能評価

　耳管機能は術後経過に大きな影響を及ぼすので，術前に耳管機能評価が必要となる。加圧減圧法により，① POP，②嚥下時の能動的開大能を調べる。それに加え，音響耳管法で能動的開大能があるか，TTAG で開放症の有無をチェックする。

### 3　滲出性中耳炎（OME）の予後予測

　滲出性中耳炎は再発を繰り返したり難治化することがある。高度の狭窄・閉塞あるいは鼻すすりを伴う耳管開放に注意する。特に鼓膜チューブ抜去の時期について悩む場合があるが，的確な指標はない。POP が異常高値の場合はチューブ抜去後も経過不良のことが多い。

### 4　異常圧環境への適応検査
### 　（スキューバダイビングや航空機への搭乗）

　耳管狭窄では急激な圧変化に対応できず耳痛，さらに中耳炎を惹起することがある。基本的には「耳抜き」ができることが必要であり，さらに嚥下で耳管が開けばよい。検査ではこれらをチェックする。TTAG ではバルサルバ手技により外耳道圧が陽圧に，さらに嚥下によりその陽圧が解除されるかを調べる。音響法では嚥下により耳管が開けば嚥下により能動的耳管開大能は保持されていると解釈される。ただし，これらの検査結果はあくまでも目安であり，必ずしもダイビングや航空機搭乗の安全が保障されるわけではない。

（大島　猛史）

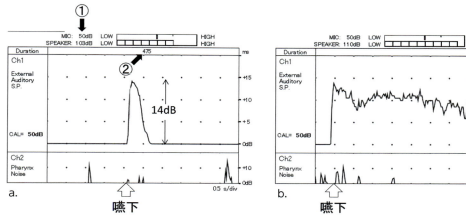

**図4 音響耳管法**
a. 正常例：鼻腔から103 dBの音を負荷し，それが外耳道のマイクで50 dBの音として検出されることを示している（①）。嚥下すると，耳管が短時間開き，耳管を介して耳に音が伝わるため，検出される音は約14 dB大きくなる。音圧上昇している時間は475ミリ秒で（②），これが耳管開大時間の目安となる。
b. 耳管開放症：耳管開放症では耳管は容易に開き，閉鎖しない。嚥下に伴う外耳道音圧上昇は持続する（この図では4.5秒以上）。

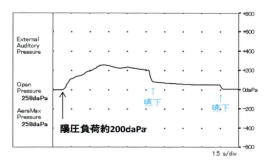
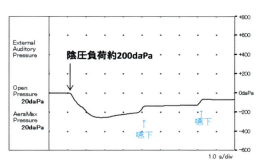

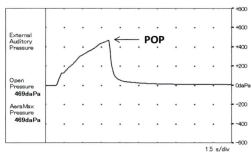

**図5 加圧減圧法**
外耳道から約200 daPaの陽圧あるいは陰圧を負荷する。嚥下により耳管が開き圧が解除される。
また，外耳道から陽圧を負荷していくと，それに抗しきれず耳管が開く。すると急に圧が解除される。この時の圧を受動的耳管開大圧（POP）という。この図ではPOPは469 daPaである。

**表1 検査モードと検査目的**
耳管機能検査には4つのモードがあり，目的に応じて使い分ける。なお，インピーダンス法はTTAGの代用として使用できるが，鼓膜穿孔があると検査できない。

|  | TTAG（インピーダンス法） | 音響法 | 加圧・減圧法 |
|---|---|---|---|
| 耳管障害の診断 |  |  |  |
| 　狭窄症 | ○ | ○ | ○ |
| 　開放症 |  | ○ |  |
| COM術前評価 | ○ | ○ | ○ |
| OME予後予測 | ○ |  | ○ |
| 異常圧環境への適応 | ○ | ○ |  |

# 13

聴覚

# インピーダンスオージオメトリー

## はじめに

インピーダンスオージオメトリーは，外耳道から圧負荷を行い中耳の音響インピーダンスを測定するものであり，主に行われるのは，①ティンパノメトリー，②音響性耳小骨筋反射（アブミ骨筋反射）である。中耳の状態とティンパノグラムの乖離が生じる病態を知っておくことが重要であり，ここでは実地臨床での検査に即した①の内容や注意点について述べる。

## 1　ティンパノグラムの解釈

### 1　ピーク圧の解釈

ティンパノメトリーは，密閉した外耳道を加圧・減圧し，鼓膜の動きやすさや中耳の状態を診断し，ティンパノグラムはピーク圧（横軸）によって A〜C 型（C 型は −100 から −200 までの C1 型と −200 以下の C2 型）に分類される（図 1）[1]。

滲出性中耳炎（OME）では，ティンパノグラムは一般に中耳貯留液（MEE）が多いと B 型，少ないと C2 型になる。しかし，B 型もしくは C2 型を OME とすると感度は 93.8％と高いが特異度は 61.8％と低く，B 型のみを OME とすると特異度は 74.5％と高くなるが感度が 80.9％となり[2]，B 型でも MEE がない場合や A 型でも MEE が存在する場合がある。この病態は側頭骨に耳管あるいは乳突蜂巣から注水するいくつかの実験で確かめられており[3]，液が少なくても上鼓室に達し乳突洞口をふさぐと B 型になり，液が上鼓室に達するまでは A 型を示す[4]。

この他にも，癒着性中耳炎や鼓室硬化症などで鼓膜の可動性が極端に悪い場合もティンパノグラムは B 型となること[5]，外耳道軟骨がやわらかい幼小児では MEE があっても 226 Hz 純音では A 型を示すことがあるため 1000 Hz のティンパノメトリーの信頼性が高いこと[6]，陽圧のピークは急性中耳炎の初期，鉤鼻や起床直後などにみられること[4] は知っておく。つまり中耳圧以外にも，MEE の量や貯留部位，鼓膜の性状など様々な要因によってティンパノグラムの型は変化することに注意が必要であり，診断は鼓膜所見等を含め総合的に行うべきである。

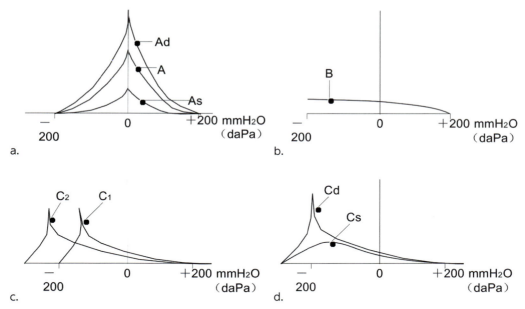

**図 1　ティンパノグラムの分類（文献 1 より引用して改変）**
ティンパノグラムは，ピーク圧（外耳道圧）により A-C 型（C 型は −100 から −200 までの C1 型と −200 以下の C2 型），ピークの高さ（コンプライアンス）により Ad 型および As 型，Cd 型および Cs 型に分類される。
a．A 型　b．B 型　c．ピーク圧による C 型の分類　d．ピークの高さによる C 型の分類

## 2　ピークの高さの解釈

A 型にはコンプライアンスが 1 mL 以上の Ad 型，0.2 mL 以下の As 型があり（図 1a），C 型もピークの大小で Cd 型と Cs 型に分けられる（図 1d）。Ad 型では耳小骨連鎖の離断，As 型は耳硬化症や耳小骨の固着を疑う所見であるが，ティンパノメトリーは鼓膜を介して中耳の状態を調べるため最も鼓膜の影響を受けやすく，Ad 型をみた際にはまず鼓膜の菲薄化がないかを確認する必要がある[7]。

## 3　異型のティンパノグラムの解釈

細かい基線の揺れ（図 2）は，呼吸と同調するものであれば耳管開放症[8]，呼吸に無関係で心拍に同調するものであればグロムス腫瘍や第三の内耳窓疾患の存在を示唆する血管性拍動の可能性がある[9,10]。細かい基線の揺れがティンパノグラムで疑われるが確認しづらい場合は，後述の耳小骨筋反射のマニュアルモードで感度を上げると明瞭に描出されやすい。この他にも，M 型（二峰性）のティンパノグラム（図 3）は，少量の中耳貯留液や鼓膜の水滴付着，外耳道が軟らかい新生児などでみられることがある[4]。また，鼓膜に小穿孔があり外耳道の加圧中に弁状に開閉する状態では，細かい基線の揺れではなく鋸歯状になることもある[4]。

## 2　連続周波数ティンパノメトリー

　従来型のティンパノメトリーは 226 Hz の単一周波数で検査を行うが，226 Hz〜8000 Hz までプローブ音の周波数と外耳道圧を変化させて測定できる連続周波数ティンパノメトリー（Multi-frequency tympanometry：MFT）が普及しつつある。従来型と比べ MEE の鑑別に優れており，OME や耳小骨病変の診断・治療での有用性[11,12]，内リンパ水腫を伴う症例での 2000 Hz のピーク幅増大など[13]，中耳疾患のみでなく内耳の病態を反映する検査としても期待されている。

## 3　インピーダンスオージオメトリーの応用

　耳管開放症の診断基準[14] にある「鼻咽腔に同期した外耳道圧変動」は，耳管機能検査装置で確認されることが多いが，インピーダンスオージオメトリーでも代用できる。ティンパノグラムのピーク圧または鼓膜コンプライアンスの変化を評価する方法があり，主に後者が行われる。インピーダンス法による動的耳管機能検査法[15] とされるこの方法は，耳小骨筋反射（レフレックスモード）を選択し，中耳圧が嚥下やバルサルバなどで変化するかを連続的に鼓膜のコンプライアンスを測定しながら評価する。設定項目では，刺激音を耳小骨筋反射が起こらないよう 60 dB に設定することが重要であり，（選択可能な機種では）マニュアルモードにすると行いやすい。

### おわりに

　インピーダンスオージオメトリーは，他覚的かつ短時間で中耳から内耳に及ぶ多くの情報が得られ，応用範囲も広い。しかし，ここで述べたような注意点も多く存在するため，鼓膜所見や他の聴覚検査の結果から個々の症例で総合的に判断することが極めて重要といえる。

（吉田　晴郎）

### 参考文献

1) 小川郁，神崎仁．インピーダンス・オージオメトリー．日本聴覚医学会編：聴覚検査の実際第 4 版．pp.93-103．南山堂，2017.
2) Takata GS, Chan LS, Morphew T, et al. Evidence assessment of the accuracy of methods of diagnosing middle ear effusion in children with otitis media with effusion. Pediatrics. 2003；112(6 Pt1)：1379-87.
3) 本庄巌．小児滲出性中耳炎とティンパノグラム．JOHNS. 1992；8：723-727.
4) 沖津卓二，小林俊光．ティンパノグラムアトラス．中外医学社，1987.
5) 広野喜信，八木伸也，本庄巌．耳管の閉鎖障害と中耳疾患．耳鼻臨床．1987；80：371-378.
6) Alaerts J, Luts H, Wouters J. Evaluation of middle ear function in young children：clinical guidelines for the use of 226- and 1,000-Hz tympanometry. Otol Neurotol. 2007；28：727-732.
7) 小林俊光．実戦的ティンパノメトリー．実戦的耳鼻咽喉科検査法　ENT 臨床フロンティア．pp.77-81．中山書店，2012.
8) 小林俊光．インピーダンスオージオメトリー　非定型的ティンパノグラム．JOHNS. 1992；8：739-746.
9) Hullar TE. Vascular pulsations on impedance audiometry as a sign of a third-mobile window lesion. Otol Neurotol. 2010；31：565-566.

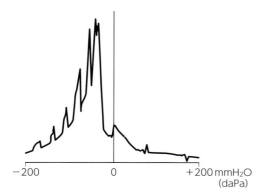

図2 細かい基線の揺れがみられるティンパノグラム（文献8より引用して改変）

まずは呼吸と同調するか否かを確認する必要がある。前者であれば耳管開放症，後者で心拍に同調するものであればグロムス腫瘍や第三の内耳窓疾患の存在を示唆する血管性拍動の可能性がある。

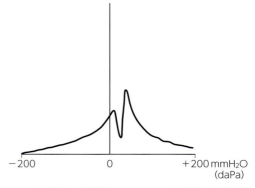

図3 M型（二峰性）のティンパノグラム（文献4より引用して改変）

少量の中耳貯留液がある場合，鼓膜に水滴がついていたり，外耳道が軟らかい新生児でみられることがある。

10) Thiede O, Stoll W, Schmäl F. Clinical and experimental investigations of spontaneous impedance changes of the middle ear. Ann Otol Rhinol Laryngol. 2004；113：577-581.
11) 泰地秀信, 岡本康秀, 神崎仁. ワイドバンドティンパノメトリによる中耳病変の診断. Audiol Jpn. 2017；60：63-71.
12) 上出洋介. ワイドバンドティンパノメトリーによる乳幼児の標準データと滲出性中耳炎データの研究. 小児耳鼻. 2019；40：32-43.
13) Kato K, Yoshida T, Teranishi M, et al. Peak width in multifrequency tympanometry and endolymphatic hydrops revealed by magnetic resonance imaging. Otol Neurotol. 2012；33：912-915.
14) 日本耳科学会. 耳管開放症診断基準案 2016.
https://www.otology.gr.jp/common/pdf/guideline_jikan2016.pdf.
15) 熊沢忠躬, 本庄巖, 本田啓二. インピーダンスメーターによる動的耳管機能測定の試み. 耳鼻臨床. 1979；72：1415-1423.

# 14 聴覚

# アブミ骨筋反射 (SR)

## はじめに

　耳小骨筋には，顔面神経支配のアブミ骨筋と三叉神経支配の鼓膜張筋がある。両者は強大音に対して反射的に収縮して内耳を保護するとされている。したがって，インピーダンスオージオメーターを用いて，音響性耳小骨筋反射を測定することができる。鼓膜張筋反射の音響閾値は高いとされ，日常臨床で用いられる音響性耳小骨筋反射は，顔面神経支配によるアブミ骨筋反射（Stapedial reflex：SR）である[1-5]。

　SR の測定は，顔面神経や脳幹の機能検査，中・内耳機能の診断，他覚的聴力検査法として有用である。本稿ではその原理と測定方法，診断的意義について具体例を呈示して解説する。

## 1　アブミ骨筋反射の原理

　アブミ骨筋神経はアブミ骨筋を支配する運動神経線維から構成され，乳突部で顔面神経本幹より分岐する。SR は，求心路が蝸牛神経，遠心路は顔面神経である反射弓を介し，強大音刺激によりアブミ骨筋が両側性に収縮する反応である[1-5]（図 1）。700 Hz 以上の特徴周波数を有する蝸牛神経の興奮総和が一定のレベルを超えると収縮を引き起こすものと考えられている[6-8]。アブミ骨筋が収縮すると耳小骨を介して鼓膜が変位し，鼓膜の可動性，すなわちコンプライアンスが低下する（基線が下方にずれる）。

　SR は，現在広く普及しているインピーダンスオージオメーターを用いて測定することができる（図 2）。音刺激と同じ側の反応を見る ipsilateral reflex（I-SR）と，対側の反応を見る contralateral reflex（C-SR）がある（図 1,2）。通常，双方の測定が可能である[2-5]。

## 2　記録方法

　基本的にはティンパノメトリーと同様である。あらかじめ鼓膜所見（穿孔の有無）の観察や純音聴力検査を行っておく。SR の場合は，反対側耳にヘッドホンを装着する。

　通常はティンパノグラムを行い，コンプライアンスが最大となる外耳道圧（健常者では 0 mm $H_2O$）で SR の測定を行う必要があるが，最近の機種ではこれが自動で行われることが多い。ま

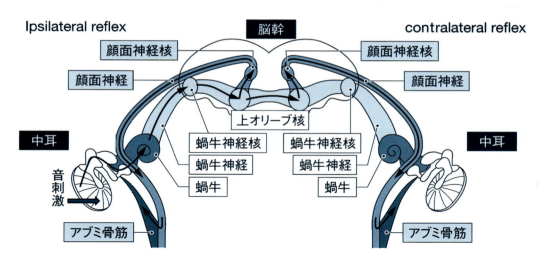

#### 図1　アブミ骨反射の反射弓（文献1, 5を参考に作成）
アブミ骨反射は，音刺激で惹起される．脳幹レベルで，蝸牛神経核から上オリーブ核を経由して顔面神経核を経由する反射弓を形成する．

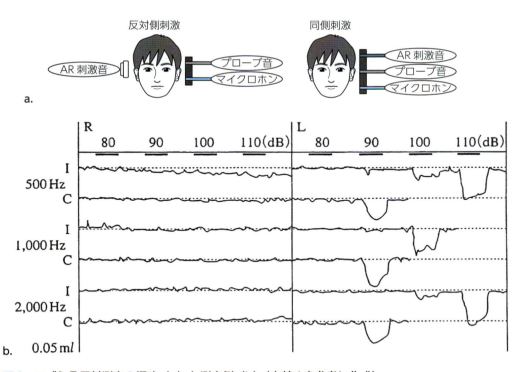

#### 図2　アブミ骨反射測定の概略（a）と測定例（b）（文献4を参考に作成）

た，刺激音は通常 500, 1000, 2000, 4000 Hz での測定であり，これも自動で行われることが多い（図2）。音刺激直後のコンプライアンスの明らかな変化を SR とみなす[2]。

## 3 診断的意義

### 1 聴覚の評価

　他覚的検査として有用である。中耳病変（鼓膜穿孔，中耳伝音系の異常など）があれば検出されないことが多く，中耳病変のスクリーニングに有効である。

　SR が反応する閾値は正常者でもバラツキが大きいため[2]，これによって正確な聴力を推定することは困難である。通常，健常者では刺激周波数にかかわらず 70〜110 dB で反応を認め，SR 閾値の左右差は 10 dB 以内である[4]。伝音難聴の場合は入力エネルギー（レベル）の低下分だけ反射閾値が上昇するため，反応がみられなくなる頻度（欠如率）はほぼ直線的に増加する（図3）[2,4,9]。例えば 40 dB 程度の伝音難聴があると，SR に必要な音のレベルになるのは 120 dB 以上となってしまい，その結果，反応は観測できなくなる。

　一方，感音難聴（特に内耳性難聴）の場合，50 dBHL 程度までは反応を認めることが多い。60 dBHL を超えると少しずつ欠如率が増加するといわれている[4,9]。したがって，SR の反応閾値と聴力レベルの差は，伝音難聴と比較して小さくなる。この差が 55 dB 以内のとき，いわゆる Metz 陽性と判断される。高度難聴があると，110〜120 dB 程度の最大出力でも音響性 SR を惹起する刺激としては不十分であり，反応がみられない。したがって聴力検査で 100 dB 以上の高度難聴があるにもかかわらず，SR が検出されるときは，機能性難聴や詐聴を疑う手がかりになることがある。

　一般に 110〜120 dB の音刺激で反応がなければ SR 欠如と判定される。聴神経腫瘍や auditory neuropathy などで後迷路性に障害がある場合は，神経の興奮総和が低下し，比較的軽い難聴の段階から聴神経に十分な興奮が得られずに SR はみられないことがある[2,8]。神崎らは 500, 1000 Hz で SR 域値の左右差が 15 dB 以上ある場合は，聴神経腫瘍を疑うべきと報告している[2]。

### 2 顔面神経麻痺の補助的診断として

　SR は顔面神経麻痺の際にも有用な検査である。これが発症早期に陽性となるものは麻痺の回復が良好と考えられ，予後の予想にも有用である[10]。

　従来，SR は涙腺分泌検査や味覚機能検査と組み合わせて，顔面神経麻痺の障害部位診断に用いられてきた。しかし，末梢性顔面神経麻痺の大半を占める Bell 麻痺や Hunt 症候群では，初期病変の多くが膝神経節にあることが判明した現在，外傷や腫瘍以外の場合では部位診断法としての意義は小さいと考えられている[3,10,11]。近年は，むしろ予後診断法として論じられることが多い。SR 陽性例は 2 カ月以内に治癒すると考えられ，SR が発症早期に陽性となるものは麻痺の回復が良好と考えられ，予後の予想にも有用である[10]。

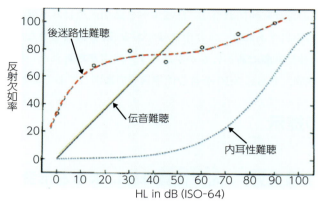

**図3 聴力閾値レベルとSRの反応欠如率との関係（文献9より引用して改変）**
内耳性難聴では補充現象により聴力レベルが低下しても50 dBHL程度までは健常耳と同じようにSRがみられることが多い。一方，後迷路性難聴では逆に軽度の難聴でSRが欠如しやすい。伝音難聴では聴力レベルにほぼ比例してSRも消失する。

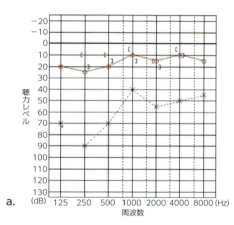

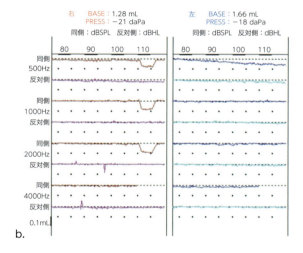

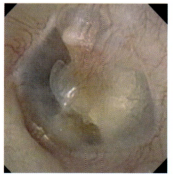

**図4 症例1（13歳女児）：先天性真珠腫による左伝音難聴**
a. オージオグラム　b. アブミ骨筋反射
c. 左鼓膜所見

一方，SR 陽性の顔面神経麻痺において，注意すべき鑑別疾患に耳下腺の悪性腫瘍がある。これは，耳下腺内での神経障害であれば，より中枢側である SR が障害されないためである。したがって，SR が陽性の顔面神経麻痺であるにもかかわらず，回復がみられない場合，耳下腺に腫瘍がないか，触診や超音波検査，さらに MRI を含む画像検査で鑑別しておくことが早期診断につながる。

## 4 具体例の提示

### 1 症例 1（13 歳女児）：先天性真珠腫による左伝音難聴

学校健診ではじめて左難聴を指摘され，精査加療目的で紹介された。左鼓膜後方に白色病変が透見されるが，前方には含気があると予想された。純音聴力検査は左側に 55 dB の伝音難聴を認めた（図 4a）。ティンパノグラムは両側 A 型であったが，SR は右側の I-SR 以外の反応が消失していた（図 4b）。これは左耳小骨連鎖の異常を伴う伝音難聴を示唆する。

左鼓室形成術を行い，鼓室に充満した真珠腫を摘出した。キヌタ骨とアブミ骨の上部構造は欠損しており，鼓室形成術 IVc とした。

### 2 症例 2（9 歳女児）：機能性難聴

約半年前に自然災害に遭遇した後，左難聴を訴えるようになった。授業中，教諭にあてられると困る，さらに交友関係がうまくいかないなどの背景もあった。純音聴力検査では左側に 92 dB の高度難聴を認めた（図 5a）。ティンパノグラムは両側 A 型であり，SR は高度難聴のある左側でも反応がみられた（図 5b）。このことから，中耳伝音系は問題がないと予想される。

純音聴力閾値は 60 dB 前後の左右差がある。一方，周波数ごとの C-SR をみると，表 1 のように SR 閾値の左右差は 10 dB 以内にとどまる。さらに左側の SR 閾値と聴力閾値レベルの差は 5〜20 dB 程度である。

この時点で機能性難聴を疑い，精査したところ，自記オージオグラムでは Jerger 分類の V 型を示し，聴性脳幹反応では左右良好な反応を示し，機能性難聴と診断された。

### 3 症例 3（44 歳男性）：左聴神経腫瘍

2 カ月前より左難聴，めまいが生じた。急性感音難聴の疑いでステロイド投与を受けるも改善せず，紹介された。患側に 28 dB の感音難聴があり（図 6a），右音刺激での反応は I-SR，C-SR ともに良好である。一方，左音刺激では SR の反応閾値が上昇し，2, 4 kHz 刺激では反応が検出されない（図 6b：左側）。C-SR は 100 dB 未満で反応がみられず，SR 閾値の左右差も 15 dB を超えていることから，聴覚伝導路の異常が疑われる。さらに左側の聴力閾値と SR 反応閾値の差に注目すると，75 dB 以上の差があることから Metz test は negative である（表 2）。さらにコンプライアンス（基線の低下の程度）にも左右差があると考えられる。

14 アブミ骨筋反射（SR）

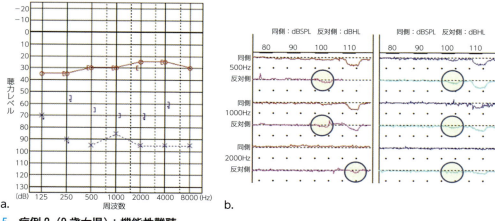

図5 症例2（9歳女児）：機能性難聴
a. オージオグラム　b. アブミ骨筋反射（C-SR反応閾値の部分を○で囲む）

表1 症例2の聴力閾値とSR閾値の分析

| 周波数<br>（Hz） | 患側の聴力閾値<br>（dBHL） | 聴力閾値の左右差<br>（dB） | 左音刺激のC-SR<br>反応閾値（dBSPL） | SR閾値の左右差<br>（dB） | 左聴力閾値と<br>SR閾値の差 |
|---|---|---|---|---|---|
| 500 | 95 | 65 | 100 | 0 | 5 |
| 1000 | 85 | 55 | 100 | 0 | 15 |
| 2000 | 95 | 70 | 110 | 10 | 25 |

表2 症例3の聴力閾値とSR閾値の分析

| 周波数<br>（Hz） | 患側（左）聴力閾値<br>（dBHL） | 聴力閾値の左右差<br>（dB） | 左音刺激のC-SR<br>反応閾値（dBSPL） | SR閾値の左右差<br>（dB） | 左聴力閾値と<br>SR閾値の差（dB） |
|---|---|---|---|---|---|
| 500 | 25 | 15 | 100 | 20 | 75 |
| 1000 | 25 | 15 | 100 | 20 | 75 |
| 2000 | 35 | 30 | 110＜ | 30＜ | 75＜ |

造影 MRI では左内耳道〜小脳橋角部に約 25 mm の造影効果のある腫瘍を認め（図 6c），聴神経腫瘍と考えられた。脳神経外科で後頭蓋窩法による腫瘍摘出術を受け，病理所見は神経鞘腫であった。術後，患側の聴力は聾になったが，SR の左音刺激は I-SR，C-SR ともに消失しており（図 6b：右側），高度難聴に矛盾しない結果である。

### 4 症例 4（38 歳女性）：左耳下腺癌

6 カ月前より左眼輪筋周囲の痙攣，次いで瞬目ができなくなり，近医耳鼻咽喉科で Bell 麻痺として投薬治療を受けるも改善しなかった。4 カ月前に左耳前部の痛みも出現し，近医歯科で顎関節症の治療を受けたが，その後も疼痛・顔面神経麻痺が徐々に進行した。1 カ月前より左耳下部の腫瘍も出現し，増大傾向にあるため，歯科口腔外科を経由して紹介となった。

左耳下部に 34 mm の硬い腫瘍を触知し，左顔面神経麻痺は柳原法で 10 点であった。SR（左側のみを示す）は I-SR，C-SR ともに反応を認める（図 7a）。MRI では，左耳下腺浅葉を主体とする長径 40 mm の腫瘍を認めた（図 7b）。耳下部腫瘍からの細胞診でクラス V の診断であったが，組織型の推定は困難であった。FDG-PET では，原発巣の集積以外に多発性肺転移を認めた。

組織型確定のため，腫瘍の生検を行い，唾液腺導管癌（T4N0M1）の診断となった。主病変に対し，除痛目的で放射線照射 30 Gy と，化学療法を 2 クール施行し，原発巣と肺転移の縮小を認めた。しかし，肺転移に伴うと考えられる呼吸状態の悪化が進み，初診から 8 カ月後に永眠された。

### 5 検査の応用

病的共同運動の検出や耳小骨筋の不随意運動（ミオクローヌス）などの検出，ならびに病態の把握にはマニュアルモードで操作できる機種が有効である[12,13]。

例として，マニュアルモードで 20 秒間測定した結果を示す。図 8a は，顔面痙攣に同期したアブミ骨筋のミオクローヌスによると思われる症例（39 歳女性）である。耳鳴を自覚した時の基線の変動は，この約 2 秒後に音刺激を与えた SR と類似している。一方，比較として，鼓膜張筋のミオクローヌス症例（39 歳女性）の測定結果を図 8b に示す。1 秒間に 1〜2 回の基線の動揺を認める。これに同期して耳鳴を知覚していたが，音刺激による SR の反応とは非連続的な変化を示していた[13]。

### おわりに

SR の原理，診断意義について，具体的な臨床例とともに概説した。画像診断や他の機能検査の進歩により，最近は詳細に解析されることが減少した項目もある。しかし，伝音難聴の診断，他覚的聴力検査，内耳性難聴の診断，顔面神経麻痺の診断などにおいては，現在も SR の有用性は確固たる地位を維持している。

（日高　浩史）

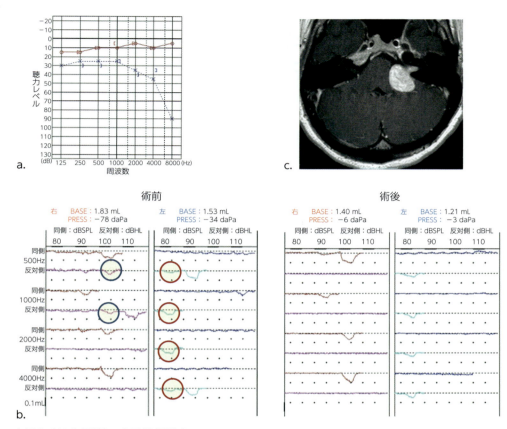

**図6 症例3（44歳男性）：左聴神経腫瘍**
a. オージオグラム　b. 術前後のアブミ骨筋反射（C-SR反応閾値の部分を○で囲む）　c. 造影MRI所見

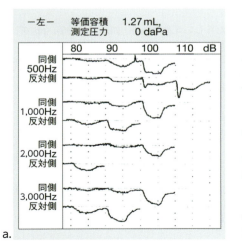

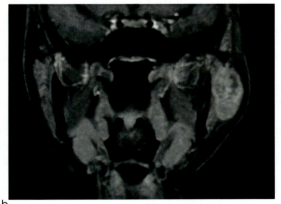

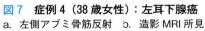

**図7 症例4（38歳女性）：左耳下腺癌**
a. 左側アブミ骨筋反射　b. 造影MRI所見

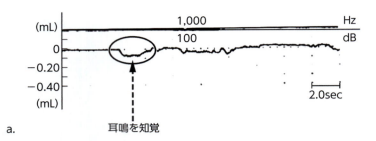

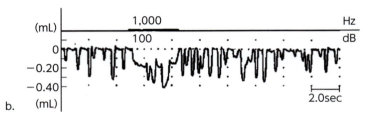

図8 マニュアルモードで20秒間測定したアブミ骨反射の例（文献13より引用して改変）
a. 顔面痙攣に同期したアブミ骨筋のミオクローヌス症例。耳鳴を自覚した時の基線の変動は，この約2秒後に音刺激を与えたSRと類似。
b. 鼓膜張筋のミオクローヌス症例（文献13より）。1秒間に1〜2回の基線の動揺を認め，これに同期して耳鳴を知覚していたが，音刺激によるSRの反応とは非連続的な変化である。

### 参考文献

1) Probst R, Grevers G, Iro H：Objective hearing test. Basic Otolaryngology：A Step-by-Step Learning Guide. Probst R, Grevers G, Iro H (eds), pp184-191, Thieme, New York, 2006.
2) 神崎仁．インピーダンス・オージオメトリ．Audiol Jpn. 2008；51：99-105.
3) 稲村博雄．アブミ骨筋反射検査．青柳優編：CLIENT21 顔面神経障害，pp.100-103，中山書店，2001.
4) 土井勝美：アブミ骨筋反射検査（SR）の利用法．小林俊光編：実戦的耳鼻咽喉科検査法／ENT 臨床フロンティア，pp.82-87，中山書店，2012.
5) 日高浩史．アブミ骨筋反射検査．香取幸夫，日高浩史編：あたらしい耳鼻咽喉科・頭頸部外科学，pp.47-48，中山書店，2020.
6) Kawase T, Hidaka H, Ogura M, et al. The acoustic reflex for filtered broadband stimuli：a lesser contribution of the lower frequency neurons. Tohoku J Exp Med. 1998；185：131-137.
7) Kawase T, Hidaka H, Takasaka T. Frequency summation observed in the human acoustic reflex. Hear Res. 1997；108：37-45.
8) 川瀬哲明．他覚的聴覚検査—知っておきたい基本事項—．Audiol Jpn.2021；64：217-227.
9) Jerger J, Harford E, Clemis J, et al. The acoustic reflex in eighth nerve disorders. Arch Otolaryngol. 1974；99：409-13.
10) 青柳優．顔面神経麻痺の診断—アブミ骨筋反射（SR）で何がわかるか？日本顔面神経研究会編：顔面神経麻痺診療の手引—Bell 麻痺と Hunt 症候群．pp.43-44，金原出版，2011.
11) 竹田泰三．顔面神経麻痺の診断—障害部位の診断はどこまで可能か？日本顔面神経研究会編：顔面神経麻痺診療の手引—Bell 麻痺と Hunt 症候群．pp.51-52，金原出版，2011.
12) 川瀬哲明，洲崎洋，日高浩史，他．アブミ骨筋の Anti-Masking 作用について　病的共同運動症例における検討．Otol Jpn. 1996；6：52-56.
13) Hidaka H, Honkura Y, Ota J, et al. Middle ear myoclonus cured by selective tenotomy of the tensor tympani：strategies for targeted intervention for middle ear muscles. Otol Neurotol. 2013；34：1552-1558.

# B　顔面神経

# 15 顔面神経

# 電気生理学的検査（神経興奮性検査，エレクトロニューロノグラフィー）

## はじめに

　末梢性顔面神経麻痺の重症度評価のための電気生理学的検査法として，神経興奮性検査（nerve excitability test：NET）とエレクトロニューロノグラフィー（electroneuronography：ENoG）が汎用される。いずれも茎乳突孔外の顔面神経を，双極電極を用いて電気刺激して行う検査であり（図1），評価者の目視によって表情筋の運動を捉えるのが NET，顔面表情筋上に置いた皿電極から筋電図を記録するのが ENoG である。したがって両者ともに，膝部付近から始まる Waller 変性が刺激部位に到達する前の麻痺発症早期には正診率は低く，到達後とされる麻痺発症後 10〜14 日の測定結果の信頼性が高い。

## 1 神経興奮性検査

　NET は茎乳突孔から側頭骨外に出た顔面神経を乳様突起直下で経皮的に刺激し，顔面表情筋の収縮を肉眼で確認し，筋収縮を起こす電流の最小閾値を患側と健側で比較する方法である。筋電図の描出は行わないため記録電極装着が不要であるのに加えて，最小閾値を探る検査であるため，次に述べる ENoG と比較して刺激時の疼痛が少ないのが利点である。

　現在主に使用されている予後判定基準は，持続時間 0.3 msec，1 Hz の矩形波を用いて刺激した際の最小閾値の左右差が 0.4＋／−0.2 mA だと正常範囲，3.5 mA 以上で神経変性ありと診断する。さらにこの左右差が 20 mA 以内であれば部分変性，20 mA を超える場合は完全変性と診断される。

　また，先述したように側頭骨外での検査となるため NET は 10 日目以前の正診率が低いとされており，より早期の予後診断には不向きである。加えて検者の目視に頼るため，顔面表情筋以外の筋運動に惑わされやすく注意を要する。よって最小閾値を求める検査ではあるものの，閾値上まで刺激電流を上昇させ，この増加に比例して目的の表情筋運動が増大することを確認することが望ましい。また後述の ENoG と同様に，健側で先に施行して表情筋の運動を確認しておくとよい。

## 2 エレクトロニューロノグラフィー

　Esslen と Fisch により開発された方法で，Waller 変性をより定量的に測定することができる。

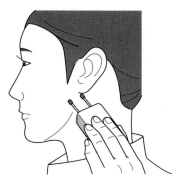

**図1 刺激電極の当て方（NET, ENoG に共通）**
耳後～下部において，茎乳突孔から側頭骨外に出た顔面神経本幹を，双極刺激電極を用いて刺激する。

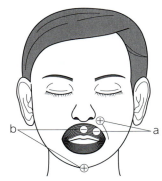

**図2 記録電極の設置位置**
a. 従来法（口輪筋上の鼻唇溝周囲に貼付する方法）
b. 正中法（口輪筋の正中部，すなわち人中とオトガイ隆起に貼付する方法）

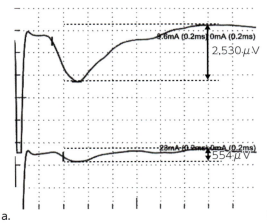
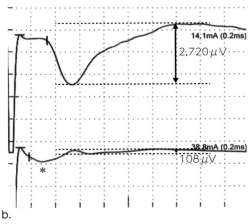

**図3 ENoG の記録例**
a. 予後良好例：ENoG 値＝554 μV/2530 μV×100＝21.9％
b. 予後不良例：ENoG 値＝108 μV/2720 μV×100＝3.97％
＊で示す波形は潜時が短く，こちらを採用すると結果を見誤ることとなる。

　顔面表情筋上に皿電極を設置し（図2），NET と同様に乳様突起直下で経皮的に刺激する。閾値上最大刺激により得られた複合筋活動電位（compound muscle action potential：CMAP）の振幅を患側と健側で測定し，以下により算出する。

$$\text{ENoG 値(\%)} = 患側\ CMAP/健側\ CMAP \times 100$$

　ENoG 値は神経変性に陥っていない神経線維の割合を示すとされており，ENoG 値と麻痺予後が関連することが示されている（図3）。すなわち，ENoG 値が40％以上であれば麻痺は1カ月以内に後遺症なく回復し，20～40％未満では2カ月以内で回復するが後遺症が生じる可能性があり，10～20％未満では4カ月以内に回復するが後遺症のリスクは高いとされる。加えて，10％未満では

半数は完治せず，後遺症が高率に生じるため一般に予後不良の指標とされている。

　NET と同じく側頭骨外に出た顔面神経を刺激する検査であるため，検査至適時期は第 10～14 病日とされる。発症早期に施行した場合，その時点での結果が良好であっても，その後 ENoG 値が低下する場合があるので，判断に迷う場合は複数回の検査を行うのが望ましい。

　CMAP は口輪筋，眼輪筋に電極を設置し記録するが，口輪筋のみで記録されていることが多い。表面電極は鼻唇溝を挟むように左右それぞれに設置する方法が汎用されるが，本邦では正中法を推奨する意見もある（図 2）。前者の場合，正確な ENoG のためには電極設置位置が重要となり，特に高度麻痺例においては患側で顔面のゆがみが生じていて惑わされやすいので，左右対称に電極を設置するように心がける必要がある。

　検査は健側から先に行い，開始時に被検者の顔面運動の有無を確認しながら刺激部位を確認する。その後，顔面運動が確認できたら刺激強度を上げ，最大振幅となるところを記録する。逆に言えば，最大振幅に達していなければ結果を見誤ることになる。さらに ENoG は健側と患側の比で算出するため，患側はもちろん，健側波形も最大振幅とならないと正確な値は得られないことに留意する。刺激強度を最大限とするため，NET と比較して検査時は相当の疼痛を伴うことを検査施行前に患者に説明し，理解を得ておく。

　やせ型の患者などでは，最大刺激の際に咬筋など表情筋以外の刺激電極周囲の筋運動が記録されることがある。健側の CMAP の潜時と比較し，潜時が短い，もしくは幅広い波形が記録されている場合は目的の筋以外の筋運動が記録されている可能性を念頭に置くとともに，測定する際には筋電図ばかりに気を取られず，被検者の顔面運動を確認しながら行うのがよい。一方で，肥満患者の場合には，皮膚と顔面神経の距離が遠くなることから電気刺激が不十分となりやすく，健側でさえ十分な振幅の波形が得られないことがある。検査時は刺激部位の選択に注意し，十分な刺激強度を加えることを意識して行う。

## おわりに

　NET，ENoG はともに側頭骨外の顔面神経を刺激する検査であるため，刺激部位に神経変性が到達する前の発症早期には精度を欠く。したがって，初回検査後に増悪する可能性を常に念頭に置き，検査結果が良好であっても，高度麻痺が遷延する場合には複数回の検査による確認が必要である。

　いずれの検査も健側→患側の順に行い，健側で刺激位置を確認する。加えて ENoG では，患側では顔面運動を十分に視認するとともに，潜時など健側の波形と十分に比較して目的の表情筋以外の筋運動に惑わされないように注意する。

　さらに，いずれの検査も左右を比較する検査であるため，過去に顔面神経麻痺既往がある場合や両側性（交代性）麻痺の患者では，結果の解釈にはより注意が必要となる。顔面神経麻痺の既往歴は事前によく確認しておく必要がある。

　そして何より，臨床検査技師任せにせず，まずは自分で実施してみることが何より正確な予後診断に結びつくと思われるため，耳鼻咽喉科・頭頸部外科専門医には必須の技能と捉えている。

（濱田　昌史）

# C　平衡

# 16 平衡

# 直立検査（両脚/Mann/単脚）,
# 偏倚検査（足踏み/書字）, 歩行検査

## 1 直立検査 （静的平衡機能検査）

　ヒトは視覚・前庭覚・体性感覚の3つの感覚入力を統合して重力認知座標を構築し，これを基準としてわずかな動揺を繰り返しながら直立を保持する。その機能を評価するため，両脚直立，Mann，単脚と順に接地状態（体性感覚入力）を不安定にしながら姿勢の安定性を観察する。

### 1 両脚直立検査 （図1a）

　両脚内側縁を接して直立させる。両上肢は体側に接し，自然に直立した状態で開眼正面注視と閉眼で60秒間ずつ観察を行う。開閉眼で同様に差が大きい場合をロンベルグ現象陽性とする（開眼で直立可，閉眼で不可）。これは両側前庭障害や体性感覚障害などで見られる。

### 2 Mann 検査 （図1b）

　一側のつま先と他側の踵を接して両足を前後一直線上に置き直立させ，開閉眼で30秒間ずつ観察を行う。その後左右の足を入れ替えて同様に検査を行う。30秒以内での転倒を異常と判定するが，年齢などの影響も大きい。

### 3 単脚直立検査 （図1c）

　単脚にて直立させ，反対の足を軽く挙上した状態で開閉眼30秒間ずつ観察を行う。その後，起立する脚を入れ替えて同様に検査を行う。30秒以内に3回以上挙上足が接地した場合を異常とする。

## 2 偏倚検査 （動的平衡機能検査）

　前庭機能に左右差が生じると，左右の骨格筋の筋緊張のバランスに変化が生じる。これを検出するための検査である。例えば右前庭機能が低下した場合，特に卵形嚢の興奮の左右差（右低下）により左へ傾斜した状態と同じ左右バランスが再現される。これを補正するため左の抗重力筋の緊張が優位となり，右方向への偏倚傾向が観察される。

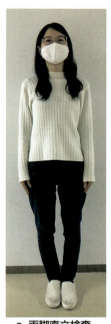
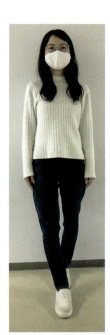
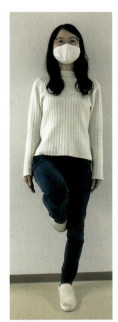

a. 両脚直立検査　　　b. Mann 検査　　　c. 単脚直立検査

**図1　直立検査**

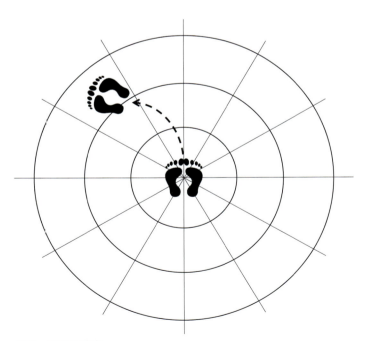

**図2　足踏み検査**
足踏みにて左前方へ大きく偏倚・回旋している。左末梢前庭障害で左抗重力筋緊張低下のある際にみられる。

### 1 足踏み検査 （図2）

床に30°ずつ分度した半径0.5〜1mほどの同心円を描き，その中心に直立して両腕を水平に前方へ挙上し，その位置から50〜100歩足踏みをさせる。身体の回転角度，中心からの移行角度，移動距離，移動軌跡を観察する。100歩で91°以上の回転と1m以上の移動を異常とする。

### 2 書字検査

閉眼で縦書きの文字を書かせる。その際，ペン先以外（四肢）が机などに触れないように注意する。偏書角度（文字列が縦の垂直線となす角度）が10°以上の場合を異常とする。

## 3 歩行検査（動的平衡機能検査）

平坦な床に10mの直線を引き，開閉眼で自由歩行させる。身体障害者福祉法による平衡障害の認定に必要となる。

### 1 3級（平衡機能の極めて著しい障害）

四肢体幹に器質的異常がなく，他覚的に平衡機能障害を認め，閉眼にて起立不能，または開眼で直線を歩行中，10m以内に転倒もしくは著しくよろめいて歩行を中断せざるを得ないものをいう。

### 2 5級（平衡機能の著しい障害）

閉眼で直線を歩行中，10m以内に転倒もしくは著しくよろめいて歩行を中断せざるを得ないものをいう。具体的な例は次のとおりである。

・末梢迷路性平衡失調
・後迷路性および小脳性平衡失調
・外傷または薬物による平衡失調
・中枢性平衡失調

（堤　剛）

# 17 平衡

# 自発眼振，注視眼振，異常眼球運動の検査

## 1 眼振の記録法

眼振の記録は図1のように行う。眼振の向きの左右は被検者から見た向きで記載する。回旋性眼振については現時点では，眼球上極の動く向きを被検者から見た向きで記載する（右向き回旋性，等）か，もしくは検者から見た時計回り・反時計回りで記載するとされている。

## 2 自発眼振検査

座位にてフレンツェル眼鏡もしくは赤外線CCDゴーグルを装着し，注視を除去した状態で観察する。注視下と比較して非注視下で眼振が増強する場合は末梢性疾患を疑う。

## 3 注視眼振検査

正面，上下左右30°を注視させた状態で，眼振の有無と方向を観察・記録する。眼振の記載法を図2に示す。視標が近いと輻輳の影響が入ってしまうため，50 cm離す。

| 眼振なし | ○ | 頻打性眼振 | ≫→ |
| --- | --- | --- | --- |
| 眼振存在・方向ともに疑わしい | ⊖ | 垂直性眼振 | ↓ |
| 小打性眼振（左向き水平性） | → | 回旋性眼振 | ⌒ |
| 中打性眼振 | ⇒ | 斜行性眼振 | ↘ |
| 大打性眼振 | ⇛ | 水平・回旋混合性眼振 | ↘⌒ |
| 低頻打性眼振 | >→ | 水平性振子様眼振 | ↔ |
| 中頻打性眼振 | ≫→ | | |

図1 眼振の記載法

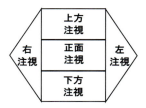

図2 注視眼振検査結果の記載図

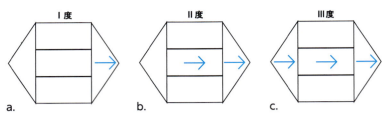

図3 注視眼振（固視下の自発眼振）
a. Ⅰ度：左注視時のみに左向きの眼振を認める。
b. Ⅱ度：正面視および左注視時に左向きの眼振を認める。
c. Ⅲ度：正面視および左右注視時に左向きの眼振を認める。

## 1 定方向性水平性眼振

　末梢前庭障害の急性期に見られるが，これは病態生理学的には注視によって誘発される注視誘発眼振（gaze-evoked nystagmus）ではなく固視下の自発眼振である。一般に前庭機能の左右差が大きい場合により強く解発される。前庭性眼振は固視により抑制されるが，それ以上に強い場合に注視眼振として観察される。右の前庭機能が低下した場合，左前庭からの入力が優位となり，頭部を左へ振っている状態と同じ入力バランスが再現される。このため右向きの前庭動眼反射（緩徐相），左向きの眼振（急速相）が解発される。左注視時のみ解発される場合をⅠ度，正面視と左注視時に解発される場合をⅡ度，右注視時でも解発される場合をⅢ度の注視眼振と呼ぶ（図3）。この自発眼振は静的前庭代償により徐々に消失していく。

## 2 左右側方注視眼振

　右注視時に右向き，左注視時に左向きの眼振を認める。脳幹（橋）の側方注視中枢の障害によるとされる。片側は大打性（振幅が大きい）で低頻度，対側は小打性で高頻度の場合をBruns眼振と呼ぶ（図4b）。大打性の方向が患側とされる。眼振発生の時間経過（図4a〜c）は，まず健側注視時の眼振が出現し，障害の進行とともに患側注視時の眼振が出現してBruns眼振となる。さらに進行すると注視機能が完全に障害され，患側注視が不可能となる。

## 3 反跳眼振

　一般的には側方注視（注視方向性の眼振が誘発）から正面視に戻した際に反対向きの眼振が誘発されたものがよくみられる（図5）が，側方注視保持の状態で注視方向から反対方向へ眼振方向が逆転するものも含む。注視だけでなく暗所条件下でも解発されることから，注視自体ではなく眼位の側方保持が誘因となるとされる。

## 4 垂直性眼振

　下眼瞼向き眼振は小脳正中部障害などで，上眼瞼向き眼振は進行性核上性麻痺などの中脳障害で認められる。

17 自発眼振，注視眼振，異常眼球運動の検査　73

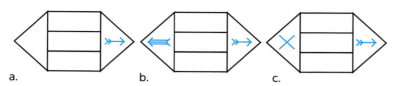

**図4　Bruns 眼振（右聴神経腫瘍）**
a. 早期には健側（左）注視時の右向き眼振が認められる。
b. 次に，健側（左）注視時の左向き眼振（小打性・高頻度）と患側（右）注視時の右向き眼振（大打性・低頻度）が観察されるようになる。
c. 最後に患側（右）注視が不能となる。

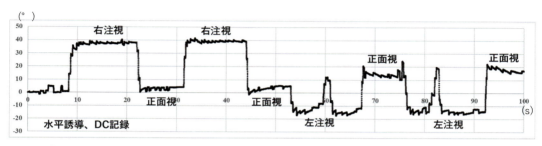

**図5　反跳眼振（rebound nystagmus）**
正面から右注視および左注視のDC記録である。右注視で右向き（右注視方向性眼振），そこから正面視へ戻すと一過性に左向きの眼振（反跳眼振）が観察される。左注視では左向き（左注視方向性眼振），そこから正面視へ戻すと一過性に右向きの眼振（反跳眼振）が観察される[1]。

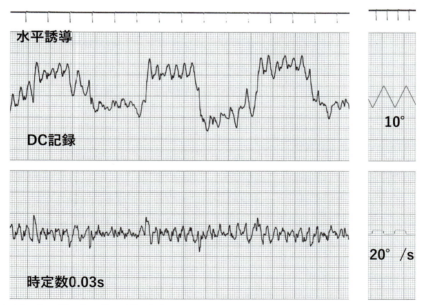

**図6　先天性眼振（振子様眼振）**
左右2点交互注視記録である。注視下で急速相と緩徐相の区別のはっきりしない振子様の眼振が観察される[1]。

## 5　回旋性眼振

正面視で純回旋性眼振を認めた場合，脊髄空洞症やWallenberg症候群を疑う。

### 6 先天性眼振

左右側方注視眼振や，急速相と緩徐相の差がはっきりしない振子様眼振（図6）が先天的に観察される。一般に，自覚症状としてめまいを訴えることはない。弱視性の斜視を伴うことも多い。10代後半から20歳前後で最も強くなり，その後加齢とともに消退していく。同時に滑動性眼球運動の障害や，視運動眼振検査にて急速相と緩徐相が逆転するinversionがよく観察される。また，左右単眼視で眼振方向が逆転する潜伏眼振や，1〜2分周期で眼振方向が変化する交代性眼振も観察されることがある。

## 4 異常眼球運動

### 1 skew deviation

側方視時に外転眼が上方へ，内転眼が下方へ偏倚し，同時に内転眼方向への回旋を伴うことが多い（図7）。両側性の場合もある。小脳や脳幹の急性障害により起こるとされ，橋・延髄境界レベルより吻側の障害では健側眼が低位に，尾側の障害では患側眼が低位となる。

### 2 共同偏視

急性の側方注視麻痺は対側への眼球偏倚をきたす。側方注視刺激の遠心線維は対側大脳皮質の運動野から下降し，動眼神経核と滑車神経核の間の視運動交叉で同側へ移り，同側外転神経核へ至る。この視運動交叉より吻側での障害では障害側への共同偏視が，尾側の障害では健常側への共同偏視が起こる。錐体交叉（延髄）との高位の差から，共同偏視と片麻痺の患側の組み合わせにより高位診断が可能となる。

### 3 square wave jerks （図8）

0.5〜5°程度の左右方向の急速眼球運動が200 ms以内の間隔（intersaccadic interval）で繰り返す。進行性核上性麻痺や小脳疾患，パーキンソン病における淡蒼球破壊術後などにみられる（非注視下では高齢者などによく観察されるが，注視下に観察された場合を異常とする）。振幅が5〜15°と大きい場合をmacro square wave jerkと呼ぶ。

### 4 Opsoclonus （図9）

水平・垂直・回旋の種々の方向への急速眼球運動がintersaccadic intervalなしに10〜15 Hz程度の周波数で乱発する。注視中枢はburst neuronに対する抑制機構として構成されており，水平方向のシグナルは橋のPPRFにあるburst neuronから発生する。一方，上下方向のburst neuronは中脳のrostral interstitial nucleus of medial longitudinal fasciculus（riMLF）に存在するとされ，どちらもそれぞれのomnipause neuronから抑制を受ける。さらにこれらのomnipause neuronは

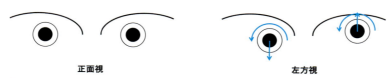

図7 skew deviation
左方注視をする際に，右眼球は下転・左眼球は上転するとともに，両眼とも検者から見て反時計方向へ回旋している。

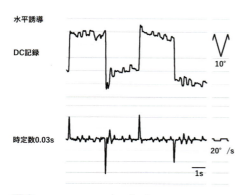

図8 square wave jerks
左右2点交互注視の記録である。若年性小脳失調症例で，注視時に inter-saccadic interval をもつ左右方向の急速眼球運動の反復を認める。ENG 上矩形波状の注視波形となる[1]。

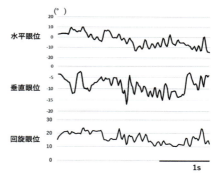

図9 opsoclonus
小脳梗塞症例で，水平，垂直，回旋の全方向に左右方向への saccade の乱発が認められる[1]。

小脳室頂核から抑制繊維を受け，室頂核はさらに小脳辺縁核から抑制性のプルキンエ線維を受ける。小脳障害による室頂核の眼運動系への脱抑制により水平・垂直両方の burst neuron への抑制が解除され opsoclonus が生じる。

### 5 ocular flutter（図10）

水平方向の saccade が intersaccadic interval なしに乱発する。室頂核から水平系 omnipause neuron への抑制経路もしくは omnipause neuron そのものの障害により，水平系のみの burst neuron への抑制が解除され生じる。理論上は垂直系のみの ocular flutter も解発されうるはずであるが，現在までその報告はない。

### 6 periodic alternating nystagmus（PAN）（図11）

眼振方向が経時的に左右に変化する。小脳・脳幹部の速度蓄積機構（velocity storage integrator：VSI）の障害により生じるとされている。眼振方向が経時的に（数分周期）逆転し，右向きと左向きの間の移行期には上向きや下向きの眼振や square wave jerks などが観察される。サルにおいて小脳結節および小脳扁桃の切除により解発される。一方で，舌下神経前位核を含む病変により惹起されたとの報告もある。

（堤　剛）

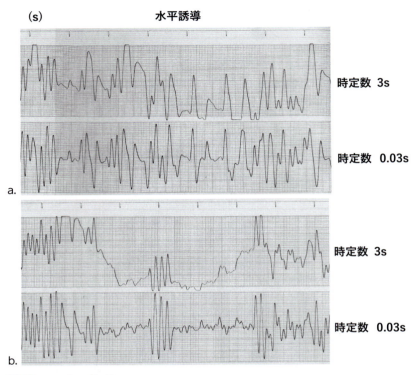

図10 ocular flutter
開眼での記録である。橋背側の脱髄病変で，左右方向のsaccadeが乱発している。aは発症早期，bは3週後（改善傾向）。注視不能のためキャリブレーションはされていない[1]。

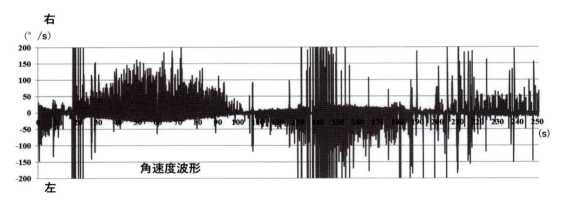

図11 periodic alternating nystagmus（PAN）
眼球運動の角速度波形である。眼振方向が左右に約90秒周期で入れ替わっている。急性散在性脳脊髄炎症例で，延髄（舌下神経前位核周囲）病変による[1]。

### 参考文献

1) 堤剛．1．視刺激検査（シリーズ教育講座「めまい平衡検査の原点から現状，そして未来へ」）．Equilibrium Research. 2019；78(6)；549-561.

18 平衡

# 重心動揺検査，定量的歩行検査

## はじめに

　めまいは，周囲の回転感をもたらす眼振出現や体の平衡障害のための姿勢保持障害や歩行障害をもたらす。

　めまい・平衡障害検査法の一つに体平衡機能検査がある。体平衡機能検査は，静的体平衡機能検査と動的体平衡機能検査に分けられる。静的体平衡機能検査の中に重心動揺検査があり，動的体平衡機能検査の中に定量的歩行検査がある。それぞれの検査は，体平衡機能の定量的な評価が可能である。

　現在，重心動揺検査はめまい・平衡障害の診断のみならず，疾患の治療経過観察の評価，新たな姿勢制御系評価法の開発，ヒトの姿勢制御の解析に用いられている。定量的歩行検査は，歩行のあり方としてめまい・平衡障害の評価だけではなく，下肢筋力や下肢骨格・関節の異常，歩行の早さ，左右下肢の動きなどの障害について定量的評価がなされている。これらについて主な検査法を解説する。

## 1　重心動揺検査

　重心動揺計は，JIS に沿って作られている医療機器であり，精度管理が必要である。日本めまい平衡医学会では 1988 年に「平衡機能検査法基準化のための資料」を示し，2006 年に改訂版が示された。

　検査を行う上で，一番重要なのは，足位と姿勢の検査条件である。図 1 のように足位は閉足位であり，両上肢を体側に垂らすように接し，自然に直立した姿勢（natural standing）で検査をする。重心動揺検査では，開眼と閉眼でそれぞれ 60 秒間検査を行う。開眼検査時には，前方 1～3 m の眼の高さ位置に 1～2 cm の大きさの視標を配置してそれを注視させる。

　重心動揺検査結果の一例を図 2 に示す。この中で指標として用いられることが多いのは，総軌跡長と外周面積，単位面積軌跡長である。単位面積軌跡長が大きいことは，速い動きでの姿勢制御がされていることであり，周波数の高い揺れで制御されていると判断できる。また，パワースペクトラム解析では，どのような周波数に大きな揺れをもって姿勢制御されているのか，その状態を評価することが可能である。内耳性の障害では 2 Hz 以上の速い周波数速度を示すことはほとんどない

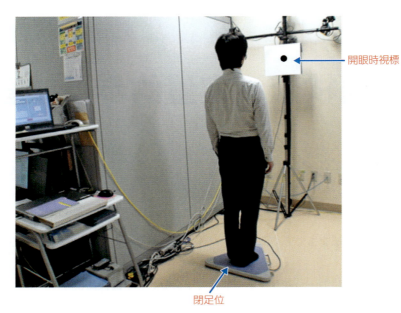

**図1 重心動揺検査の姿勢**
閉足位，上肢は体側に垂らすようにする。

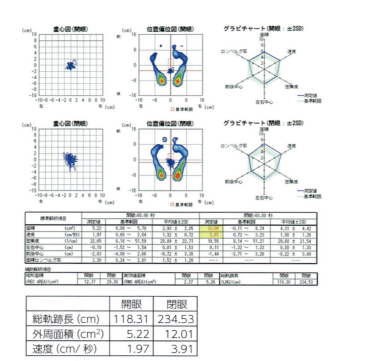

|  | 開眼 | 閉眼 |
|---|---|---|
| 総軌跡長 (cm) | 118.31 | 234.53 |
| 外周面積 (cm$^2$) | 5.22 | 12.01 |
| 速度 (cm/秒) | 1.97 | 3.91 |

**図2 重心動揺検査結果表示の一例**
重心動揺図，グラビチャート，各指標結果が表示される。

18 重心動揺検査，定量的歩行検査　79

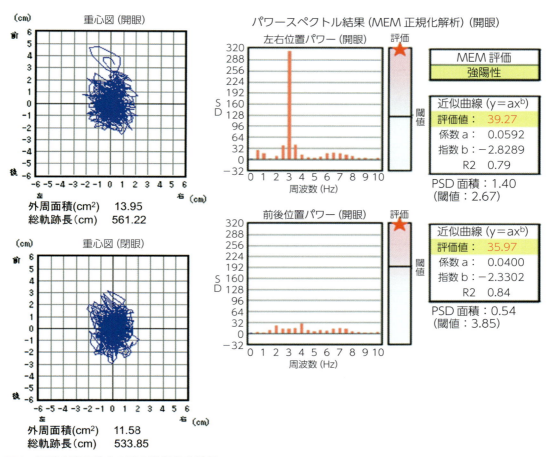

図3　脊髄小脳変性症の重心動揺検査結果
外周面積・総軌跡長ともに増大している。
MEMでは，3Hz付近のパワーが増大している。

が，小脳の障害では，2〜4Hzくらいの高い周波数に大きなパワー値を示す。A社のパワースペクトル解析の一つであるMEM（Maximum Entropy Method）解析プログラムは，健常者の平均パワースペクトル分布を求め，健常者の平均値を基準として被検者MEMの結果との差分を，その周波数のバラツキ（SD値）で割ったもので表現しており，健常者に少ないパワーを強調して示している。このため，健常者データと比較した数値としてパワーが表示されることから，健常者との違いを判断することが容易になっている。図3に脊髄小脳変性症の典型例を示す。開眼時動揺検査，閉眼時動揺検査ともに動揺面積が増大し，さらには3Hz付近のパワースペクトルが開眼・閉眼ともに増大している。

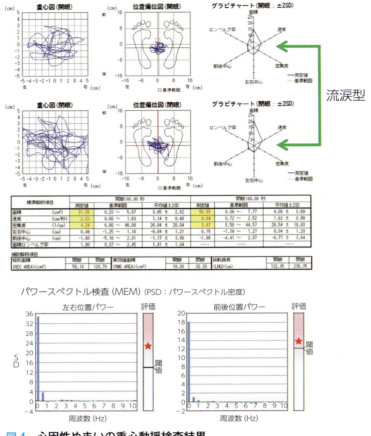

**図4 心因性めまいの重心動揺検査結果**
開眼・閉眼ともに大きな重心動揺を示す。
グラビチャートでは，流涙型を示している。
MEMでは，1Hz未満のパワーが増大している。

　その他，X方向動揺平均中心変位指標は，前庭神経炎などの急性期の前庭障害において，偏倚現象を左右の動揺中心の変化をみることによって，患側の判定とともに平衡障害の回復過程などの経過観察に使用することが可能である。

　また，グラビチャートは，開眼と閉眼別に，6方向表示にて面積・速度・密集度・左右中心・前後中心・ロンベルグ率の健常人平均枠（六角形の枠に緑の幅を持った枠組みになっている。緑の枠内が健常値範囲）を中心に，被検者の結果を表示する。

　心因性めまいの重心動揺検査の結果を図4に示す。開眼時動揺が閉眼時動揺と同程度か，開眼時動揺の方が大きいことが特徴である。グラビチャートでは，開眼・閉眼ともに縦長で上の面積が異常に大きいために，涙が流れ垂れているような型（流涙型：teardrop pattern）を示している。また，揺れの周波数は非常に低い1Hz未満で大きなパワーを示して，ゆっくり大きく揺れているのも特徴である。これらの指標は年齢により変化があることには注意をするべきである。

18 重心動揺検査，定量的歩行検査 81

重心動揺計を使った検査は他に，ラバー負荷検査やBody Tracking Test（BTT）などがある。

ラバー負荷検査は，刺激負荷重心動揺検査の一つである。重心動揺検出プレート上に下肢体性感覚入力を撹乱させるフォームラバーを載せ，その上に起立し，開眼・閉眼で検査を行う検査法である。ラバー負荷により下肢体性感覚からの入力が撹乱され，開眼検査では視覚と前庭からの入力となる。閉眼検査により視覚からの入力と体性知覚が遮断されるため，前庭系入力に重点を置いた身体平衡機能の定量評価が可能となる。末梢前庭障害患者ではより身体動揺所見の増悪を認め，転倒を回避できる状態での検査が求められる。

BTTは，眼前に移動する視標刺激に合わせて同じ画面に表示される被検者の重心移動で能動的に追随させ，その追随する重心移動の状態を評価する動的体平衡機能検査の一つである。被検者の利き足によるバランスのとり方の違いなどを評価すると，静的体平衡機能検査より詳細な前庭神経炎経過の回復過程の評価，確認が可能となる。また，モニター画面の小さい円の中に自分の重心位置を保持させる視覚フィードバック検査も動的体平衡機能検査の一つであり，視覚感覚と被検者の重心位置制御機能を評価することができる。先の心因性めまいでは，重心動揺検査では非常に大きく不安定な揺れを示すにもかかわらず，視覚フィードバック検査では健常者と著変がみられないしっかりした制御ができているのも特徴であり，診断の確定に役立つ。

## 2 定量的歩行検査

現在，歩行検査が重要な検査として位置づけられているものに身体障害者の認定基準があり，認定基準の中には聴覚・平衡機能障害の項目がある。

平衡機能障害は，「平衡機能の極めて著しい障害」3級と「平衡機能の著しい障害」5級に分類される。「平衡機能の極めて著しい障害」とは「四肢体幹に器質的異常がなく，他覚的に平衡機能障害を認め，閉眼にて起立不能，又は開眼で直線を歩行中10m以内に転倒若しくは著しくよろめいて歩行を中断せざるを得ないもの」をいう。また，「平衡機能の著しい障害」とは「閉眼で直線を歩行中10m以内に転倒又は著しくよろめいて歩行を中断せざるを得ないもの」をいう。これらの具体例には，末梢迷路性平衡失調，後迷路性および小脳性平衡失調，外傷または薬物による平衡失調，中枢性平衡失調が挙げられている。

定量的歩行検査には，6分間歩行試験や医療・介護施設で用いられているtimed up & go test（TUGテスト）などがある。

6分間歩行試験（6MWT）は，運動耐容能を評価するフィールド歩行テストの一つであり，呼吸運動療法には必須の評価項目である。

TUGテストは，Podsiadlo & Richardson（1991）らが考案した歩行能力や動的バランス，敏捷性などを総合的に判断するテストである。日本運動器科学会によると，TUGテストの評価は「椅子に深く座り，背筋を伸ばした状態で肘かけがある椅子では肘かけに手をおいた状態，肘かけがない椅子では手を膝の上においた状態からスタートし，無理のない早さで歩き，3m先の目印で折り返し，終了時間はスタート前の姿勢に戻った時点」とされている。TUGテストは，主に「高齢者の

転倒リスクの測定値」と「運動器不安定症の診断基準」の評価として用いられている。一般的に高齢者の転倒リスクの予測値として参考にされている TUG テストのカットオフ値は，13.5 秒以上で転倒リスクが予測され，30 秒以上で起居動作や日常生活動作に介助を要する。また，日本整形外科学会では運動器不安定症を判断する基準として，開眼片脚起立時で 15 秒未満とともに，TUG テストで 11 秒以上としている。

## おわりに

重心動揺計と重心動揺検査について基本的なことを記載した。耳鼻咽喉科のみならずさらに運動学的，リハビリテーション医学，神経学的などの多くの臨床現場や生理学などの研究現場で重心動揺計が今後さらに利用されていくことを期待したい。

(吉田　友英)

# 19 平衡

# 電気眼振図検査（ENG）

## はじめに

　眼球の角膜は「＋」，網膜は「－」に帯電しており，眼球の回旋に伴って角膜網膜電位差のベクトルの向きは変化する。眼窩の周囲に電極を設置することで，この電位変化を眼球の動きとして定量記録することができる（図1）。これにより眼球運動の振幅や速度，眼振の頻度などを計測・記録することが可能となる。眼球の左右および上下方向への回旋運動を定量記録できるが，前後軸での回旋運動の記録はできない。眼球の運動を電気的に計測するため絶対暗所や閉眼時の記録も可能だが，閉眼時には眼球が上転（Bell現象）するため定量検査としての信頼性は低下する。

## 1 検査手順

　電極は，両眼の外側と片眼の上下に，瞳孔の位置と合わせて4つ設置し，さらに前額部にアースをおく（図2）。この場合，水平眼球運動記録は両眼記録となるが，単眼で記録を行いたい場合は鼻根部（両眼瞳孔線上正中）に電極を置き，単眼記録とする。電極を貼付する際は電極抵抗を下げ

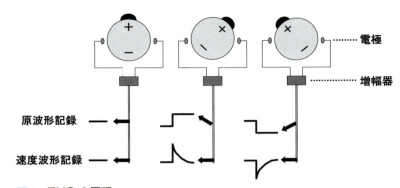

**図1　ENGの原理**
角膜が＋，網膜が－に帯電しており，これを利用して眼球運動を記録する。上下，左右とも記録可能であるが，前後軸での回旋運動に関しては電位変化が起こらず記録不能である。

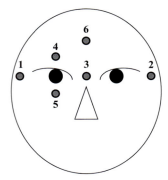

**図2　皿電極の位置**
1と2で水平方向の眼球運動を記録，4と5で垂直方向（右眼）を記録する．水平方向の単眼記録が必要な場合は3の電極を用いる．6はアースである．1と2が水平になっていないと，垂直眼球運動が水平記録に混入してしまう．同様に4と5が垂直になっていないと，水平眼球運動が垂直記録に混入してしまう．

るため，アルコール過敏のないことを確認の上でアルコール綿で貼付部皮膚を清拭し，皮脂をできるだけ取り除く．

　電極から得られた電位は増幅器を介して増幅される．直流（DC）増幅器を介して得られた波形（DC記録）は，眼位の変化をそのまま反映した波形を忠実に記録することができる．しかし電極の抵抗値が高いとノイズが大きくなり，また波形の基線が徐々にずれていく現象（ドリフト）を呈するという欠点がある．一方，交流（AC）増幅器を介して得られた波形（AC記録）では眼位による電位変化が設定された時定数（通常3秒）をもって指数関数的に0点へと戻っていくため，ドリフトによる影響を受けにくい．しかし，AC記録は眼位の変化を忠実に反映していないため，実際の検査では極力電極を安定させて可能なかぎりDC記録をするよう努力すべきである．一方，速度波形は理論上DC記録波形を微分したものであるが，実際の記録では時定数0.03秒のAC記録を近似的に用いる．正確な速度データが必要な場合は元波形データを数値データとして取り出しオフラインで微分処理する．

　一般的には1 chに左右の位置波形（右向きが上方，左向きが下方），2 chに左右の速度波形，3 chに上下の位置波形，4 chに上下の速度波形を記録し，検査項目によって適宜適切なチャンネルに刺激波形などを記録する．

　ENGの記録の振幅は電極抵抗の変化に伴い経時的に変動する．またアナログ記録機器では検査の都合上，増幅器の利得を変化させる必要が生じることも多い．このため，検査を行う上で較正が必須のものとなる．実際には，一定振幅（通常は10°）の2点交互注視を行い，その振幅が記録紙上で10 mmとなるように利得を調整する．次に，較正電圧（通常0.5 Hzの三角波）を出力し，そ

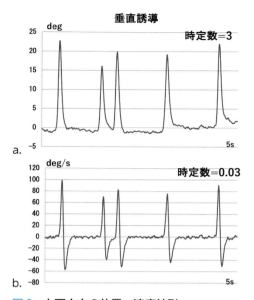

**図3　上下方向の位置・速度波形**
aが上下の位置波形（時定数3秒），bが速度波形（時定数0.03秒）である。上下方向の速度波形で二相性の波が記録されている。これが瞬目である。

の振幅が10 mmとなるように電圧を調整する。これにより，速度波形には$20°/\text{sec}^2$の較正波が記録される。また，増幅器のゲインの変化を記録するために，$100\,\mu\text{V}$などの電気的較正を入れておくことも有用である。近年のデジタル記録によるENGでは，最初の2点交互注視による較正値が維持され，振幅は後から確認可能なため，各検査ごとに較正波を入れることは必ずしも必要ない。

## 2　アーチファクト

ENGに限らず，生体現象の記録には常にアーチファクトの問題がつきまとう。アーチファクトは機械的，電気的なものと生体的なものに分けられる。前者は交流雑音に代表され，これを除去するためアースのほかに一般に20～25 Hz程度の高周波遮断フィルタをかける。後者の生体的アーチファクトには下記のようなものが挙げられる。

### 1　瞬目（図3）・眼瞼痙攣

開眼での記録時には瞬目が垂直誘導に記録される。眼振と比較して，垂直方向の速度波形が二相性となるのが特徴である。左右の記録電極が水平となっていないと水平誘導に瞬目波形が混入し眼振と紛らわしい記録となることがあり，検査時はできるだけ4 chに垂直誘導を時定数0.03秒で記録し参照できるようにしておく。閉眼記録時には眼輪筋の痙攣が記録されることがある。被検者の上眼瞼を軽く押さえることで軽減される。

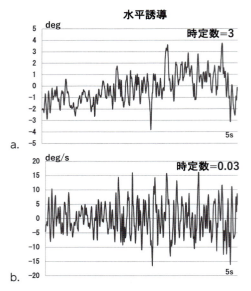

**図4 筋電図**
a が左右の位置波形（時定数3秒），b が速度波形（時定数0.03秒）である。強い筋電図で波形が判別できない。

## 2 筋電図（図4）

咬合時の咬筋・側頭筋由来の筋収縮がよくみられる。被検者に軽く開口させることで改善する。

## 3 心電図

頻度としては稀であるが，心電図が波形に混入することがある。脈拍との比較で確認できる。

## 4 脈波

稀ではあるが，浅側頭動脈の上に電極がある場合に脈波がアーチファクトとして記録される場合がある。

（堤　剛）

# 20 | ビデオ眼振検査（VOG）

平衡

## はじめに

　画像認識技術やハードウェアの進歩に伴い，赤外線 CCD/CMOS カメラによって得られた眼球運動の画像をコンピュータで画像解析するビデオ眼振検査（videooculography：VOG）が行われるようになった。

　眼振，眼球運動を動画として観察するのみでなく，電気眼振図（ENG）検査のように波形として記録することができる。また電極装着を必要とする ENG 検査と比べ，比較的手軽に施行することができる。

　旧専門医制度では医療設備基準として ENG 機器が必須となっていたが，新専門医制度では ENG でなくても VOG を備えておけばよいこととなった。今後，VOG はさらに普及していくものと思われる。

## 1　概要

### 1　目的

　眼球運動や眼振の観察・記録・解析により ENG と同様に前庭平衡障害・めまい疾患の診断と鑑別を行う。

### 2　対象

　めまい，平衡障害など眼振や異常眼球運動を伴う患者。

### 3　原理

　ゴーグルに備えられた赤外線 CCD/CMOS カメラで眼球を撮影し，画像解析する。眼球運動の水平・垂直成分は画像を二値化して瞳孔を抽出し，瞳孔中心座標から，回旋成分は虹彩の輝度のコントラストプロファイルから求める方法が主流である。

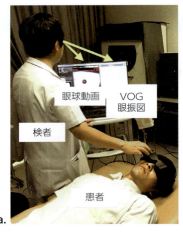
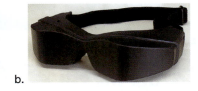
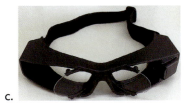

**図1　VOGの検査風景と赤外線フレンツェル**
aにVOGの検査風景を示す。VOGでは，検者自身が眼球運動動画と眼振図の両者を確認しながら検査を行うことができる。b, cに赤外線フレンツェルを示す。暗所開眼で検査するタイプ（b），ハーフミラー式で前方視が可能な赤外線フレンツェル（c）を用いると視刺激検査が可能となる。

## 2　検査の手順・注意点

　眼球移動角度と画像のピクセル数を校正するキャリブレーションを行う。
　適正に記録するためには，モニター画面の中央に眼球が位置するようにゴーグルを装着するよう配慮する。
　一連の眼振，眼球運動検査を実施する。頭位，体位を動かす際は，ゴーグルと頭部がずれないよう，眼球が常にモニター画面中央に映るようにする。
　通常，暗所開眼で検査を行うが，ハーフミラー等で前方視が可能な赤外線フレンツェルを用いると，追跡眼球運動検査（視標追跡検査），視運動性眼振検査など視刺激検査を行うことができる（図1）。
　水平，垂直，回旋の眼球運動波形を表示する。機種によっては，水平，垂直，回旋の速度波形を表示することも可能である。検査中リアルタイムに眼振図を表示するシステムでは，眼球動画と眼振図をモニターで確認しながら検査をすすめる（図1a）。システムによっては眼振を自動認識し，緩徐相速度を表示するものもある。
　検査後，必要に応じて眼球動画を再生し，眼振の成分，方向，強さなどを眼振図とあわせて確認する。
　眼振図の読み方はENGに準ずる。ただし回旋成分についてはENGにはなく，VOG独自のものである。回旋成分の方向について，患者（被検者）眼球の上極における回旋の方向を正とするか負とするかはシステムによって異なっている可能性があり，注意が必要である。
　結果の眼振図や検査レポートを診療録に取り込んでおく。眼球動画や眼振図を電子カルテから参照できるシステムが理想的である。

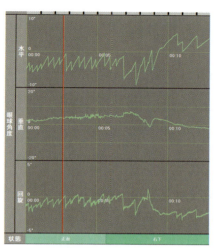

**図 2　水平回旋混合性眼振 1**
右前庭神経炎発症数日後の坐位での眼振所見。上段から水平，垂直，回旋の眼球運動波形を示す。左向き水平回旋混合性の自発眼振を認める。

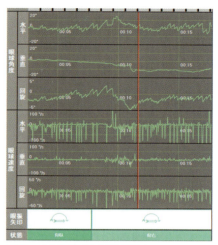

**図 3　水平回旋混合性眼振 2**
急性めまいで受診した右聴神経腫瘍症例に対して行った VOG。上段から水平，垂直，回旋の眼球運動波形と，水平，垂直，回旋の速度波形を示す。左向き水平回旋混合性眼振を認める。

## 3　VOG の利点

### 1　眼振の回旋成分を眼振図として記録することができる

　ENG では眼振の回旋成分を記録することができないのに対して，VOG では回旋成分を眼振図として記録することができる（図 2，3）。
　後半規管型の良性発作性頭位めまい症（BPPV）では，頭位変換眼振検査で回旋成分をもつ眼振が誘発されるが，垂直成分も含む。慣れないと回旋成分の存在や，方向の判断が難しく，診断を困難にする場合がある。眼振図にすると，上眼瞼向きの垂直成分と，眼振の上極が左向きの回旋成分があることを確認することができる（図 4）。

### 2　眼球動画と眼振図をリンクして確認することができる

　リアルタイムに眼振図を表示するシステムでは，検査をしている最中に，眼球の動画に同期して，眼振図が表示される。VOG では，検者が眼球動画と眼振図の両者を確認しながら検査を行うことができるため，検者が把握する情報が増え，手応えを持って，検査を進行することができる（図 1）。

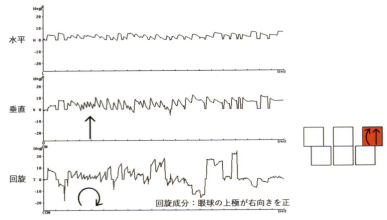

**図 4　VOG で記録した左後半規管型 BPPV の眼振図（頭位変換眼振検査，座位→左懸垂頭位）**
左後半規管型良性発作性頭位めまい症症例における左 Dix-Hallpike 法，坐位から左懸垂頭位への頭位変換眼振。VOG による眼球運動波形（上段から水平，垂直，回旋成分）を示す。左向き上眼瞼向垂直回旋混合性眼振を認めた。

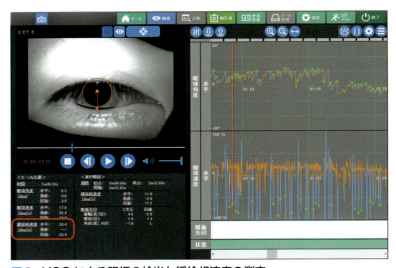

**図 5　VOG による眼振の検出と緩徐相速度の測定**
左上が動画画面，左下に眼球角度や速度など数値データを示す。赤い枠内には緩徐相速度を表示している。右は VOG による眼振図，上段に水平成分の眼球角度，下段に水平成分の眼球速度を示す。緩徐相から急速相に移行するポイントを VOG システムにより自動認識し，黄緑のドットで表示している。

　動画観察の記憶のみではあいまいになることがあるが，検査中のリアルタイム眼振図表示では，数秒前にどんな眼振だったか，眼振図により眼振の強さの変化や方向の変化などを実際にみて確認することができる。動画の観察のみではわからない情報に，VOG での眼振図をみることにより気づくことができる。

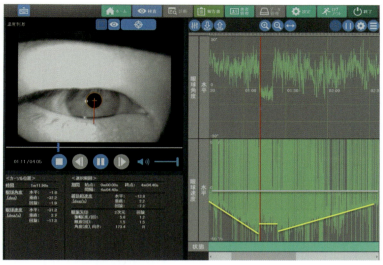

図6　**VOGでの温度刺激検査**
左上が動画画面，左下に眼球角度や速度など数値データを示す。右はVOGによる眼振図，上段に水平成分の眼球角度，下段に水平成分の眼球速度を示す。右少量注水法に温度刺激検査でvisual suppression testも行っている。速度波形では，緩徐相速度が上昇して，固視抑制し，低下しているのを確認することができる。

## 3　定量的評価

VOGは眼球の座標を数値化しているものであり，アナログのENGと比べて定量的評価を行いやすい。

温度刺激検査をVOGで行うと，最大緩徐相速度や平均緩徐相の算出，visual suppression（％）の計算などを，ENGより容易に行うことができる（図5）。VOGで温度刺激検査を記録したものを示す（図6）。水平成分の眼球運動波形と速度波形である。速度波形では，緩徐相速度が上昇して，固視抑制し，低下しているのを確認することができる。速度波形からも，緩徐相速度やvisual suppressionを把握することができる。

日々の診療でみられる眼振所見についても，VOGで定量的評価をすることにより，眼振の振幅や頻度，緩徐相速度を数値化することができ，検者の主観によらない，客観的な所見として，記録することができる。

## 4　ファイリング機能

結果をファイリング管理しやすいのもVOGの利点である。検査結果の保存をファイリングシステムと連携させておくと，検査日やID，患者名などで検索して確認することができる。動画をDVDなどに録画するだけでは，いつ，どの患者の，どの検査なのかがわかりにくくなるが，ファイリングシステムと連携することにより解消される。再生中も眼球動画と眼振図がリンクして表示されるので，検査の進行中には判断が困難な場合でも，後ほど再生して確認することができる。

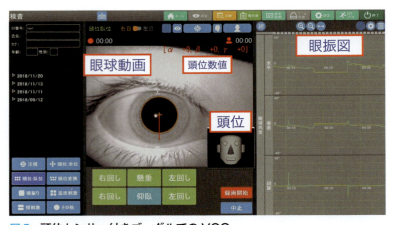

**図7 頭位センサー付きゴーグルでのVOG**
頭位，眼球動画と眼振図の情報を同期して記録することができる。

## 5 その他

　加速度センサー・角速度センサーを備えた赤外線フレンツェルでは，頭位を感知し眼球動画と同期して記録することができる。頭位眼振検査や頭位変換眼振検査において，眼球動画と眼振図に加え，頭位の3つの情報を同期して記録することができ，眼球動画と眼振図に，頭位情報という付加価値を持たせることになった。頭位は再生時にもアニメーションと数値で表示されるので，頭位と眼球動画，眼振図をリンクして確認することができる（図7）。眼振が出現したときの頭位情報を，客観的に記録していることになる。

## 4 VOGの課題

　テクノロジーの進歩とともに発展しつつあるVOGだが，瞳孔・虹彩の画像を解析するという原理のため，開眼していないと解析ができないという制約がある。瞳孔が若干欠ける程度であれば補正が可能であるが，半分以上がみえない場合は，瞳孔座標を求めることができず，安定した記録ができない。また，瞬きなどのアーチファクトを可能なかぎり処理することが，特に定量的解析を正確に行う上で必要である。

（橋本　誠，山下　裕司）

# 21

平衡

# 追跡眼球運動検査，
# 急速眼球運動検査

## はじめに

　ヒトが対象物上に視線を保つための眼球運動には滑動性眼球運動と衝動性眼球運動がある。動く対象物を追視する際には前者が，対象物へ視線を移す際には後者が惹起される。

## 1　追跡眼球運動検査

### 1　生理学的背景

　ヒトの目は移動する視標の存在下ではそれをスムーズに追視することができる。滑動性眼球運動は移動する視標に視線を合わせ続けることを目的とし，その速度を伝えるニューロンは前庭神経内側核と舌下神経前位核にある。それらは動眼神経核と外転神経核に投射し，小脳片葉から投射を受ける。小脳虫部と小脳片葉のニューロンはいずれも滑動性眼球運動と相関した速度信号を持ち，背外側橋核を介して大脳（MT 野，MST 野，前頭眼野）から信号を受ける。脳幹や小脳の障害ではこの滑動性眼球運動が障害される。

### 2　検査法と解釈

　視覚刺激は 0.2〜0.3 Hz で振幅 40〜60°の正弦波もしくは三角波が用いられる。これを水平および垂直方向で行う。アナログ電気眼振計の記録の場合は，紙送り速度 10 mm/s，眼球運動は DC 記録ないしは時定数 3 秒の AC 記録，眼球角速度は時定数 0.03 秒の AC 記録で行う。視標の動きも記録上に入れておく。「視標を眼で追う」ように指示するよりも，「視標をじっと見つめる」という指示のほうがスムーズな動きが得られる。健常者では視標の動きに一致した滑らかな眼球運動が解発されるのに対し，小脳失調（脊髄小脳変性症）では滑動性眼球運動の遅れとそれを補う catch up saccade の連続により階段状となる（図 1）。また，先天性眼振症例でもこの滑動性眼球運動は障害される（図 2）。一方，末梢前庭障害で自発眼振が残存している場合，急速相方向の追視のみに眼振急速相が乗って saccadic となる。

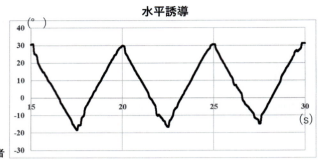

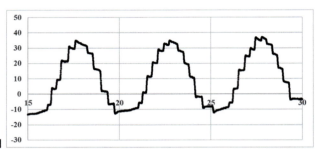

**図1　追跡眼球運動検査**
左右の追視の記録である。健常者（a）では眼球が左右にスムーズに動いて視標を追視している。これに対し小脳失調症例（b）では左右両方向とも追視が階段状となっている。追視の遅れとそれを補う catch up saccade の連続によるものである。緩徐相がわずかに基線方向へ急速相と逆転して動いているように見えるが，時定数3秒での記録を行っているための変動である。

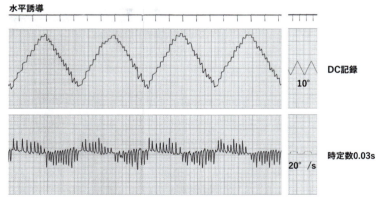

**図2　先天性眼振症例の追跡眼球運動**
左右の追視の記録である。左右とも追跡眼球運動が小脳失調と同様に階段状となっている。自発眼振が追視に重なったものであり，特に左方向への追視において，急速相と緩徐相の眼球運動方向の逆転がみられ，catch up saccade ではないことがわかる。

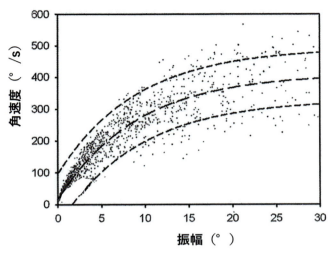

**図3 main sequence relationship**
急速眼球運動速度は saccade の振幅が大きくなるほど速くなり、べき乗近似される形で 500°/s 程度で飽和していく[1]。

## 2 急速眼球運動検査

### 1 生理学的背景

　注視点間を移動する際の眼球運動を記録し，視標を捕捉する精度や眼球運動角速度を調べる。視標の捕捉は小脳・脳幹で予測制御されており，その障害により捕捉精度が低下する。また，急速眼球運動角速度は振幅の増大に伴い最大 500°/s 程度までべき乗近似される形で増大する（main sequence relationship）（図3）。

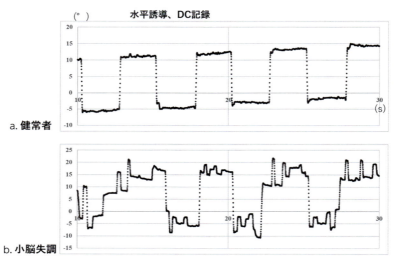

**図4 左右2点交互注視検査**
左右2点交互注視の記録である。健常者（a）では左右の視標が正確に捕捉できている。小脳失調症例（b）では，視標の捕捉が障害され overshoot や undershoot が観察されるのに加え，注視の保持が障害されている。

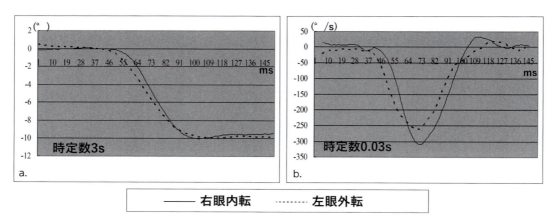

**図5 急速眼球運動検査**
正面から左方の視標へ視点を移動させる際に惹起される saccade の記録である。a が位置波形（時定数3秒），b が角速度（時定数0.03秒）。外転眼（左眼）が3～4/1000秒程度速く駆動するが，眼球運動角速度は内転眼（右眼）の方が速い。（参考文献2より引用して改変）

## 2 検査法と解釈

検査は一般には ENG もしくは VOG 記録下で行う。矩形波状の指標刺激を用いて，急速眼球運動の速度や追従機能を評価する。視標の動きは通常，視角 20°，40°，60° の 2 点の間を，周期 2 秒程度で交互に動く（2 点交互刺激）ものが用いられる。パーキンソン病の疑われる症例などで予測可能な動きと不可能な動きの比較をする場合など，視標をランダムに動かす方法を併用することもある。正常では移動する視標を正確に補足できるのに対し，小脳障害では overshoot や undershoot が観察される（図 4）。橋の障害や外眼筋麻痺症例では急速眼球運動速度の低下がみられることがある。急速眼球運動角速度の計測には，ENG の紙送り速度を 100 mm/s など速くして記録するか，デジタルデータを取り出し微分処理を行う。水平方向の急速眼球運動では，外転神経核がまず刺激され外転眼が駆動，外転神経核から対側 MLF を通って対側動眼神経核が刺激され，外転眼から 3〜4/1000 秒ほど遅れて内転眼が駆動される（図 5）。

(堤　剛)

### 参考文献

1) 堤　剛. 1. 視刺激検査（シリーズ教育講座「めまい平衡検査の原点から現状，そして未来へ」）. Equilibrium Res. 2019；78：549-561.
2) 堤　剛. サッケード，視運動性眼振急速相，温度眼振急速相の内転および外転眼の角速度変化について. Equilibrium Res. 2008；67：95-100.

# 22 平衡

# 視運動性眼振検査，
# 視運動性後眼振検査

## はじめに

　眼前を移動するパターン（線条が用いられることが多い）を利用した検査である。視標呈示中の眼球運動を記録・評価するのが視運動性眼振検査，視標呈示後に暗所としてから開発される眼振を記録・評価するのが視運動性後眼振検査である。

## 1 視運動性眼振検査

### 1 原理

　ヒトが運動をする際，頭部の動きに対して眼球が反対に回旋することで対象物を眼で捉えながら動くことができる。頭部の（角）加速度運動に対しては，半規管由来の前庭動眼反射が眼球を反対に回旋させることで対象物を捉え続けることができる。一方で，等（角）速度運動に対しては，加速度が 0 であるため前庭動眼反射は惹起されない。等（角）速度運動中対象物の動きを眼球が追従する際は追跡眼球運動が駆動される。その前に，視線が対象物に追いつくまで眼球を駆動するシステムがもう一つ必要となる。これが視運動反射である。眼前に広角のランダムドットや縦線条などの模様を移動させると，同じ方向への眼球運動（緩徐相）と反対方向への急速眼球運動（視運動性眼振）が解発される。視野の中心部のある程度広い範囲（注視による抑制の働かない程度）の映像を消しても同様の眼球運動が惹起されることから，周辺視野の動きが視運動反射を駆動していることがわかる。

### 2 検査法

**(1) 等速度法（optokinetic nystagmus test：OKN）**

　刺激映像（線条が多く用いられる）を 60°/s の等角速度で流して提示し記録を行う。検査の方向は急速相方向で表す。つまり，刺激映像が左向きに流れる場合右向きの眼振が惹起されるため右 OKN と呼ぶ。

**(2) 等加速減速法（optokinetic pattern test：OKP）**

　刺激映像を 4°/s² の等角加速度で最終角速度 160°/s まで上昇させ，そのあと −4°/s² で停止する

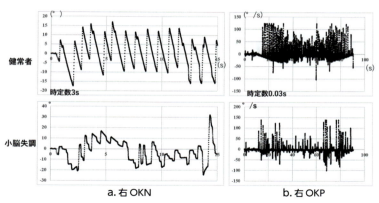

**図1　視運動性眼振検査（OKN・OKP）[1]**
OKN（a）では，健常者（上段）と比較して小脳失調症例（下段）で眼球運動緩徐相がうまく解発されず，その結果一部階段状となっている。OKP（b）では健常者（上段）と比較して小脳失調症例（下段）では緩徐相速度が増大せず，さらに緩徐相側（左向き：図の下側）に一部 catch up saccade（左向きの急速眼球運動）が認められる。

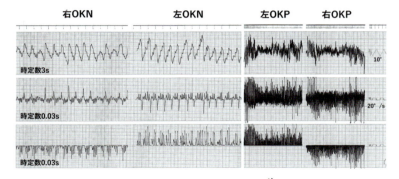

**図2　先天性眼振における倒錯現象（inversion）[1]**
上段が時定数3秒の眼球の位置波形，中段が時定数0.03秒の速度波形，下段は速度波形の急速相を除去して記録のゲインを大きくしたものである。右OKNの緩徐相（左向き）と左OKNの緩徐相（右向き）にsaccadeが混入している。その結果，OKPでは左右が逆になったような波形を呈する。

まで減速する。紙送り速度を遅くして，記録波形（速度波形）をパターンとして判断に用いる。

 **解釈**

**(1) 等速度法**

　正常では緩徐相に続いて急速相が連続する。緩徐相速度の利得0.8以上を正常とする。小脳障害で緩徐相速度が低下すると，緩徐相に補正のための急速眼球運動（catch up saccade）が混入して階段状となる（図1a）。

## (2) 等加速減速法

正常では緩徐相速度 80〜90°/s まで追従できるが，それ以上では緩徐相速度が増大しなくなる。内耳障害では一般に OKN，OKP は障害されないが，高度の急性前庭障害で健側向きの自発眼振が著明な場合は同方向の緩徐相に眼振が重なり，患側の OKN，OKP が障害され，左右差を認める。小脳障害においてはスムーズな緩徐相が障害され，緩徐相側に catch up saccade が混入する（図1b）。また，先天性眼振症例でも緩徐相に急速眼球運動が混入することで左右の波形が逆転する倒錯現象（inversion）がみられる（図2）。

# 2 視運動性後眼振検査（optokinetic after-nystagmus test：OKAN）

## 1 原理

視運動刺激の速度情報が速度蓄積機構により蓄積され，視運動刺激後に絶対暗所とすると，それが視運動性後眼振として観察される。

## 2 検査法

刺激映像を $1°/s^2$ の等角加速度で 60〜80°/s まで加速し，直後に刺激を停止して暗所開眼記録を行う。

## 3 解釈

OKN と同じ方向の第1相と，その後に観察される第2相がある。先行する視運動性眼振の強さが強いほどよく解発される。ヒトでの反応は微弱で個人差が大きい。両側末梢前庭障害で消失，Mal de Debarquement 症候群では延長するとされる。末梢前庭障害に伴う左右差（自発眼振に一致した眼振方向優位性）（図3）や，小脳失調に伴う増強などが観察される。

## おわりに

視運動反射は生理学的には視線が視標の動きに追いつくまでの眼球運動であり，視標の動きに追いついてからの追視とは異なる。線条の動きを用いた検査ではこの両者が合わさったものが記録されることになる。純粋な視運動反射を記録するには，線条ではなくぼやけた景色など追視を排除することのできる視標を用いる必要がある。

視運動性後眼振はヒトでは解発は弱く，サルを対象とした検討の報告が多い。

（堤　剛）

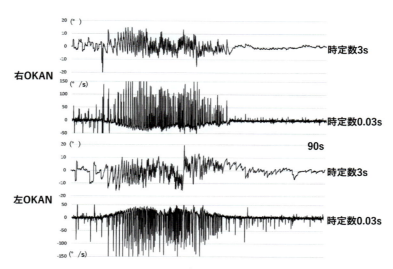

**図3　右末梢前庭障害でのOKAN[1]**
左向き自発眼振のある症例で，左OKN後の暗所開眼記録である左OKANが右と比べよく解発されている。左向きの眼振方向優位性（directional preponderance）を表す。

### 参考文献

1) 堤剛．1．視刺激検査（シリーズ教育講座「めまい平衡検査の原点から現状，そして未来へ」）．Equilibrium Res. 2019；78；549-561.

# 23

平衡

# 温度刺激検査，エアーカロリックテスト，Visual suppression test

## はじめに

　温度刺激検査は末梢前庭機能の検査として長く gold standard とされてきた。計測されるのは主に外側半規管由来の前庭動眼反射で，回転検査と比べ左右の機能を分離・計測できる利点がある。回転検査が高い周波数領域の反射を定量化するのに対し，温度刺激検査は低い周波数領域の前庭動眼反射を定量化する。

## 1　原理

　外耳道内に水もしくは気流（エアーカロリックテスト）で温度刺激を負荷することで外側半規管内に内リンパ液の対流（変位）を起こす。これは低周波数の回転刺激に相当するクプラの偏倚と前庭動眼反射を惹起する。眼振の緩徐相速度を計測することで，外側半規管および上前庭神経機能の評価が可能となる。

　例えば仰臥位（30°前屈頭位）で左外側半規管を鉛直位とし，左耳内に冷風を負荷する場合，左外側半規管膜迷路内には下向性の内リンパ液の偏倚が起こる。これは頭部を右に振っている状態に相当し，その結果左向きの前庭動眼反射と右向きの眼振急速相が惹起される。温風の負荷や体位を腹臥位とすると眼振方向は逆転することになる。

## 2　検査法

　仰臥位で枕を入れ，頭部を30°前屈させて外側半規管を鉛直位に置く。冷温交互刺激検査では体温を基準に ±7℃（30℃と44℃）の水を外耳道に注水する。50 mL を 20 秒間かけて注水する方法と，20 mL を 10 秒間で注水する方法が行われている。少量注水法では 20℃ の冷水 5 mL のみを 20 秒間かけて注水する（海外では行われていない）。注水の間隔は 5 分以上あける必要がある。温度眼振が解発されない場合はさらに強い刺激として氷水 20 mL を使用する。

　日本国内では臨床検査技師が単独で外耳道に注水することは認められておらず，エアーカロリックを用いている施設も多い。冷温交互刺激検査では 26℃ 以下の冷風および 46℃ 以上の温風を流量 6～8 L/min で 60 秒間外耳道内に送風する。冷風刺激法では上記の冷風のみを使用する。

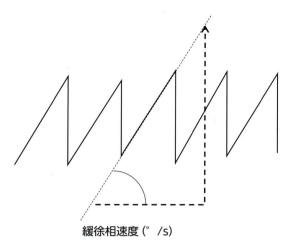

**図1　右冷風温度刺激検査**
左右方向の原波形で，上が右方向，下が左方向である。急速相が左向き，緩徐相が右向きであり，左向きの眼振が解発されている。外側半規管機能の評価には右向き緩徐相（前庭動眼反射）の最大速度を計測する。

## 3　解釈

以前は眼振の持続時間を判定に用いたが，現在はENGやVOG記録下に最大緩徐相速度（図1）を計測して判定に用いる。冷温交互刺激検査では下記のJongkeesの式で左右差を求める。

$$左CP(\%) = \frac{|(RC+RW)-(LC+LW)|}{RC+RW+LC+LW} \times 100$$

（RC：右耳冷刺激，RW：右耳温刺激，LC：左耳冷刺激，LW：左耳温刺激時の最大緩徐相速度もしくは持続時間）

少量注水法・冷風刺激法では最大緩徐相速度を用いて左右別に判定する。20°/s以上を正常とする。温度眼振が解発されない場合は氷水を用いてさらに検査を行う。

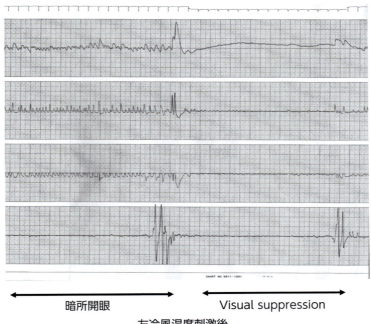

図2 左冷風 visual suppression test
左冷風刺激により右向き眼振が解発されている。固視による眼振の抑制をかけて，緩徐相速度の減衰を定量化する。本症例では固視により眼振が正常に抑制されている。

## 4 Visual suppression test

前庭性眼振は固視により抑制される（図2）。温度刺激検査にて眼振誘発中に注視をさせることで，下記により眼振抑制を定量評価する。

$$VS\% = \frac{a-b}{a} \times 100$$

（a：固視直前の10秒間の平均緩徐相速度，b：固視中10秒間の平均緩徐相速度）

40〜10%を減少，10%以下を消失とする。小脳障害によりVS%が減少する。障害が強い場合前庭性眼振が固視により増強することがあり，これを visual enhancement と呼ぶ。

（堤　剛）

# 24

平衡

# 回転刺激検査，OVAR（off-vertical axis rotation）検査

///////////////////////////////////////////////////////////////////////////////////

## はじめに

　回転刺激検査（回転検査）は，被検者に回転刺激を加え，得られる前庭動眼反射（vestibulo-ocular reflex：VOR）による眼球運動を観察して前庭機能を評価する検査法である。回転検査には大型の検査設備が必要であるため，実地臨床の現場では必要に応じて検査可能な施設に依頼をすることになる。従来は外側半規管の機能評価に適する垂直軸回転検査がよく使われていた。これに加え，近年では耳石器機能を知ることを目的とした検査が臨床でも行われるようになり，そのうちの一つに偏垂直軸回転検査がある。

## 1　回転検査の種類と特徴

### 1　垂直軸回転検査（earth vertical axis rotation：EVAR）

　被検者の外側半規管が地表と平行になるように頭部を垂直位置から 30° 前屈させた状態で被検者を回転椅子に固定し，回転刺激を加える（図1,2a）。外側半規管が回転角加速度によって刺激され，半規管動眼反射が解発される。一方向へ等速加速度回転を一定時間行ったのち，等角速度回転を行い，等角加速度回転で減速する，いわゆる台形方式等加減速回転法のほか，正弦波方式回転法などがある。得られる水平性眼球運動の記録および解析を行うことにより，外側半規管の機能評価が可能となる。眼球緩徐相速度の低下は外側半規管系の機能低下を示唆すると考えられる。

### 2　偏垂直軸回転検査（off-vertical axis rotation：OVAR）

　前述の EVAR と同様，被検者の外側半規管が地表と平行になるように被検者を回転椅子に固定する。被検者を回転椅子ごと傾けて回転刺激を加える（図1,2b）。椅子の回転軸を傾斜することにより，回転に応じて頭部に加わる重力加速度の方向が連続して変化し，それにより耳石器が刺激され，耳石器動眼反射が解発される。得られる眼球運動を解析することで，耳石器機能を評価することが可能となる。椅子の傾斜角度を 90° にすると，耳石器に対する刺激が最大となり，この刺激様式を earth horizontal axis rotation（EHA）またはバーベキュー・ローテーションと呼び，研究の分野で用いられることがあるが，実際の臨床現場では被検者の不安が増大するため，30° ならびに

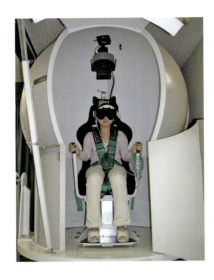

**図1　EVARおよびOVAR回転椅子の様子**
5点式シートベルトを用いて被検者体幹を回転椅子に固定する。赤外線カメラを内蔵したゴーグルをバンドで厳重に頭部に固定し眼球運動の記録を行う。検査時は扉を閉めることによりドーム内は完全な暗所となる。回転刺激はコンピューターにて制御される。被検者の様子は監視用赤外線カメラで観察可能であり，ドーム内に設けられたマイクで外部との会話が可能である。

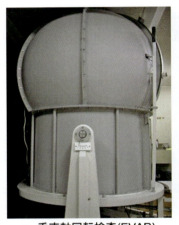　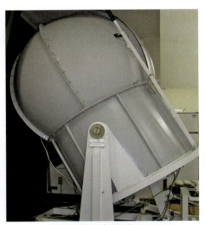

a. 垂直軸回転検査(EVAR)　　　b. 偏垂直軸回転検査(OVAR)

**図2　EVARおよびOVARの際の回転ドームの様子**
OVARを行う際は，被検者をnose-upもしくはdownの状態で回転椅子を30°傾斜させて行うことが多い。写真のOVARは30° nose-upの状態を，被検者の右側面から見た図である。

20°の傾斜が用いられる。

## 3　偏中心性回転検査（eccentric VOR）

　被検者を回転軸中心から離れた位置に座らせて回転刺激を加える。回転角加速度に加えて直線加速度（接線および法線加速度）が加わるため，半規管に加え耳石器も刺激される。EVARで解発される眼球運動と比較することにより，耳石器の機能を評価することが可能となる。回転軸から椅子まで距離があるため，より大型の装置が必要となる。

# 2 OVARの刺激様式

　刺激様式には，定速度で一方向に回転刺激を加える定速度回転刺激と，正弦波状の回転刺激，すなわち左右に振り子のように振る動作を加える振子様回転刺激の2種類がある。ただし，定速度回転刺激では前庭自律神経反射による嘔気などの不快な症状を引き起こす確率が高いことが知られている。そのため，臨床的には後者の振子様回転刺激を用いることが多い。また，眼球運動を解析する際に左右に分割するアルゴリズムを用いて解析することで，患側を特定することも可能である。

## 1 定速度回転刺激

　一方向に等角速度回転刺激を与え，1分間ほど経過後，眼振が消失してから，椅子を傾斜させる。椅子を傾斜させた状態で2分間ほど一方向に回転を持続させる。回転の開始時および終了時は外側半規管が刺激されるが，等速回転刺激中は外側半規管は刺激されず耳石器が連続して刺激される。外側半規管由来の半規管動眼反射による眼振は回転刺激を加えた後，比較的速やかに消失しその後は定方向性の小振幅の眼振が回転中，持続的に解発される。この持続して解発される眼振の緩徐相速度の平均値を bias component（bc）と呼ぶ。また回転中，持続して解発される眼振の緩徐相速度は被検者頭部の重力加速度に対する方向に応じて正弦波様に変調を受けたような変動を示す。この正弦波様の変動の振幅を modulation component（mc）と呼ぶ。これら2つの要素はいずれも耳石器に由来して出現する眼球運動である。mc は主に被検者頭部の両耳方向に直線加速度刺激を加えた際に生じる眼球運動とほぼ同様の意義を有する。一方 bc は椅子を傾けた後，数秒の潜時をおいて出現することより mc とは異なり，耳石器からの入力がいったん中枢の速度蓄積機構（velocity storage mechanism：VSM）に蓄えられた後，これが放出されて出現する眼振と推察されている。定速度回転刺激で OVAR を行うことにより，耳石器機能だけでなく，耳石器動眼反射系の VSM の機能を推測することも可能となる[1]。

## 2 振子様回転刺激

　振子様回転で得られる眼球運動は，半規管動眼反射と耳石器動眼反射がミックスしたものである。これと EVAR 時の半規管動眼反射による眼球運動とを比較することにより，耳石器機能を評価することが可能となる。次に，臨床での検査試行の実際について述べる。眼球運動測定中は随意的な眼球運動は行わず眼位を安静正中位として開眼し，瞬目を控えるよう被検者に指示する。全ての検査は暗所開眼下で行い，回転刺激中は被検者の覚醒を保つために暗算負荷を与える。全ての刺激は順序効果を避けるためにランダムに行うことが望ましい。眼球運動の記録には赤外線眼球運動記録装置（video-oculography：VOG）を用いる。得られた眼球運動の水平成分に対し，眼球および椅子（頭部）の速度波形を高速フーリエ変換（FFT）し周波数を特定する。眼球速度波形の絶対値と椅子の速度波形の絶対値の比より VOR の利得および位相を求める。変化を評価するにあたり，変化量［(OVAR-EVAR)/EVAR］を算出する。位相に関しては，耳石器機能以外に中枢の影

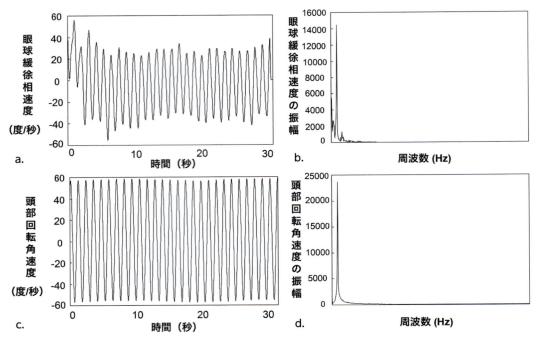

図3 速度波形とフーリエ解析結果[2]
良性発作性頭位めまい症（右後半規管・半規管結石症）の一例（刺激条件は周波数：0.8 Hz，最大角速度：60°/秒，傾斜角度：30° nose-down）。フーリエ解析結果で得られた振幅のピーク値より，b/d を計算することで，前庭動眼反射の利得を求めることができる。この場合の利得は 0.61 であった。
a. 水平成分の眼球緩徐相速度
b. a のフーリエ解析結果
c. 椅子すなわち頭部の回転角速度
d. c のフーリエ解析結果

響などの要素も複雑にからみ，multi-system であることが考えられるため，利得変化と照らし合わせ判断することが望まれる。図3,4 に眼球運動の記録および解析例を示す。

良性発作性頭位めまい患者において，OVAR で VOR 利得が減少することがあり（0.8 Hz nose-up），その場合，病態として半規管だけでなく耳石器機能障害も関与していることが考えられる。特にふらつきを訴える症例に多い。また，温度刺激検査で半規管麻痺（CP）と判定された症例でも利得減少を示すことがあり，この場合も耳石器障害の合併を疑う[2]。

## おわりに

温度刺激検査にて CP と判断された場合でも，回転検査では正常パターンを示すことがあり，必ずしも CP イコール前庭機能全体の低下または廃絶を意味するとは限らない。逆に，温度刺激検査で異常なしと判断された場合でも回転検査で VOR 利得の減少を認めることがある場合には，前庭機能に異常がないと断言することはできない。したがって，めまい感やふらつきが長引く症例では積極的に耳石器機能低下を疑い，OVAR 等の耳石器機能検査を行うことが適切な診断および治療

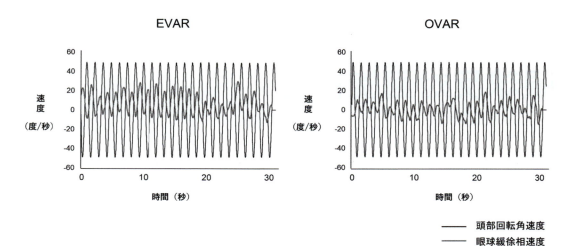

**図4 振子様回転刺激でEVARおよびOVARを施行した際の眼球緩徐相速度と回転角速度波形**
内耳奇形を合併した遅発性内リンパ水腫（両側聾，右33.3% CP）の一例（刺激条件は周波数：0.8 Hz，最大角速度：60°/秒，傾斜角度：30° nose-up）。EVARに比べてOVARでは，眼球緩徐相速度の振幅が減少していることがグラフから読み取ることができる。フーリエ解析後，前庭動眼反射の利得を計算すると，EVARにて0.58，OVARにて0.26であり，計算上も利得減少を認めた。この場合の利得変化量は（OVAR利得−EVAR利得）/EVAR利得＝−0.55である。

につながると思われる。

（北島　明美）

### 参考文献

1) 肥塚泉，東美紀，杉田明美，他．耳石器及びその検査法．聖マリアンナ医大誌．2002；30：223-230．
2) Sugita-Kitajima A, Azuma M, Hattori K, et al. Evaluation of the otolith function using sinusoidal off-vertical axis rotation in patients with benign paroxysmal positional vertigo. Neurosci Lett. 2007；422：81-86.

# 25

## 平衡

# 眼球反対回旋検査

## はじめに

　頭部が動く際に眼球はその反対方向へ回旋し，運動時の視覚入力を安定させて，対象物を注視しながら動くことを可能にする。これは主に三半規管由来の動的な前庭動眼反射による。これに対して，1G環境下において頭位変化に伴い重力方向が変化し，これに対しては耳石由来の静的な前庭動眼反射が惹起される。主に捕食される立場の草食動物は頭部の側面に眼球があり，中心窩の解像度が低い動物も多い。前額断面での頭部傾斜に伴い注視方向を水平に保つことで，捕食者を見つけやすい状態に視野を保つことができる。一方で多くの肉食動物は，捕食のため両眼視が必要となり，眼球の位置が頭部正面へ移動し，中心窩の解像度が向上して眼球を随意運動させるようになる。これにより耳石動眼反射の必要性は低下する。しかし，低ゲインながら反射自体は残存しており，耳石機能のパラメータとしては使用できることになる。

## 1　前額断面での耳石動眼反射（眼球反対回旋）

　眼球反対回旋検査では前額断面での耳石動眼反射を記録する。頭位を右へゆっくりと（毎秒1～2°程度）傾斜させていくと，眼位は反対方向へ回旋していく。素早く頭部を傾斜させた場合，半規管由来の動的前庭動眼反射としての眼球回旋が起こり，直後に耳石眼反射の回旋位までもどる回旋性 saccade が惹起される。この回旋性 saccade 後の静止位が眼球反対回旋と等しい。60°前後の傾斜角の時に眼球回旋角度は最大となり，その後やや減少する（図1）。一方で，90°をピークとしたサインカーブとなるとの報告も多い。

　臨床的には，ヒトの片側耳石器（特に卵形嚢）が障害されると，左右耳石器入力のバランスは健側へ頭部を傾斜させた場合と等しくなり，患側方向への眼球反対回旋（ocular torsion）が起こることになる。これと患側への neck tilt，skew deviation を合わせて ocular tilt reaction と呼ぶ。

## 2　矢状断面での耳石動眼反射

　一方，矢状断面での頭位傾斜によっても耳石動眼反射は惹起される。ヒトの眼球は随意運動が可能なため，眼位を観察するだけではこの反射の抽出は不可能である。一方，ヒトの眼位を三次元解

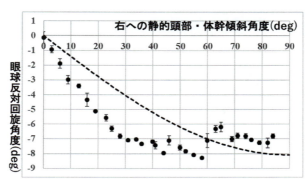

**図1　眼球反対回旋検査**
頭部と体幹を右へゆっくりと傾斜させていった際の反対方向への眼球反対回旋角度の変化。頭部・体幹傾斜が大きくなるにつれて眼球反対回旋角度は飽和傾向を示し，60°前後の頭部傾斜時に最大値となっている。

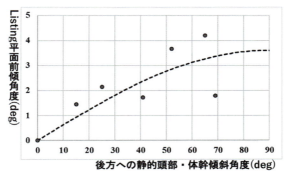

**図2　矢状断面での頭位変化時の耳石動眼反射**
頭部と体幹を後方へゆっくりと傾斜させていった際のListing平面の頭部に対する前傾角度の変化。頭部・体幹傾斜が大きくなるにつれてListing平面前傾角度も大きくなっていく。

析し主軸解析表示すると，ヒトの眼位のとりうるベクトルはListing平面と呼ばれる平面内に制限されている。ヒトの頭位を矢状断面で傾斜させると，Listing平面は頭部に対して逆方向に傾斜する。頭位傾斜に対するListing平面傾斜角の利得を用いて，矢状断面での耳石動眼反射が定量化できる。前額断面同様，頭位傾斜とともにListing平面傾斜は増大していく（図2）。前額断面と矢状断面での耳石動眼反射の利得には有意差はない。

## おわりに

　眼球反対回旋は臨床検査としてはいまだ実用化されておらず，今後さらなる研究が必要である。頭部の運動時の眼球運動は，正確には前庭動眼反射と頸眼反射の合わさったものである。これらを単独で取り出すことは，頭部と体幹を固定した状態での回旋や頭部を固定した状態での体幹のみの回旋で可能だが，頭部回旋で両反射が同時に機能する場合のそれぞれのゲインを定量化することは難しい。眼球反対回旋などの静的前庭動眼反射にも静的頸眼反射の寄与がある可能性がある。

〔堤　剛〕

# 26

平衡

# Head Impulse Test (HIT/vHIT)

## 1 Head Impulse Test (HIT)

　HIT は，前庭動眼反射（VOR）と衝動性眼球運動（saccade）それぞれの特徴を利用した半規管機能検査である。

　HIT の手技は，まず検者が被検者と正対するように座り，被検者に検者の鼻先を見続けるよう指示する。次に検者は被検者の側頭部を両手でしっかり把持し，素早く・小さく（10 度程度）回転させる head impulse 刺激を左右ランダムに行う。健常者に HIT を行うと，VOR の働きにより視標（鼻先）を見続けることができるが，半規管機能低下患者の患側方向に HIT を行うと，VOR が十分働かないため視標を見続けることができず，代償性の saccade（catch up saccade：CUS）が出現する。HIT を左右 3 回ずつ行い，2 回以上 CUS を肉眼で観察できた側を半規管機能低下と判定する。

## 2 HIT のコツ

　HIT を適切に行うコツは以下の 3 点である。

### 1 刺激時間は短く

　ヒトの目は素早い動きに弱いため，頭部回転中に出現した CUS は肉眼で捉えられない。一般的な CUS の潜時は 200 msec 程度であるため，head impulse 刺激の開始後 200 msec 以内に被検者の頭部を静止させるよう心がける。

### 2 戻さない

　HIT に慣れていない検者は，head impulse 刺激を与えた後に頭を元の位置へ戻してしまうことがある。これは静止するまでの時間が延びるだけでなく，head impulse 刺激が相殺されてしまうので，head impulse 刺激を与えたら，戻さず，そのままピタッと止める。

### 3 方向・タイミングをランダムに

CUS は予測の要素が入ると潜時が短縮してしまう。HIT を同じリズムで行っていると，CUS の潜時が短縮し CUS を肉眼で捉えづらくなる。HIT を行う場合，方向・タイミングをランダムにして，予測の影響が入らないようにすることが望ましい。

## 3 video Head Impulse Test（vHIT）

vHIT は，HIT における頭と眼の動きをビデオカメラ等の記録装置を用いて高サンプリングレートで記録・解析して行う検査である。vHIT を適切に行うには，まず HIT の手技に精通する必要がある。その上で vHIT 特有のアーチファクトを減らす様々なコツを習得し，さらに得られたデータをしっかりと読む力を身につけることが大切である。

vHIT には頭位を記録するジャイロセンサーを搭載した高速カメラ付きのゴーグルを被検者に装着して行うタイプ（ICS impulse や Eye See Cam など）と，1 台の固定式カメラで頭と眼の動きの両者を記録するタイプ（VHIT Ulmer）の 2 種類がある。2023 年 5 月現在，日本で医療機器認証を受けているのは，ICS impulse と Eye See Cam の 2 機種である。以降，当科で使用している ICS impulse を例にして，アーチファクトを減らすコツと解析データの読み方につき解説する。

## 4 アーチファクトを減らすコツ

vHIT には大きく分けて 2 種類のアーチファクトがある。

### 1 スリップアーチファクト

vHIT は最大角速度が約 120～200°/秒と高速で頭部を回転させるため，ゴーグル型の vHIT では，頭部回転時にゴーグルがずれることによるスリップアーチファクトが起こりやすい。スリップアーチファクトの要因には，ゴーグルを固定するバンドの締め付けが弱い，ゴーグルと頭蓋の形状不一致，首が硬い，髪の毛がサラサラで滑る，頭部を把持する検者の手がバンドに触れ，head impulse 刺激時に手でバンドを動かしてしまう，などがある。このうち，バンドの締め付けや手の位置は検者が心がければ改善が可能である。一般に，スリップアーチファクトは最大角速度に比例して大きくなる傾向があるため，スリップアーチファクトへの対処が難しい被検者では，あまり速い角速度で検査を行わないなどの柔軟性も必要である。

### 2 ノイズアーチファクト

vHIT では瞳孔中心を計測することで眼の位置情報を得ており，安定して瞳孔中心が計測できないとノイズアーチファクトが発生する。ノイズアーチファクトには，①二値化（VOG において瞳孔を黒，その他を白とすることで解析しやすくする画像処理技法）の閾値設定不良，カラーコンタ

クトや濃いマスカラによる瞳孔中心の誤認識といった対処可能なもの，②眼裂が狭い，head impulse 刺激中のまばたきといった，対処は可能な場合もあるものの，その程度によっては完全にアーチファクトを除去することができないもの，③虹彩欠損のように対処不可能なものの3パターンが存在する。ノイズアーチファクトが目立つと感じた時，何が原因で起こっているのか，また対処法は存在するのか，を常に考えながら検査を行うことがきれいなデータを得る上で大切である。

## 5 解析データの読み方《VOR gain だけをみる医者にならないために》

vHIT の学会発表をみると，定量化された VOR gain などの数値データを重視し，生データ，つまり波形や散布図を呈示しながら発表する演者は少ないようである。しかし VOR gain（半規管機能を表す評価項目。外側半規管の機能をみる lateral mode では，一般的に 0.8 以上が半規管機能正常，0.79 以下が半規管機能低下と判定する）におけるわずかな差は，検査の仕方によって容易に作り出せてしまう。このため，検査後は VOR gain 以外にも散布図や波形までしっかりみて，VOR gain のばらつきが大きくないか，VOR gain と CUS のバランスに問題がないか等を厳しくチェックする必要がある。

図1は同じ被検者に vHIT を行ったものである。図1a はスリップアーチファクトの影響により VOR gain が 0.63 と軽度の低下にとどまっているが，適切に検査を行った図1b では VOR gain は 0.39 と 0.2 以上の差が生じている。ここで重要なのが，CUS の大きさや数である。a と b では VOR gain に大きな差があっても CUS の大きさやその数はほとんど変わっていないことがわかる。VOR gain の値に比べて CUS が大きすぎる，または小さすぎる場合，アーチファクトの影響を考え，対処法を講じた上で再検査を行うことが望ましい。

次に図2は同じ被検者（図1の被検者とは異なる）に vHIT を行ったものである。図2a の VOR gain は 0.62 で CUS も小さいのに対し，図2b の VOR gain は 0.49 で CUS が大きくなっている。これは検査における最大角速度が異なるからである。半規管機能が低下している側に vHIT を行う場合，刺激速度（最大角速度）が大きければ大きいほど，VOR gain は低下し，CUS は大きくなる傾向がある。このため VOR gain を比較したいのであれば，検査ごとに最大角速度が変わらないよう配慮して検査を行う必要がある。

（新藤 晋）

26 Head Impulse Test（HIT/vHIT）

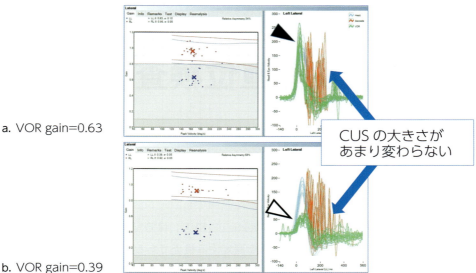

a. VOR gain=0.63

b. VOR gain=0.39

**図1　同一被検者におけるスリップアーチファクトの有無によるvHITの比較**
a．患側のVOR gainは0.63と軽度の低下にとどまっているが，波形をみると明瞭なCUSが認められる。また，head impulse中の眼位（黒矢頭）はスパイク状に大きなピークを認め，一部は頭位のピークよりも高くなっている。典型的なスリップアーチファクトの所見である。
b．患側のVOR gainは0.39と高度に低下し，図1aとほぼ同程度のCUSを認める。また，head impulse中の眼位（白矢頭）は低く抑えられており，適切に検査が行われていることがわかる。

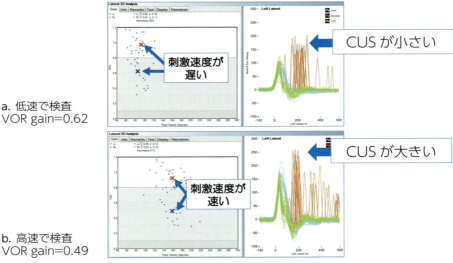

a. 低速で検査
VOR gain=0.62

b. 高速で検査
VOR gain=0.49

**図2　同一被検者における異なる刺激速度（最大角速度）によるvHITの比較**
a．低速で検査を行った場合。VOR gainは0.62と軽度の低下にとどまっている。CUS（矢印）は小さく，最大角速度は200°/秒以下である。
b．高速で検査を行った場合。VOR gainは0.49と低速で検査を行った場合と比較してより大きく低下している。またCUS（矢印）は大きく，最大角速度は約250°/秒まで出ている。

# 27 平衡

# 自覚的視性垂直位検査（SVV）

## はじめに

　自覚的視性垂直位（subjective visual vertical：SVV）は暗室で視覚的に自覚的な垂直位と，実際の垂直位（客観的な垂直位）とのずれを測定する検査である。SVV に関する研究は様々な領域で行われているが，めまい・平衡障害の機能検査としての主たる目的は耳石器を含む前庭機能の左右不均等の検出および中枢における重力認知経路の機能評価である。SVV でなく自覚的視性水平位（subjective visual horizontal：SVH）を測定している施設もあるが，SVV と SVH に本質的な違いはないと考えられる。本項では SVV の検査方法，結果の解釈について概説する。

## 1  自覚的視性垂直位（SVV）

　SVV は視覚的に「指標となるバーが空間に対して垂直である」と判断した位置の傾斜の方向と角度を計測する。一般的に軸位面，矢状面での SVV の測定は困難であり，臨床的には冠状面での測定が行われている。SVV は一般的に耳石器機能，主に卵形嚢の機能を反映すると考えられてきた。その根拠として一側の前庭神経切断術後の眼球回旋について，眼球は患側方向へ回旋性に偏位し，この眼球回旋の角度と経時的に測定した SVV の傾斜角度に相関がみられ，前庭神経切断術後の持続的な眼球回旋は，卵形嚢神経から前庭神経核への入力が低下し静止時電位が減少するためであり，SVV 偏位は卵形嚢機能を主に反映するとされた[1]。一方，眼球回旋角度と SVV の傾斜角度の間に関連は認めなかったとする報告[2]もあり，SVV の偏位が卵形嚢機能を反映するか否かについてはいまだに意見が分かれている。近年，垂直半規管による入力の不均等が中枢の重力認識に極めて重要であることが明らかになり，SVV は耳石器機能を反映するがその他，半規管はじめ重力認知経路の影響を受けるため，SVV 測定は単なる耳石器機能検査と捉えるのではなく重力認知経路の冠状面における前庭緊張不均等の検出と考えるべきである[3,4]。

　検査対象としては，前庭機能の評価目的としてすべてのめまい患者が適応となる。検査は容易であり，検査の理解ができれば，幼児から高齢者まで可能である。ただし，視力障害を伴っている場合や坐位を保てない場合には施行が困難である。

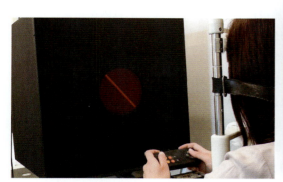

図1 SVVの測定装置および検査風景
実際の検査は暗所で行う。操作ボタンを用いてバー垂直位に調整する。

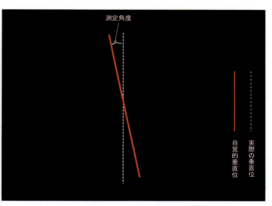

図2 SVVの測定方法
赤色（実線）：自覚的垂直位；被検者が垂直と感じる位置。
白色（点線）：他覚的垂直位；真の重力の方向。
測定角度：真の重力の方向と自覚的垂直位の誤差（角度）が測定値となる。筆者の施設では反時計回り方向を「－」，時計回り方向を「＋」と設定している。

## 2　SVVの測定

　SVVの測定に際し，測定に用いられる指標（バー）の周囲の視覚環境，取り囲む枠（フレーム）などの角度，背景因子がSVVの角度に影響をもたらすことが知られており，影響を与える要因を排除した条件下で測定する必要がある。そのため，通常SVVの測定は暗所で行われる。立位または坐位の直立姿勢で，眼前に設置した蛍光を発する細長いバーを任意の角度に傾いた位置から被検者が垂直と感じる位置に合わせる。実際の垂直位と自覚的垂直位とのずれを測定し，5～10回の平均値を測定値としている（図1,2）。検査上の注意点として，高齢者では，ボタン操作の理解が難しいことがある。何度か実際に垂直位に合わせる動作を試行してもらった上で，検査を行うことが望ましい。ボタン操作が難しい場合，口頭で垂直位を伝えてもらい，ボタン操作を検者が行うこともある。電子機器を用いるため，コンピューターのスクリーン画面，検査結果印刷のためのプリンターの光等，完全に暗所をつくることに難渋することがある。その際は暗幕を用いるなどの工夫が必要である。微妙な角度変化（正常±2°～2.5°）を扱う繊細な検査であり，SVV装置が設置された環境（装置を置いている床の角度）によって検査誤差が生じてしまう可能性がある。安定した検査を行うため，実際の垂直位が本当に垂直であるかを日々慎重に確認しておく必要がある。

## 3　結果の解釈

　SVVの測定は，被検者が垂直と感じる位置と他覚的垂直位（真の重力方向）との誤差（角度）が測定値となる。筆者の施設では反時計回り方向を「－」，時計回り方向を「＋」と設定している（図2）。

健常者では実際の垂直位と SVV 測定値との誤差は 2° 以下で，ほとんどの場合 1° 以下である。施設により正常値は一定していないが，多くの施設は 2° 以内もしくは 2.5° 以内を正常としている。一般的に迷路破壊術後，前庭神経切断術後の急性期や前庭神経炎，メニエール病などの内耳疾患では急性期 SVV は患側へ偏位する。良性発作性頭位めまい症では急性期でも 2° 以上の病的偏位をきたすことは少ない[5]。一側の迷路破壊術後，急性期には健側向きの眼振が生じるが時間とともに減弱し，多くの場合完全に消失するが，同様に迷路破壊術後，前庭神経切断術後の急性期や前庭神経炎，メニエール病などの内耳疾患では急性期 SVV は患側へ偏位し，その後徐々に正常化する[5,6]。この代償は耳石器からの入力を受ける中枢神経系の機能によると推測されている。すなわち，急性期を過ぎると SVV は正常化してしまうため，急性期を過ぎた，寛解期，慢性期に SVV を測定しても正常となることが多く，SVV が正常であっても卵形嚢機能が回復しているか否かは不明である。

中枢疾患に関しては急性期脳幹病巣症例について前庭神経核を含む下部脳幹病変では，SVV は患側へ偏位し，Cajal 間質核を含む上部脳幹病変や nodulus を含む一側小脳病変では，SVV は健側へ偏位する[2,3,7]。

## おわりに

SVV 測定は大きな器具を必要とせず，患者に苦痛を与えず，短時間でできる機能検査である。SVV は急性期を過ぎると中枢，末梢の障害部位の機能が回復しなくても正常化することが多く，温度刺激検査や VEMP と異なり，SVV が正常であるから耳石器の機能が正常，と診断できる単なる末梢耳石器の機能検査ではない。しかし，SVV を測定することによって，眼振所見からは得られない前庭機能の左右不均衡が検出できる可能性がある。また，結果が数値として表されるため，評価が容易であり慢性的なめまい患者の経過観察に適している。

（小川　恭生）

### 参考文献

1) Curthoys IS, Dai MJ, Halmagyi GM. Human ocular torsional position before and after unilateral vestibular neurectomy. Exp Brain Res. 1991；85：218-225.

2) Dieterich M, Brandt T. Ocular torsion and tilt of the subjective visual vertical are sensitive brainstem signs. Ann Neurol. 1993；33：292-299.

3) Dieterich M, Brandt T. Perception of Verticality and Vestibular Disorders of Balance and Falls. Front Neurol. 2019；10：172.

4) 小川恭生．めまい平衡検査の原点から現状，そして未来へ　自覚的視性垂直位. Equilibrium Res. 2020；79：211-217.

5) Böhmer A, Rickenmann J. The subjective visual vertical as a clinical parameter of vestibular function in peripheral vestibular disease. J Vestib Res. 1995；5：35-45.

6) Ogawa Y, Otsuka K, Shimizu S, et al. Subjective visual vertical perception in patients with vestibular neuritis and sudden sensorineural hearing loss. J Vestib Res. 2012；22：205-211.

7) Friedmann G. The influence of unilateral labyrinthectomy on orientation in space. Acta Otolaryngol. 1971；71：289-298.

# 28

平衡

# Sono ocular test

## はじめに

Tullio 現象は音刺激によって眩暈あるいは眼振が誘発される徴候である。一般的に迷路梅毒，メニエール病[1-4]，外リンパ瘻[5] などの疾患でみられるとの報告が多い。内耳[6] および耳小骨奇形[7] での報告もみられるが，ほとんどが感音難聴症例であり，伝音難聴症例や聴力正常例での報告は Erlich ら[8] や谷野ら[9] によるものや，真珠腫性中耳炎の外側半規管瘻孔で Tullio 現象がみられることも知られている。Tullio 現象を確認するためには，Stephen ら[1] の考案した音刺激による眼球運動の記録法である sono ocular test が有用とされる。これは誘発される微細な眼球運動を遮眼状態で ENG にて記録する方法であり，音刺激中に眼振を認め，特に Tullio 現象が陽性になりやすい周波数は 600〜800 Hz，刺激音圧は 110 dB 刺激が有用と報告されている[10,11]。

## 1 検査の概要

### 1 検査の意義

強大音聴取時や大声を出したときに眩暈や浮動性眩暈を生じた際に，末梢前庭刺激によって誘発されたか否かを鑑別するのに用いられる。特に半規管瘻孔がある場合には，Tullio 現象によって誘発される眼球運動の方向は刺激された半規管の面に一致するため，眼球運動を分析することは瘻孔部位の診断につながり，sono ocular test の臨床診断学的意義はさらに大きくなる。Tullio 現象は半規管瘻孔の閉鎖によって高率に改善することが報告されている[12]。

### 2 検査の適応

問診で強大音を聴取した時の眩暈や浮動感を訴えた症例は全て対象となるが，伝音難聴がある場合には検査の陽性率が低くなるため留意する必要がある。また，高度の視力障害を認める例では眼病変により角膜—網膜電位が著しく低下している場合があり，ENG 記録に際しては注意が必要であるため，赤外線 CCD フレンツェルによる眼球運動の観察を併用するのが望ましい。sono ocular test で眼球偏倚が記録される症例では，Click や Tone Burst 刺激による気導または骨導 VEMP の検査中にめまい感を訴えることが多い。

### 3 対象疾患

　Tullio 現象を認めやすい疾患としては，中耳真珠腫による外側半規管瘻孔や外リンパ瘻などの迷路瘻孔と，内リンパ水腫の関与が示唆される高度感音難聴やメニエール病が知られている。前半規管の上面を覆う中頭蓋窩天蓋や上錐体洞の骨欠損によって頭蓋底側に迷路瘻孔が生じる上半規管裂隙症候群が最初に報告されて以来[13]，同症候群の Tullio 現象の報告は欧米を中心に増加しており，近年 Tullio 現象の存在は，上半規管裂隙症候群の診断基準の1項目に入れられている[14]。

## 2 検査の実際

### 1 検査方法

①ENG の水平誘導の記録法に準じて電極を前額部および外眼角部に固定する。
②正面注視および閉眼下に自発眼振の有無を確認する。
③オージオメーターまたは SR の音刺激を用いて 1000 Hz，110 dB の音を5秒間与え，誘発される眼球運動（眼球偏倚もしくは眼振）の記録を行う。与える音は連続音よりも断続音の方が眼球運動を誘発するのに適している。眼球運動が誘発されたら，反応閾値を調べるために同周波数のまま音の強さを 10 dB ずつに下げていき，眼球運動が認められなくなるまで施行する。もし眼運動が誘発されない場合には 10〜20 秒間休息をとった後に 500 Hz，110 dB の音刺激を5秒間行い，その後は 250 Hz，95 dB，2000 Hz，110 dB，そして 4000 Hz，110 dB の音刺激を与えて眼運動が誘発されるか記録を行う。もし被検者が強大音に耐えられない場合には，刺激音の大きさを我慢できる最大限に設定する。

### 2 判定方法

　以上の一連の検査にて，検査前に全く認められなかった眼運動が音刺激によって誘発された時，もしくは既に存在する自発眼振が有意に増強した場合には，sono ocular test 陽性と判定する。上半規管裂隙症候群は，瘻孔部分が内耳において正円窓，卵円窓に次いで第三の窓として働き，音刺激や圧刺激によって外リンパ還流に変化が生じてめまいや視野の偏倚を感じる。代表的な前庭症状には Tullio 現象と瘻孔症状がある。上半規管裂隙症候群の場合，Tullio 現象や瘻孔症状は瘻孔のサイズが大きいほど認められやすいといわれているが，その頻度は必ずしも高くない[15,16]。しかし，疾患特異性は高いのでバラニー学会では診断基準に入っている。

### 3 検査結果

　次に検査結果を提示する。上半規管裂隙症候群の ENG 記録（図1：オージオメーターによる音刺激[17]，図2：SR による音刺激[18]）を示す。上半規管裂隙症候群では，外耳道への圧刺激および

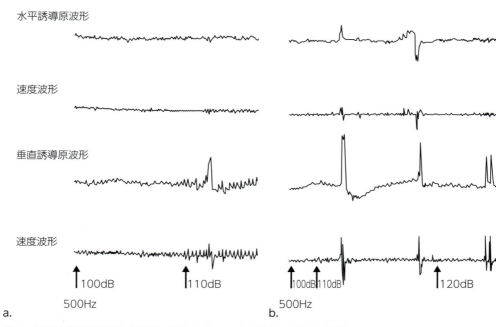

**図1** 両側上半規管裂隙症候群で見られた Tullio 現象の ENG 記録
a. 右刺激　b. 左刺激　（文献 17 より転載）

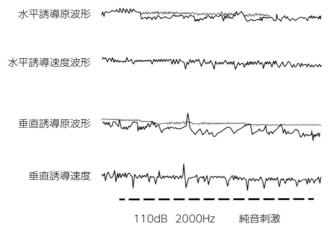

**図2** 右上半規管裂隙症候群で見られた Tullio 現象の ENG 記録
（文献 18 執筆時の検査記録を元に作成）

音刺激によってねじれの要素を含む垂直方向の眼球運動が誘発されることが知られている[17-20]。具体的には，音刺激によって右上半規管裂隙症候群では被検者から見て時計回り（左向き回旋性）で，左上半規管裂隙症候群では被検者から見て反時計回り（右向き回旋性）で上眼瞼向きの眼球偏位が見られることが多く，眼球偏奇は眼振の緩徐相に一致する。上半規管裂隙症候群において記録された Tullio 現象の眼球運動の性状はほぼ共通しており，裂隙が存在する上半規管は音刺激によって正に刺激されやすいことが理解できる[17-20]。

（高浪　太郎，鈴木　光也）

### 参考文献

1) Stephens SD, Ballam HM. The sono-ocular test. J Laryngol Otol. 1974；88：1049-1059.
2) 内藤儁．メニエール病における Tullio 現象について．日耳鼻．1957；60：337-338.
3) 小出千秋，樋口博行，金野克．Tullio 現象を示した 1 症例．耳鼻臨床．1985；78：78：1569-1576.
4) Suzuki M, Kitajima N, Ushio N, et al. Changes in the Tullio phenomenon and the fistula sign in the course of endolymphatic hydrops. ORL J Otorhinolaryngol Relat Spec. 2003；65：125-128.
5) Fox EJ, Balkany TJ, Arenberg IK. The Tullio phenomenon and perilymph fistula. Otolaryngol Head Neck Surg. 1988；98：88-89.
6) Kwee HL. The occurrence of the Tullio phenomenon in congenitally deaf children. J Laryngol Otol. 1976；90：501-507.
7) Kwee HL. A case of Tullio phenomenon with congenital middle-ear abnormalities. ORL J Otorhinolaryngol Relat Spec. 1972；34：145-152.
8) Erlich MA, Lawson W. The incidence and significance of the Tullio phenomenon in man. Otolaryngol Head Neck Surg. 1980；88：630-635.
9) 谷野徹，山本昌彦，長船宏隆，他．Tullio 現象の 1 例．臨床耳科．1983；10：76-77.
10) Huizinga E. The reaction of tullio and the fenestration operation. Laryngoscope. 1952；62：741-751.
11) Kacker SK, Hinchicliffe R. Unusual Tullio phenomenon. J Laryngol Otol. 1970；84：155-166.
12) Gersdorff G, Blaivie C, de Foer B, et al. Evaluation of the transmastoid plugging approach for superior semicircular canal dehiscences：a retrospective series of 30 ears. Eur Arch Otorhinolaryngol. 2022；279：4861-4869.
13) Minor LB, Solomon D, Zinreich JS, et al. Sound-and/or pressure-induced vertigo due to bone dehiscence of the superior semicircular canal. Arch Otolaryngol Head Neck Surg. 1998；124：249-258.
14) Ward BK, van de Berg R, van Rompaey V, et al. Superior semicircular canal dehiscence Syndrome. Diagnostic criteria consensus document of the committee for the classification of vestibular disorders of the Bárány Society.J Vestib Res. 2021；31：131-141.
15) Ostrowski VB, Byskosh A, Hain TC. Tullio phenomenon with dehiscence of the superior semicircular canal. Otol Neurotol. 2001；22：61-65.
16) Chien WW, Janky K, Minor LB, et al. Superior canal dehiscence size：multivariate assessment of clinical impact. Otol Neurotol. 2012；33：810-815.
17) 鈴木光也，加我君孝，中村雅子．両側上半規管裂隙症候群（Superior canal dehiscence syndrome）の 1 症例．耳喉頭頸．2003；75：23-26.
18) Suzuki M, Okamoto T, Ushio M, et al. Two cases of Tullio phenomenon in which oval and round window reinforcement surgery was effective. Auris Nasus Larynx. 2019；46：636-640.
19) Minor LB. Clinical Manifestations of Superior Semicircular Canal Dehiscence. Laryngoscope. 2005；115：1717-1727.
20) 瀧正勝，長谷川達央，坂口博史．上半規管裂隙症候群の 1 例．Equilibrium Res. 2009；68：143-148.

# D　鼻科

**29** 鼻科

# 鼻腔通気度検査

## はじめに

　「鼻閉」は最も頻度の高い鼻症状の一つであり，多くは鼻粘膜の腫脹を伴うアレルギー性鼻炎や慢性副鼻腔炎などが原因となる。しかし，患者の訴える「鼻閉」は感覚的な症状であり，必ずしも鼻粘膜の腫脹を伴うものではなく，萎縮性鼻炎でも鼻閉感を生じる。そのため，鼻閉の診断には客観的な鼻腔通気性の評価が不可欠である。現在，客観的な鼻腔通気性の評価には，鼻腔抵抗を測定する生理学的検査の鼻腔通気度検査と，鼻腔断面積・鼻腔容積を測定する形態学的検査の音響鼻腔計測検査が主に用いられている。

## 1 鼻腔通気度検査 （rhinomanometry）

　鼻腔抵抗を測定する検査であり，保険診療上の適応は，①鼻閉の原因となる鼻副鼻腔疾患の手術適応の決定や術後の経過観察，②睡眠時無呼吸症候群の診断，③神経性（心因性）鼻閉症の診断である。その他，臨床では鼻副鼻腔疾患の薬物治療の適応の決定や効果判定にも応用されている。

　検査法の原理は，安静呼吸時の鼻腔抵抗，鼻腔前後の圧差，鼻腔気流量の三者の関係が，電気回路のオームの法則（電気抵抗 R＝電圧 V/電流 I）に準ずることに基づいている。鼻腔前方の圧と鼻腔気流量の測定は容易であるが，後鼻孔の圧の測定に工夫が必要であり，その測定法によってアンテリオール法とポステリオール法に大別される。

　鼻腔通気性は，体位や環境などの様々な因子の影響を受けるため，正確に測定するためには，測定の前は少なくとも 10 分以上安静を保ち，環境に順応させる必要がある。

　アンテリオール法は，片側ずつ鼻腔抵抗を測定する方法であり，対側の前鼻孔から後鼻孔の圧を導出する[1]。アンテリオール法は，さらにオリーブ状のノズルを用いるノズル・アンテリオール法とフェイスマスクを用いるマスク・アンテリオール法に分けられる。アンテリオール法は，片側の鼻腔抵抗を測定する方法であるため，両側の総鼻腔抵抗は並行抵抗のオームの法則（1/R＝1/R1＋1/R2）の計算式で算出された値である。

　ポステリオール法は，後鼻孔の圧を口腔から導出する。アンテリオール法と異なり総鼻腔抵抗を測定でき，また片側の前鼻孔をテープで塞げば片側の鼻腔抵抗も測定できる。しかし，10 人のうち 1～2 人は口腔からの圧の導出が上手くできないという欠点がある。アンテリオール法と異なり，

29 鼻腔通気度検査　125

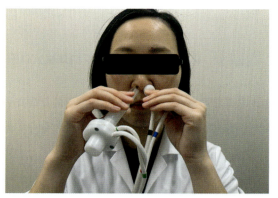

図1　ノズル・アンテリオール法におけるノズルの装着
右鼻腔測定時の被検者は，右側にノーズピース，左側に鼻栓をあて，安静鼻呼吸を続ける。

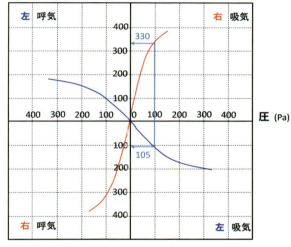

| 吸気　100Pa | 右 | 左 |
|---|---|---|
| 気流量　($cm^3$/sec) | 330 | 105 |
| 鼻腔抵抗　(Pa/$cm^3$/sec) | 0.30 | 0.95 |
| 鼻腔通気度 | 3.30 | 1.05 |

気流量：100 Paの吸気気流量
鼻腔抵抗＝100 Pa/気流量
鼻腔通気度＝気流量/圧(100 Pa)

図2　鼻腔通気度検査の測定データと結果の解釈
左右鼻腔それぞれの呼気と吸気の反復した安静鼻呼吸を示している。左鼻腔は右鼻腔と比較して波形が横になっており，気流量が低下している。吸気100 Paを示した点線と測定曲線の交点から気流量が求められる。気流量は，右330 $cm^3$/sec，左105 $cm^3$/secを示している。鼻腔抵抗は，それぞれ0.30 Pa/$cm^3$/sec，0.95 Pa/$cm^3$/secであることから，総鼻腔抵抗は，0.23 Pa/$cm^3$/secと算出される。鼻閉の程度は正常と判定される。

　片側の完全鼻閉があっても測定は可能である。日本鼻科学会は，日本人の鼻腔抵抗の測定にはノズル・アンテリオール法を推奨している（図1）。

　測定記録された圧-気流量曲線はS字状となり鼻腔抵抗は一定した値とはならない（図2）。そのため，鼻腔抵抗を比較するには基準点における鼻腔抵抗を代表値とする必要がある。本邦では吸気100 Paの鼻腔抵抗を代表値とすることが多い。日本人成人の基準値は，0.25±0.10 Pa/$cm^3$/secである（表1）。小児では身長が低いほど鼻腔抵抗は大きくなるが，小学校6年生（140 cm以上）以

上では成人の値に近似する[2]。

## 2 音響鼻腔計測検査（acoustic rhinometry）

　鼻腔に放射した音の反射から鼻腔の断面積を測定する形態学的な検査法であり，前鼻孔から任意の距離の鼻腔断面積のほかに，任意の距離間の断面積を積分することによって鼻腔容積がわかる。

　金属製の円筒状のノーズピースを片側の前鼻孔にあて，軽く開口し息を止めた状態で測定する。鼻腔通気度検査よりも簡便な検査であり，3歳頃から測定できる。

　測定結果は，断面積–距離曲線で示される（図3）。前鼻孔から約2 cmの部位にfirst notch（I-notch）とsecond notch（C-notch）と呼ばれる解剖学的狭窄部位があり，それぞれ鼻弁部，下鼻甲介前端部を示している。測定結果の評価指標としては，最小鼻腔断面積や前鼻孔から0〜7 cmの鼻腔容積などがある。鼻腔形態は人種間に差があるため国際的な基準値はなく，日本人の基準値の制定が必要である。

### おわりに

　鼻科学検査は，標準純音聴力検査をはじめとする耳科学検査に比べて，検査結果を数値として表すことができる検査が著しく少ない。本項で解説した2つの検査法は，鼻科学領域における数少ない客観的検査法であり，耳鼻咽喉科医にとって十分に理解すべき検査法である。

（竹内　裕美，中村　陽祐）

/// 参考文献 ////////////////////////////////////////////////////////////////

1）竹内裕美.【臨床力UP！ 耳鼻咽喉科検査マニュアル】鼻・副鼻腔の検査　鼻腔通気度検査. 耳・頭頸外科. 2017；89：207-212.
2）Naito K, Kobayashi R, Kato H, et al. Assessing nasal resistance in Japanese children by active anterior rhinomanometry. Fujita Med J. 2018；4：50-53.

表1 総鼻腔抵抗からみた鼻閉の重症度

| 総鼻腔抵抗 | 鼻閉の重症度 |
|---|---|
| 0.75 Pa/cm³/sec 以上 | 高度鼻閉 |
| 0.50 Pa/cm³/sec 以上 | 中等度鼻閉 |
| 0.25 Pa/cm³/sec 以上 | ほぼ正常〜軽度鼻閉 |
| 0.25 Pa/cm³/sec 未満 | 正常 |

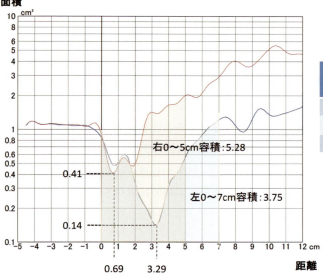

図3 音響鼻腔計測検査の測定データと結果の解釈
各鼻腔の断面積が前鼻孔から連続して示されている。両鼻腔ともI-notchとC-notchを認める。最小鼻腔断面積は，左0.14 cm²，右0.41 cm²で，それぞれの前鼻孔からの位置は，左3.29 cm，右0.69 cmを示している。前鼻孔から0〜5 cmおよび0〜7 cmの各鼻腔容積も算出される。0〜7 cm容積の左鼻腔は3.75 cm³，0〜5 cm容積の右鼻腔は5.28 cm³を示している。
MCA：最小鼻腔断面積

# 30 鼻科

# 嗅覚検査
# （基準嗅力検査，静脈性嗅覚検査）

## はじめに

　嗅覚障害を引き起こす原因疾患の鑑別や予後診断は，詳細な問診，内視鏡検査，画像検査，血液検査，そして嗅覚検査の結果から行われる。日本で診療報酬請求が可能な標準的な嗅覚検査は，基準嗅力検査と静脈性嗅覚検査（アリナミンテスト）の2つである。嗅覚障害の自覚症状と検査所見は必ずしも一致しないため[1]，聴力検査同様，嗅覚検査は，病態の正しい評価を行うためにも重要である。いずれの検査法についても，検査手順を理解し，結果から得られる見解，あるいは治療効果の評価をわかりやすく患者へ説明することが求められる。本項では実例を挙げて，検査の手法とその結果の解釈について解説する。

## 1 基準嗅力検査

　基準嗅力検査は，T&Tオルファクトメーター（図1）を用いて行う自覚的検査であり，嗅覚域値と同定能の評価が含まれているとされている[2]。検査はA〜Eの基準臭を用いて行う（表1）。各基準臭は5を最も濃い濃度とし，順次10倍単位に−2までの8段階で濃度が設定されている（Bのみ溶解度の点で濃度が調整不可であるため，4までの7段階である）。それぞれ0を正常嗅覚者の域値濃度としている。なお，「域値」とは臨床的手技でそれほど厳密ではなく，実用的に「いきち」を測定した場合の表記に使用され，また，生理学的方法で厳密に「いきち」を決めた場合には「閾値」と表記される。

　検査は，検者が幅7 mm，長さ140 mmの専用濾紙（ニオイ紙）を用いて，A, B, C, D, Eの順に行う。ニオイ紙の一端を持ち，反対端の10 mm程度を基準臭に浸して被検者に渡す（図2）。被検者はニオイ紙の先端を鼻先約1 cmに近づけてにおいを嗅ぎ，においの有無，においの種類を回答する。被検者が回答に迷う場合や小児に対して検査を行う場合には，表2に示すにおい語表を被検者に提示して行い[3]，各基準臭に対して（1）または（2）を選択した場合に正解としてよい。嗅覚域値を得るには，−2の濃度から段階的に上げていき，においを感じ始めた濃度を検知域値（○），においの正しい答えが得られた濃度を認知域値（×）としてオルファクトグラムに記入する（図3）。最も濃い濃度でも分からない場合（スケールアウト）は↓印を用いて記入する。結果はオルファクトグラムに示した基準臭の検知域値，認知域値の値を (A+B+C+D+E)/5 の計算式を用

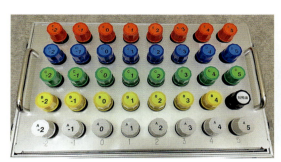

図1　T&T オルファクトメーター

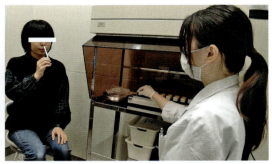

図2　実際の検査の様子（T&T オルファクトメーター）

表1　T&T オルファクトメーターの嗅覚測定用基準臭

| 嗅素符号 | 一般名 | においの性質 |
|---|---|---|
| A | β-Phenylethyl alcohol | バラの花のにおい，軽くて甘いにおい |
| B | Methyl cyclopentenolone | 焦げたにおい，カラメルのにおい |
| C | Isovalericacid | 腐敗臭，古靴下のにおい，汗くさいにおい |
| D | γ-Undecalactone | 桃のカンヅメ，甘くて重いにおい |
| E | Skatole | 糞臭，野菜くずのにおい，いやなにおい |

表2　T&T オルファクトメーターで用いるにおい語表

| 基準臭 | においの表現 | | | |
|---|---|---|---|---|
| A | (1) バラの花のにおい | (2) 良いにおい | (3) 汗くさいにおい | (4) いやなにおい |
| B | (1) 焦げたにおい | (2) カラメルのにおい | (3) バラの花のにおい | (4) 甘いにおい |
| C | (1) 汗くさいにおい | (2) いやなにおい | (3) 良いにおい | (4) 甘いにおい |
| D | (1) 良いにおい | (2) 甘いにおい | (3) いやなにおい | (4) 糞のにおい |
| E | (1) いやなにおい | (2) 糞のにおい | (3) 良いにおい | (4) 甘いにおい |

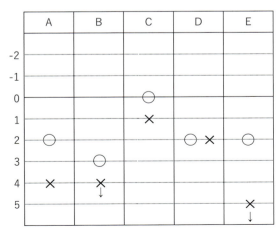

図3　オルファクトグラムの例
　　（○：検知域値，×：認知域値）
上記の例では平均検知域値が（2+3+0+2+2）/5＝1.8，平均認知域値が（4+5+1+2+6）/5＝3.6 で中等度障害となる。

い平均を求めて平均検知域値，平均認知域値とする。スケールアウトは A, C, D, E を 6，B を 5 として計算する。

　結果の判定は平均認知域値を用い，表3のように分類される。また，治療前後で検査を行うことで改善度の評価も可能である（表4）。この結果を元に，患者に客観的な情報を提供し，治療コンプライアンスの向上に繋げる。

　なお，本検査を行う上で，基準臭によるにおい汚染が問題となることがあるため，専用の脱臭装置を使用する，使用したニオイ紙をビニール袋内に直ちに破棄するなど，検査環境に十分注意を払う必要がある。

# 2　静脈性嗅覚検査（アリナミンテスト）

　静脈性嗅覚検査はアリナミン®注射液（一般名：プロスルチアミン，10 mg，2 mL）を静脈内に注射して行う。本検査のメカニズムは，アリナミンの分解産物メルカプタンが肺で拡散し呼気中に排出され，後鼻孔経由で嗅上皮に至り，嗅細胞を刺激してにおいを生じるとされているが，後鼻孔経由の呼吸機能を喪失した喉頭全摘術後患者でも本検査で反応が見られることがあり，嗅素が血行性に嗅細胞を刺激する可能性も考えられている[4]。

　検査は，まずアリナミン®注射液を被検者の上肢正中静脈へ 20 秒かけて等速度で注入する。被検者には安静呼吸をしてもらい，注射開始からにおいを感じるまでの時間を潜伏時間，においを感じてから消失するまでの時間を持続時間として測定を行う。においは通常，ニンニク臭として認知される。

　ときに注射してから注射部位や注入血管に沿って疼痛を訴えることがあり，その際には検査を中止する。これはアリナミンが pH 3.5 と酸性であり，血管痛を起こすことがあるためであるが，あらかじめ痛みが出ることがあることを被検者に伝えておく[5]。なお，痛み自体は半日程度で軽快することが多い。

　正常者の場合，潜伏時間：6〜10 秒（平均 8 秒），持続時間：45〜95 秒（平均 70 秒）である。嗅覚障害が存在すると，潜伏時間が延長し，持続時間が短縮する[6]。全く反応が認められない場合は嗅覚脱失とする。

　特に，気導性嗅覚障害において，静脈性嗅覚検査で反応がある場合には，治療によって嗅覚の改善を認めることが多いため，嗅覚障害の予後判定に有用な検査とされている[6]。しかしながら，アリナミンテストで嗅覚脱失であっても，嗅覚障害が改善する症例も存在するため，本検査のみで予後は判断すべきではない[7]。さらに，本結果を元に，患者に対して「もう治らない」などと伝えてしまうと，患者の精神面への影響のみならず，患者との信頼関係を失う恐れもあるため，注意が必要である。

表3 平均認知域値による嗅覚障害の程度分類

| 平均認知域値 | 嗅覚障害の程度 |
|---|---|
| ～1.0 | 正常 |
| 1.2～2.4 | 軽度低下 |
| 2.6～4.0 | 中等度低下 |
| 4.2～5.4 | 高度低下 |
| 5.6～ | 脱失 |

表4 平均認知域値を用いた嗅覚障害改善基準

| 改善度 | 平均認知域値 |
|---|---|
| 治癒 | 2.0以下に改善 |
| 軽快 | 1.0以上改善 |
| 悪化 | 1.0以上悪化 |
| 不変 | 上記以外 |

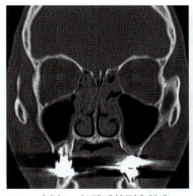
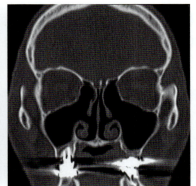

図4 症例1 オルファクトグラム（左：手術前，右：手術後）
症例1では初診時の平均検知域値が4.6，平均認知域値が5.6であり，脱失であった。術後3カ月後，平均検知域値が－0.8，平均認知域値が0.6と改善を示した。

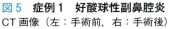

図5 症例1 好酸球性副鼻腔炎
CT画像（左：手術前，右：手術後）

## 3　症例提示

症例1　好酸球性副鼻腔炎　44歳　女性

9カ月前からの鼻閉，嗅覚障害に対して前医で加療するも改善なく，手術加療を行った患者である。初診時，術後3カ月の基準嗅力検査の結果を図4に，CT画像を図5に示す。篩骨洞優位の軟部陰影を認めている。術前の基準嗅力検査では平均認知域値が5.6と嗅覚脱失を呈し，自覚症状の

評価である嗅覚の visual analogue scale（VAS）は 8 mm，日常のにおいアンケート（SAOQ）[8] は 27.5％であった。アリナミンテストは潜伏時間 16 秒，持続時間 100 秒と潜時の延長がみられた。術後，平均認知域値は 0.6 と改善した。また，VAS は 72 mm，SAOQ は 100％，CT 画像においても篩骨洞の軟部陰影は消失，自覚的にも症状改善し，治癒と判断された。

症例 2　感冒後嗅覚障害　51 歳　女性

半年前の感冒後より異嗅症と嗅覚低下を認め，前医で加療するも改善せず，当院当科に紹介受診となった患者である。初診時の基準嗅力検査は，平均検知域値が 5.6，平均認知域値が 5.8 であり，嗅覚脱失を呈し，嗅覚の VAS は 6 mm，SAOQ は 20％であった。アリナミンテストは潜伏時間 7 秒，持続時間 145 秒と正常であった。治療開始 2 年後，平均検知域値が −0.4，平均認知域値が 1.6 と検査所見上では改善し，治癒と判断された。しかしながら，VAS は 48 mm，SAOQ は 52.8％と自覚症状としては罹患前の嗅覚の半分程度までの改善に留まっている。

症例 3　外傷性嗅覚障害　56 歳　男性

転倒による前額部受傷を機に嗅覚障害を認め，受傷 4 カ月後に受診した患者である。MRI 画像では左の嗅球を含めた前頭葉において外傷後の脳挫傷変化を認めた（図 6）。初診時の基準嗅力検査は，平均検知域値，平均認知域値ともに 5.8 と嗅覚脱失であり，嗅覚の VAS は 0 mm，SAOQ は 0％でアリナミンテストは無反応であった。治療開始 2 年後，平均検知域値が 1.6，平均認知域値が 2.6 まで改善がみられた。しかしながら，VAS は 39 mm，SAOQ は 25％と自覚的には治癒したと実感されておらず，引き続き定期的に評価を行っている。

本症例のように，嗅覚検査においてすべて反応がなくても，このように時間をかけて改善しうるため，発症初期の段階で「治らない」とはいえない。

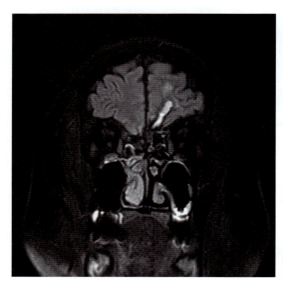

図 6　症例 3　外傷性嗅覚障害
MRI 画像

## おわりに

　嗅覚検査は，聴力検査同様，嗅覚刺激を与え，患者の反応から評価を行う検査であるため，患者の理解と協力がなければ正しい結果は得られない。さらに，基準嗅力検査においては，におい汚染予防が必要であるため，どこの施設においても施行できるわけではない。その代用として，VASやSAOQ[8]のような主観的評価を用いることは一つの手段である。しかし，疾患の重症度と治療効果の正確な評価を行うためには，嗅覚検査と主観的評価を合わせて評価を行うべきである。また，患者のコンプライアンスを高めるためにも有用である。結果の説明方法によっては患者のコンプライアンスや治療モチベーションを下げてしまいかねないので，注意が必要である。

（米澤 和，森 恵莉）

### 参考文献

1) 篠美紀，大氣誠道，洲崎春海．嗅覚障害者における visual analogue scale を用いた嗅覚評価の検討．日鼻科会誌．2006；45：380-384.
2) Hummel T, Whitcroft KL, Andrews P, et al. Position paper on olfactory dysfunction. Rhinol Suppl. 2017；54：1-30.
3) 三輪高喜．鼻・副鼻腔の検査　嗅覚検査．耳鼻・頭頸外科．2010；82：155-160.
4) 三輪高喜，池田勝久，小河孝夫，他．嗅覚障害診療ガイドライン．日鼻科会誌．2017；56：487-556.
5) Hatanaka S, Ishimaru T, Yata T, et al. Potential oscillation elicited by i.v. olfaction and its applicability as an objective clinical olfaction test. Acta Otolaryngol Suppl. 2004；553：65-73.
6) 篠美紀．嗅覚に関する検査　静脈性嗅覚検査．JOHNS. 2010；26：1123-1127.
7) 宇野匡祐，森恵莉，松脇由典，他．静脈性嗅覚検査に反応しない嗅覚障害例の予後についての検討．耳鼻展望．2014；57：316-321.
8) 都築建三，深澤啓二郎，竹林宏記，他．簡易な嗅覚評価のための「日常のにおいアンケート」．日鼻科会誌．2009；48：1-7.

# 31

鼻科

# アレルギー性鼻炎の検査

## はじめに

　アレルギー性鼻炎は，耳鼻咽喉科疾患の中で最も患者数が多く，診察の機会が多い疾患と考えられる。2020 年に『鼻アレルギー診療ガイドライン』が改訂され，問診や鼻腔内の観察により，アレルギー性鼻炎の典型的な鼻粘膜所見と症状を呈する場合には，臨床的にアレルギー性鼻炎と診断してもよいと記載されている。しかし，臨床的な診断が難しい場合や，薬物治療に反応が悪い場合，アレルゲン免疫療法を施行する場合には抗原を特定していくことが必要となる。問診および所見と検査によって，アレルギー性鼻炎の典型的な症状がみられ，鼻汁好酸球検査，皮膚テストまたは血清特異的 IgE 抗体検査が陽性であればアレルギー性鼻炎の確定診断が可能となる[1]。アレルギー性鼻炎の検査は，①アレルギー性かどうかを調べるための検査，②アレルゲンの感作を確認する検査に分けられる。問診と臨床症状，および各検査より原因抗原を特定していく。

## 1　鼻内所見

　鼻内所見は，アレルギー性鼻炎と似た症状を呈する疾患との鑑別や，重症度の評価に重要である。鼻腔内の観察から，下鼻甲介粘膜の色調，水様性鼻汁の分泌量，鼻汁の性状等を評価する。鼻内所見の程度分類を表に示す（表1）[1]。正常な例では，下鼻甲介粘膜は薄いピンク色を呈し，粘膜腫脹はなく中鼻甲介まで観察される。例えば，典型的な通年性アレルギー性鼻炎では下鼻甲介粘膜の蒼白な色調と浮腫性の腫脹がみられ（図1），花粉症の急性期では下鼻甲介粘膜の発赤もみられる（図2）。

## 2　鼻汁好酸球検査

　鼻汁中の好酸球の測定検査は，鼻腔のアレルギー反応の指標として用いられる。しかし，アレルギー性鼻炎以外にも好酸球増多性鼻炎等でも陽性になることがあり，鼻汁中の好酸球の出現のみでアレルギー性鼻炎とは診断できない。花粉症のシーズン外など有症時以外は検査しても陽性にならず，また，鼻汁が少ない場合や小児などでは十分な検査ができないことがある。鼻汁は鼻腔内より綿棒でぬぐうか，もしくはセロファン紙などに鼻をかませて採取する。採取した鼻汁をスライドガ

表1 鼻内所見の程度分類[1]

|  | ＋＋＋ | ＋＋ | ＋ | － |
|---|---|---|---|---|
| 下鼻甲介粘膜の腫脹 | 中鼻甲介みえず | （＋＋＋）と（＋）の間 | 中鼻甲介中央までみえる | なし |
| 水様性分泌量 | 充満 | （＋＋＋）と（＋）の間 | 付着程度 | なし |

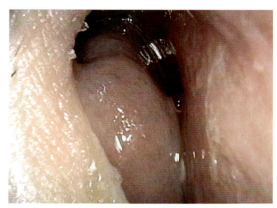

図1 通年性アレルギー性鼻炎の鼻内所見
下鼻甲介粘膜の強い腫脹（＋＋＋），蒼白な色調，水様性分泌（＋＋）がみられる。

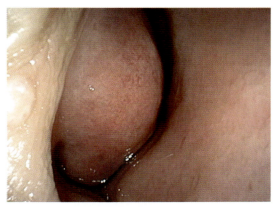

図2 花粉症急性期の鼻内所見
下鼻甲介粘膜の強い腫脹（＋＋＋），薄赤色の色調，水様性分泌（＋＋）がみられる。

ラスに薄く引き伸ばすように塗布し乾燥させる。ハンセル液（エオジノステイン®）を数滴滴下し30～45秒程度放置し，さらに蒸留水を数滴添加してさらに30秒程度放置する。次に，蒸留水を滴下してハンセル液を優しく洗い流す。その後，メタノールを滴下するかあるいはメタノールに浸し，スライドガラスを洗浄する。ハンセル液の脱色具合を見ながら洗浄を終了し，スライドガラスを乾燥させ顕微鏡にて観察する。赤色に染まった好酸球の量を判定する（図3）。弱拡大で好酸球が見られないものを（－），散在するものを（＋），群在を（＋＋＋）とし，（＋）と（＋＋＋）の間を（＋＋）とする。

# 3 皮膚テスト

　皮膚テストには，皮内テスト，プリックテスト，スクラッチテストなどがある。アレルゲンの感作を確認する検査であり，皮内テストは皮下免疫療法における閾値の決定にも利用される。皮膚テストはごくまれに全身反応が出現することもあり，注意が必要である。痛みの少なさ，症状との相関，安全性からプリックテストが主流となっている。アレルギー治療薬は結果に影響する可能性があり，検査に際し中止しておく必要がある（表2）[1]。湿疹がひどい場合や蕁麻疹患者には施行できない。皮内テストには，市販されている診断用アレルゲン皮内エキス，プリックテストにはスクラッチエキスが主に用いられる。

　プリックテストは，各抗原の間隔を2～3 cm程度あけ，皮膚に抗原液を滴下しその上から専用の針あるいは23ゲージ程度の針で軽く刺傷する（図4a）。その後，余分な抗原液は軽く拭き取る。10～15分後に判定し（図4b），膨疹が対照＋3 mm以上を陽性とする。紅斑の大きさは判定に利用しない。

　皮内テストは抗原液を皮内に注入する。反応が出た際に各抗原の紅斑が重ならないように，皮膚テストでは4 cmほどの間隔をあけておく。アルコール消毒を避けクロルヘキシジングルコン酸塩（ヒビテン®）等で消毒し，各種抗原液と対照液を細いツベルクリン針を用いて皮内に0.02 mL注射する。15分で膨疹と紅斑の径を測定する。紅斑が20 mm以上，または膨疹が10 mm以上で陽性と判定される（表3）[1]。

# 4 IgE抗体検査

　血清中の特異的IgE抗体の測定は，抗原の感作の確認に有用である。1回の採血で複数の抗原を検査可能であるが費用は高価である。アレルギー治療薬を使用している場合でも中止の必要はない。皮膚テストの結果と相関するが皮膚テストに比べ感度と特異度がやや低い傾向がある。アレルギー性鼻炎の重症度とは関連を認めない。特異的IgE抗体の測定には様々な方法が用いられるが結果は濃度やクラスで表記される。クラスは0から6まで評価され，クラス0は陰性，クラス1は疑陽性，クラス2以上は陽性となる。しかし，陽性であってもクラス5～6程度に上昇していると発症している可能性が高いが，クラス4以下では感作していても未発症者である場合も多い。

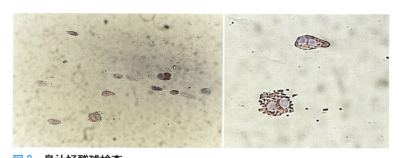

図3 鼻汁好酸球検査
細胞内顆粒が赤く染まった好酸球を（＋＋）程度，認める。

表2 皮膚テストに際しての薬剤中止期間の目安[1]

| 薬剤 | 中止期間 |
|---|---|
| 経口抗ヒスタミン薬 | 3〜5日 |
| 経口ステロイド薬 | 10 mg 未満：不要<br>10 mg 以上：3週間 |
| 鼻噴霧用ステロイド薬<br>抗ロイコトリエン薬<br>抗プロスタンディン D2・トロンボキサン A2 薬 | 不要 |

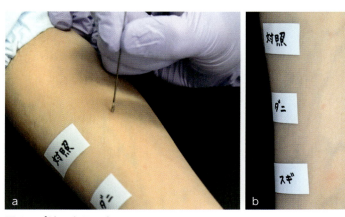

図4 プリックテスト
a. 皮膚に対照液と抗原液を滴下しその上から専用の針で軽く刺傷する。
b. 15分後，対照と比較しスギで ＋3 mm 以上の膨疹を認める。

表3 皮内テストの判定

| | ＋＋＋ | ＋＋ | ＋ | － |
|---|---|---|---|---|
| 紅斑 | 41 mm 以上 | 20 mm〜40 mm | 20 mm〜40 mm | 19 mm 以下 |
| 膨疹 | 16 mm 以上 | 10 mm〜15 mm | 9 mm 以下 | 9 mm 以下 |

特に，総 IgE 抗体の値が特に高い症例では特異的 IgE 抗体の陽性はより臨床的意義が低くなる可能性があり，結果の解釈には注意が必要である。また抗 IgE 抗体療法の適応判断に際しては総 IgE 抗体濃度の測定が必要である。

## 5　鼻誘発試験

鼻誘発試験は原因アレルゲンによるアレルギー性鼻炎症状を鼻内で再現できる検査であり臨床的意義が高い。アレルゲン免疫療法施行時の原因抗原の特定や，薬物療法の効果判定などに有用であるが，臨床で使用できる検査ディスクとしてハウスダストとブタクサが販売されていたが販売中止となったため，利用することができなくなっている。

### おわりに

臨床的に典型的なアレルギー性鼻炎の症状と所見を呈する症例については診断が容易なことも多いが，発症初期や小児では診断が困難なこともある。またアレルゲン免疫療法では治療効果を得るために抗原の特定が重要である。現在のところ，アレルギー性鼻炎は 1 つの検査法で確定診断を行うことはできないため，十分な問診とともに鼻内所見の観察，各種検査を組み合わせた総合的な評価が必要である。各検査の特徴とともに欠点も理解し慎重に診断することが重要である。

（櫻井　大樹）

### 参考文献

1) 日本耳鼻咽喉科免疫アレルギー学会，鼻アレルギー診療ガイドライン作成委員会．鼻アレルギー診療ガイドライン―通年性鼻炎と花粉症― 2024 年版（改訂第 10 版）．金原出版，2024.

# E 口腔咽頭科

# 32

口腔咽頭科

# 味覚検査

## はじめに

　味覚障害患者は，味覚低下や脱失といった量的味覚異常や，自発性異常味覚や異味症などの質的味覚異常のように多彩な症状を示すことが多い。味覚機能の評価は，患者の訴えている味覚異常について，その状態や程度を把握する上で重要である。臨床的な味覚機能検査は，被検者の申告に基づく自覚的検査法で，味神経の支配領域ごとに検査をする領域別検査と，口腔内全体を検査する全口腔検査に大別される。現在，臨床に実用化されている他覚的味覚機能検査はない。

## 1　領域別検査

　食物中の呈味物質が主に口腔内に分布する味蕾内の味覚受容体に結合することで，味覚の受容は始まる。味細胞で発生した活動電位は，味神経から脳幹を経て大脳皮質まで上行する。味神経は，その部位によって異なり，顔面神経の分枝である鼓索神経（舌の前方2/3）と大錐体神経（軟口蓋），舌咽神経（舌の後方1/3），迷走神経（咽頭・喉頭）の左右4対で支配している。この支配領域ごとの味覚機能の検査は，主に電気味覚検査と濾紙ディスク法による検査が用いられている。いずれも本邦で開発され，保険適用である。

　刺激範囲は直径5mmの円として設定され，測定部位は左右の鼓索神経・舌咽神経・大錐体神経領域の6カ所である（図1）。

### 1　電気味覚検査（Electrogustometry：EGM）

　舌に微弱な電流を流すと金属をなめたような味がすることを利用した検査で，電気味覚計（図2）を使用する。−6dB〜34dBまで，2dBごとの21段階の刺激が可能で，定量性に優れている。

　測定方法は，各測定部位に直径5mmの単極導子を接触させ，刺激時間は0.5〜1秒間，刺激間隔は1〜3秒間で通電し，上昇法で提示する。触覚以外の感覚（鉄をなめたような味など）がしたらボタンを押してもらい，閾値を記録する。特殊な味で基本味質を反映せず，中等度以上の電流になると三叉神経刺激である痛みなどの一般体性感覚として認識されることがあるので，注意が必要である。ペースメーカー装着者は，原則禁忌である。

32 味覚検査　141

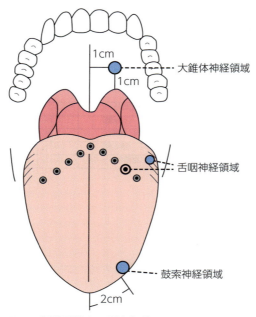

**図1　領域別検査の測定部位**
・鼓索神経領域：舌尖中央から2cm側方の舌縁
・舌咽神経領域：有郭乳頭直上または葉状乳頭直上
・大錐体神経領域：正中から1cm離れた硬口蓋と軟口蓋の境界の軟口蓋側

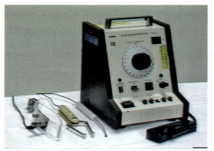
a. TR-06

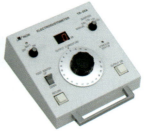
b. TR-06A

**図2　電気味覚計**

口腔咽頭科

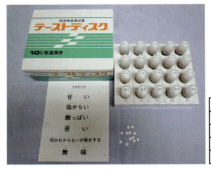

味溶液の濃度

| 濃度番号 | 1 | 2 | 3 | 4 | 5 |
|---|---|---|---|---|---|
| 甘味 S（ショ糖） | 0.3% | 2.5% | 10% | 20% | 80% |
| 塩味 N（食塩） | 0.3% | 1.25% | 5% | 10% | 20% |
| 酸味 T（酒石酸） | 0.02% | 0.2% | 2% | 4% | 8% |
| 苦味 Q（塩酸キニーネ） | 0.001% | 0.02% | 0.1% | 0.5% | 4% |

図3　テーストディスク

## 2　濾紙ディスク法による味覚検査

　検査キットであるテーストディスク®を使用する定性的な検査である。味溶液を1滴垂らした直径5mmの濾紙を小さな濃度番号から順に検査部位に3秒間置いて、感じた味を答えてもらい、味質を認知できる最小濃度を測定する。味溶液は、甘味、塩味、酸味、苦味の4味質で、5段階の濃度系列に調整されている（図3）。

## 3　結果の評価

　検査結果の記載例（図4）と検査の正常範囲（表1）を示す。味覚障害の診断には電気味覚検査と濾紙ディスク法を組み合わせて行うことが望ましい。この2つの検査は正の相関性を示すが、それぞれ特色を理解することが重要である。

　濾紙ディスク法は、神経支配領域ごとの基本味質別の評価が可能である一方、濃度設定が5段階で規則性がないため、定量性は十分とはいえない。

　電気味覚検査は、神経伝導路障害の判定に有用である。特に、顔面神経麻痺の障害部位の診断が可能となる（表2）。また、中耳手術前後の鼓索神経障害の評価や聴神経腫瘍・脳幹障害の診断にも使用される。一方、特殊な1種類の味で基本味質を反映していないため、定性評価はできず、解離性味覚障害や錯味の診断には適さない。

　電気味覚検査が正常で、濾紙ディスク法で閾値が上昇するという検査結果の乖離を示す症例を経験する。これらは、頭部外傷による中枢性味覚障害や心因性味覚障害でみられることもあるが、これらが除外された場合、亜鉛補充療法に良好な反応を示すことが多く、早期の味覚末梢受容器障害の存在を示すと考えられている。したがって、受容器障害の治療過程の評価には、濾紙ディスク法が適している。

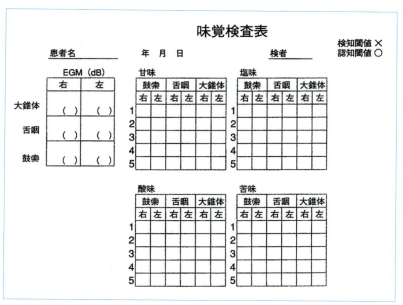

**図4 味覚検査結果の記載表例**
・EGM：閾値の数値（dB）を記入
・濾紙ディスク法：検知閾値を×、認知閾値を○で記入
　誤答は答えた味質を記入

### 表1　検査の正常範囲

①電気味覚検査

| 支配神経 | 正常範囲 |
|---|---|
| 鼓索神経領域 | 0～8 dB（40歳以上は～16 dB） |
| 舌咽神経領域 | 4～14 dB |
| 大錐体神経領域 | 8～22 dB |

※左右差はいずれの領域も6 dB以上を有意差とする

②濾紙ディスク法

|  | 鼓索神経・舌咽神経領域 | 大錐体神経領域 |
|---|---|---|
| 60歳以下 | 濃度番号2～3 | 濃度番号3～4 |
| 60歳以上 | 濃度番号～4 | （平均閾値は濃度番号5以上） |

### 表2　顔面神経麻痺の障害部位診断

| 障害部位 | 涙腺機能 軟口蓋の味覚 | アブミ骨筋反射 | 唾液腺機能 舌前方の味覚 |
|---|---|---|---|
| 内耳道 | × | × | × |
| 膝神経節 | × | × | × |
| 顔面神経管 |  |  |  |
| 　鼓室部 | ○ | × | × |
| 　垂直部 | ○ | ○ | × |
| 　茎乳突孔より末梢 | ○ | ○ | ○ |

表3 当科で採用している基準例

①味覚障害の重症度評価

| 正常 | 総平均値が，3.5 未満のもの |
|---|---|
| 軽症 | 総平均値が，3.5 以上 4.5 未満のもの |
| 中等症 | 総平均値が，4.5 以上 5.5 未満のもの |
| 重症 | 総平均値が，5.5 以上のもの |

②味覚障害の治療効果判定

| 治癒 | 総平均値が 3.0 以下になったもの |
|---|---|
| 改善 | 総平均値が 1 以上改善したもの |
| 悪化 | 総平均値が 1 以上悪化したもの |
| 不変 | 上記いずれの基準も満たさないもの |

※濃度 5 で認知しない場合，6 として平均を算定

## 4 味覚障害の重症度評価と治療効果判定

味覚障害の重症度や治療効果判定に決められた基準はないが，当科で採用している基準例を表3に示す。

# 2 全口腔検査

味質や濃度の異なる検査液を準備し，一定量を口の中に含ませ閾値濃度を測定する方法である。被検者が通常感じている味覚機能を反映しているが，口腔内の特定の部位の障害は判定できない。欧州でよく用いられている Taste strips 法（スプーン型の濾紙に 4 味質 4 段階の味質溶液を浸したのち乾燥させたものをなめてもらい，その味覚閾値を測定する）は全口腔検査の一種である。本邦では，検査液の濃度や用量が統一されておらず，各施設で調製が必要なことから，実地医療では難しいことが多い。

## おわりに

高齢化社会に伴い味覚障害患者は増加していて，耳鼻咽喉科の味覚障害診療へのニーズは高まっている。現状では，味覚機能検査を実施している施設は限られているといわざるをえない。味覚障害診療において，その程度を評価し，治療効果を判定するためには味覚機能検査は重要であり，検査の普及とその理解が深まることが望まれる。

（田中 真琴）

# 33 口腔咽頭科

# 免疫関連検査，難治性血管炎の検査

## はじめに

　口腔咽頭領域における自己免疫性関連の代表的疾患として，IgG4 関連疾患（IgG4 関連涙腺・唾液腺腺），シェーグレン症候群，自己免疫性水疱症，多発血管炎性肉芽腫症などが挙げられる。これらの疾患に対する検査としては，主として血液検査と病理組織学的検査が挙げられる。鑑別診断が多いこれらの疾患においては，適切なオーダーと的確な解釈が必要となり，本項では免疫血清学的検査を中心に概説する。

## 1 免疫関連検査

　持続する涙腺・唾液腺腫脹や口腔乾燥症状を呈し，IgG 関連涙腺・唾液腺炎やシェーグレン症候群が疑われる場合，IgG4 関連涙腺・唾液腺炎では血清 IgG4 値が高値となり，シェーグレン症候群では高頻度に抗 SS-A 抗体，抗 SS-B 抗体が陽性となる。ただし，両疾患ともに血清学的所見のみで鑑別および確定診断はできない点に注意が必要である。

　血清 IgG4 値は，健常人の多くは 40～80 mg/dL であり，高 IgG4 血症は 135 mg/dL 以上とされる。IgG4 関連疾患において，高 IgG4 血症がほぼ必発であるが，罹患初期や病変が限局する場合は血清 IgG4 値が 135 mg/dL 未満であることもある。その際は血清 IgG4/IgG 値比＞8％が代用可能となることが多い。注意点として，血清 IgG4 高値はキャッスルマン病やアレルギー性疾患（気管支喘息やアトピー性皮膚炎など），好酸球性多発血管炎性肉芽腫症などの血管炎にも認められ，必ずしも本疾患に特異的ではない点である。診断には他の臨床情報や病理組織学的所見を参考にする必要がある。また，IgG4 関連疾患は他臓器病変を伴うことも多く，肝機能や腎機能など全身合併症を念頭に置いた検査を行いたい。

　シェーグレン症候群を疑う場合は，自己抗体である抗 SS-A 抗体，抗 SS-B 抗体の検査を行う。抗 SS-A 抗体は，シェーグレン症候群の約 70～80％で検出されるが，他の膠原病（全身性エリテマトーデス，関節リウマチ，多発性筋炎・皮膚筋炎，混合性結合組織病など）でも陽性となることがあるため，疾患特異度は高くない。一方で，抗 SS-B 抗体はシェーグレン症候群患者における陽性率が約 30％と感度は低いものの，他の膠原病で陽性となることが少なく，シェーグレン症候群に対する疾患特異度は高い。抗 SS-B 抗体は，抗 SS-A 抗体と同時に陽性となることが多く，抗

SS-A 抗体陽性の場合には，抗 SS-B 抗体を測定するのが望ましい。シェーグレン症候群が疑われる場合は，抗核抗体（ANA），リウマトイド因子（RF），血清補体値（C3，C4，CH50）も測定するのがよい。なお，シェーグレン症候群における疾患活動性と抗 SS-A 抗体・抗 SS-B 抗体の抗体価はいずれも相関しない。IgG4 関連疾患同様，抗 SS-A 抗体・抗 SS-B 抗体陽性所見のみでは，シェーグレン症候群と確定診断できないため，他の臨床所見や病理組織学的所見と合わせて診断する必要がある。

　自己免疫性水疱症は，主として表皮または粘膜上皮に表皮内水疱を形成する天疱瘡群と，真皮表皮境界部に表皮下水疱を形成する類天疱瘡群に大別されている。天疱瘡群の中でも尋常性天疱瘡が，デスモソーム構成分子であるデスモグレイン 3 に対する自己抗体により，口腔粘膜に有痛性びらんが出現しやすく，難治性である。いわゆる Nikolsky 現象と呼ばれる臨床所見が有名で，正常に見える部位に摩擦などの圧力を加えると，上皮剥離やびらんを呈する。天疱瘡が疑われた場合，血清中の自己抗体（抗デスモグレイン 1 抗体，抗デスモグレイン 3 抗体）の有無を ELISA 法または CLEIA 法により検査する。病理組織学的には基底細胞が保たれ，それより上層の変化（墓石状上皮）がみられるため，類天疱瘡群と比べて水疱が柔らかく破綻しやすい。表皮粘膜上皮細胞の棘融解（acantholysis），蛍光抗体法で表皮細胞間の自己抗体沈着も特徴的所見である。

　類天疱瘡群は真皮と表皮粘膜上皮を接着する役割を担うヘミデスモゾームに対する自己抗体により表皮下水疱をきたす疾患で，口腔粘膜病変がみられるのは主として粘膜類天疱瘡である。粘膜類天疱瘡における代表的な自己抗原は，ヘミデスモゾームに存在する 180 kD 類天疱瘡抗原（BP180）やラミニン 322 であり，ELISA 法による抗 BP180 抗体検査は保険収載されている。確定診断には病理検査が必要で，粘膜全層を生検する必要がある。

## 2 　難治性血管炎

　耳鼻咽喉科領域で遭遇する頻度の高い難治性血管炎として，ANCA 関連血管炎に含まれる多発血管炎性肉芽腫症（granulomatosis with polyangiitis：GPA）のほか，近年疾患概念が定着している ANCA 関連血管炎性中耳炎（otitis media with ANCA-associated vasculitis：OMAAV）が挙げられる。GPA の 8 割以上は，上気道病変（鼻・耳・喉頭）で初発し，特に鼻副鼻腔病変の初発例が多い。病態には抗好中球細胞質抗体（antineutrophil cytoplasmic antibody：ANCA）が関与し，主要 ANCA として PR3-ANCA と MPO-ANCA があり，PR3-ANCA は GPA，MPO-ANCA は好酸球性多発血管炎性肉芽腫症（EGPA）の疾患マーカーとしてそれぞれ知られている。しかし，欧米人に比較してアジア人の場合，GPA でも MPO-ANCA は高率に陽性となる点に留意したい。

　難治性中耳炎である OMAAV では，MPO-ANCA 陽性率が約 6 割，PR3-ANCA 陽性率が約 2 割だが，両 ANCA 陰性例も 2 割程度認められるため，ANCA のみならず，臨床所見や組織像から総合的に判断し，診断には慎重を期したい。

　ANCA は血管炎以外では，潰瘍性大腸炎や薬剤投与でも陽性となることがある。ANCA を誘導しやすい代表的薬剤として抗甲状腺薬であるプロピルチオウラシルが知られており，投与された患

者の約 1 割が PR3-ANCA 陽性であったとされる。

## おわりに

　口腔咽頭領域に限らず，自己免疫性疾患や血管炎における検査には，ゴールドスタンダードはほとんどないといってよく，免疫血清学的検査をはじめ，臨床所見，病理組織学的所見などを組み合わせ，慎重に鑑別診断や除外診断を行い，総合的に判断していく必要がある。

（高野　賢一）

# 34 口腔咽頭科

# 睡眠検査（終夜睡眠ポリグラフィ，携帯型夜間モニター）

## はじめに

　睡眠時無呼吸症（sleep apnea disorders）に関する検査は，内視鏡検査や画像検査など多岐にわたるが，定義に基づいた診断は終夜睡眠ポリグラフィ（polysomnography：PSG）がゴールドスタンダードとされる睡眠検査によってなされる。PSG 検査をオーダーした医師は戻された結果データについて理解し，患者さんに説明しなければならない。本項では実際の PSG データの読み方を中心に解説する。

## 1　終夜睡眠ポリグラフィ（PSG）

　PSG とは睡眠中の脳波，眼電図，オトガイ筋筋電図，口鼻通気流量，胸腹部運動，動脈血酸素飽和度（パルスオキシメータ），心電図，前脛骨筋筋電図，体位，いびき音などを終夜にわたり多チャンネル記録し，各睡眠パラメータにて客観的に睡眠，呼吸，体動などに関連する生理的および病的な事象の質や量を客観的に数値化する検査である（図 1）。測定機器を睡眠ポリグラフ（polysomnograph），測定方法を睡眠ポリグラフィ（polysomnography），測定結果を睡眠ポリグラム（polysomnogram）と呼ぶ。アメリカ睡眠学会での分類（後述）では type 1 に分類される。質の高い PSG を実施するためには，専用の睡眠検査室と監視室，および夜間監視する睡眠検査技師が必

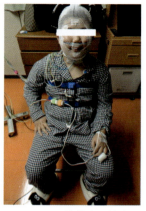

図 1　PSG 装着後の被検者

#### 表1 PSGにおける各パラメータ

| | | |
|---|---|---|
| TST：total sleep time（min.） | 総睡眠時間 | Stage N1＋N2＋N3＋REM |
| SPT：sleep period time（min.） | 睡眠時間 | 入眠から最終覚醒まで |
| TIB：total in bed（min.） | 総就床時間 | 消灯から起床まで |
| AHI：apnea hypopnea index（/h） | 無呼吸低呼吸指数 | 無呼吸低呼吸の総数/TST/60 |
| ODI：oxygen desaturation index（/h） | 酸素飽和度低下指数 | SpO2低下の回数の総数/TST/60 |
| arousal index（/h） | 覚醒反応指数 | 覚醒の総数/TST/60 |
| SE：sleep efficiency（%） | 睡眠効率 | TST/TIB×100 |
| SL：sleep latency（min.） | 入眠潜時 | 消灯から入眠までの時間 |
| REM latency（min.） | レム睡眠潜時 | 消灯から最初のレム睡眠までの時間 |
| WASO：wake time after sleep onset（min.） | 中途覚醒時間 | SPT中の覚醒時間の総和 |
| % StageREM, % StageN1, % StageN2, % StageN3, % Stage wake | 睡眠段階割合 | 各睡眠段階の時間の総和/SPT×100 |
| PLMI：periodic limb movement index（/h） | 周期性四肢運動障害指数 | Leg movement の総和/SPT×100 |
| REI：respiratory event index（/h） | 呼吸イベント指数 | 無呼吸低呼吸の総数/総記録時間/60（HSAT でのAHI相当） |

要となる。安全精度管理下で行う PSG は厚生労働省の定める施設基準があり，保険診療点数が高く設定されている。舌下神経刺激療法を行うためにはこの施設基準を満たす必要がある。PSG 検査の報告書に記載される代表的パラメータを表1に示す。

タイトレーションとは，気道陽圧呼吸療法（continuous positive airway pressure：CPAP）使用下で PSG を行い，圧設定や酸素流量を見定める検査のことを指す。通常監視下で行われ，呼吸イベントの出現状況を観察しながら，治療圧や流量を調整して至適圧・至適流量を決定する。本邦における安全精度管理下で行う PSG 施設基準の中に「タイトレーションを年間50症例以上」という条件が含まれている。

## 1 睡眠段階判定

両耳朶または乳様突起を不関電極とした単極誘導の頭皮上脳波（頭頂部 C3, C4, 後頭部 O1, O2, 前頭部 F3, F4 に装着し，片側は予備誘導とする），眼電図（右外眼角1cm上方と左外眼角から1cm下方），オトガイ筋電図（下顎下縁から1cm上方を不関電極とし，下顎下縁から2cm下方かつ2cm外側左右に装着し，うち一方は予備誘導とする）を記録することにより睡眠を判定する。睡眠脳波のスコアリングにおいて，30秒を1エポックと呼び，エポックごとに睡眠段階を判定する。睡眠段階の分類は Stage W（覚醒段階），Stage N1（睡眠段階1），Stage N2（睡眠段階2），Stage N3（睡眠段階3），および Stage R（睡眠段階レム）の4段階となる。ヒトの正常睡眠は，浅いノンレム睡眠から始まり，深いノンレム睡眠に進行する。レム睡眠とノンレム睡眠と約90分周期で交互に周期的に繰り返される。睡眠ステージの成人正常範囲は「N1：10%未満，N2：30〜50%，N3：10%以上，REM：20%以上」，小児は「N1：10%未満，N2：10〜50%，N3：30%以上，REM：10%以上」とされる。Stage N1, N2 は浅睡眠（shallow sleep），Stage N3 深睡眠

（deep sleep＝slow wave sleep）となる。視察判定は，検査開始の最初の区間（エポック）から30秒ごとに連続して行い，それぞれのエポックにいずれかの睡眠段階を割り当てる。1つのエポック中に2つ以上の睡眠段階が混在している場合，エポック中でより多くの比率を占めている睡眠段階を割り当てる。脳波は周波数帯域別に，デルタ波（0～3.99 Hz），シータ波（4～7.99 Hz），アルファ波（8～13 Hz），ベータ波（13 Hz 超）と定義される。Stage N3 の定義の徐波とは前頭部に導出される 0.5～2.0 Hz の周波数で波高の最低位と最高位の間が 75 μV 以上と定義される。

　下記に各睡眠段階の脳波の特徴を概説する。医学部教育でも行われている程度の簡単な説明にとどめてあるが，実際 PSG をスコアリングする際は，睡眠段階が移行する区間の判定に難しいケースがあり，そこに各スコアラー間でスコアリングのばらつきがみられる。睡眠段階の判定，開始，継続，および終了のルールの詳細についてはアメリカ睡眠学会のマニュアルを参照していただきたい[1]。

### Stage W（図2）

　Stage W は完全な覚醒からまどろみ状態までを含む。Stage W の脳波の特徴は後頭部優位のアルファ律動（8 kHz 以上後頭部優位）であり，エポックの 50％以上でのアルファ律動がみられた場合，StageW の判定となる。顎筋電図電位も高い。閉眼時は脳波にてアルファ律動が主体で眼球運動はまどろみ状態の緩徐眼球運動（0.5 秒間以上，slow-rolling eye movements：SEM）主体となる。一方開眼時はアルファ律動は抑制され急速眼球運動（0.5 秒間未満，rapid eye movement：REM）やまばたき（瞬目，eye blinks）などが見られる。

### Stage N1（図3）

　眠気が出現してうとうとしてくるとアルファ波の振幅・出現量が減少し，その後消失し低振幅なシータ波（4～7.99 Hz）が出現してくる。そして Stage N1 の特徴である低振幅で様々な周波数が混在する脳波活動（low-amplitude mixed-frequency：LAMF）となる。さらに睡眠が深くなると高電位で 3～5 Hz にて頭頂部領域で最大となる持続時間 0.5 秒未満の頭頂部鋭波（vertex sharp waves）が出現してくる。眼球運動は SEM のまま顎筋電図電位も高いままである。LAMF がエポックの 50％以上を占めた場合，もしくは頭頂部鋭波が出現した場合，Stage N1 の判定となる。

### Stage N2（図4）

　StageN1 での頭頂部鋭波に加えて Stage N2 では睡眠紡錘波（sleep spindles）と呼ばれる約 14 Hz 程の連続した波が出現してくる。さらには K 複合（K complex）と呼ばれる鋭波と紡錘波が複合したような形の波が出現する。一般に眼球運動は消失し，顎筋電図電位は低くなってくる。この spindle もしくは K complex のいずれかがエポックの前半部分に出現した場合，Stage N2 の判定となる（後半部分に出現した場合次のエポックが Stage N2）。

### Stage N3（図5）

　Stage N2 から睡眠が深くなるとデルタ波（0～3.99 Hz）となり，75 μV 以上の睡眠徐波がエポックの 20％以上占めた場合，Stage N3 と判定される。眼球運動は通常認めない。顎筋電図は

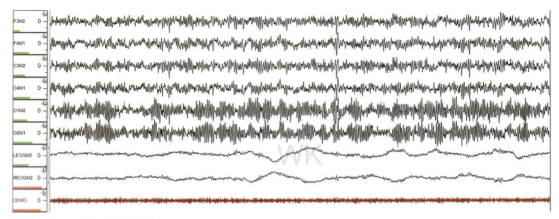

**図2 Stage W（覚醒段階）**
脳波にて特徴的な後頭部優位のアルファ律動が主体，眼球運動として緩徐眼球運動（SEM）が見られ，顎筋電図電位は高い。F3/F4：前頭部脳波，C3/C4：頭頂部脳波，O1/O2：後頭部脳波，L/R EOG：眼電図，CEMG：顎筋電図（以下図6まで同じ）

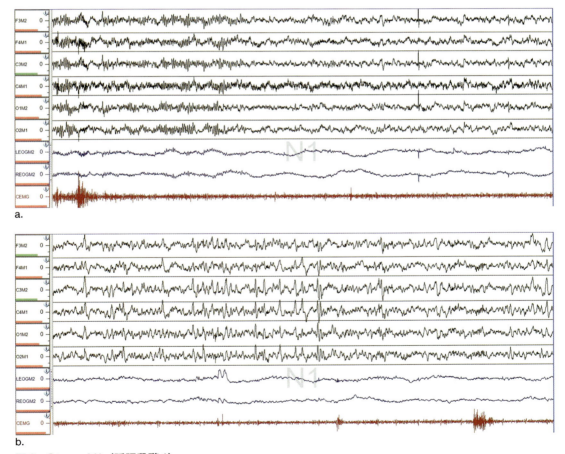

**図3 Stage N1（睡眠段階1）**
aの脳波では前1/3あたりまでアルファ波主体，その後LAMF（低振幅で様々な周波数が混在する脳波）となり，bでは頭頂部鋭波を認める。a，bともに眼球運動は緩徐眼球運動のまま，顎筋電図電位は高いままである。

一般に Stage N2 より低い。かつて深睡眠は 2 段階（Stage Ⅲ と Ⅳ）に定義されていたが，2007年のアメリカ睡眠学会マニュアルにて Stage N3 の 1 段階のみと定められたため，過去文献を読む上で注意が必要である。

**Stage R**（図 6）

レム睡眠では眼球運動にて REM を呈すのが最大の特徴である。脳波の背景は Stage N1 と似て LAMF 中心となるが，さらに低電位となる。主にレム睡眠の開始時に，鋸歯状波（sawtooth waves）と呼ばれるのこぎりの歯のような一連の鋭い輪郭が出現する。鋸歯状波は中心部で最大振幅となる。顎筋電図電位はほぼ消失する。皮質活動が高いため最も夢の想起がしやすい。また，同時期では最も抗重力筋が弛緩するため，睡眠時無呼吸はレム睡眠中に重症化しやすい。REM 眼球運動を伴うエポックを phasic REM，伴わない場合は tonic REM と呼ばれる。筋活動消失を伴わないレム睡眠（REM sleep without atonia：RWA）の検出はレム睡眠行動異常症の診断に必須となる。

## 2 覚醒反応の判定

脳波（EEG）の目に見える変化である皮質での覚醒反応（cortical arousals）。1992 年に American Sleep Disorders Association（ASDA）によって「3 秒以上の急激な周波数変化にてシータ波，アルファ波および 16 Hz 以上の周波数が含まれ，11 の細則ルールに従う」と定義された。睡眠紡錘波やデルタ波は含まない。3 秒未満の覚醒反応は覚醒反応として判定されない。覚醒反応（arousal）が頻回に生じれば睡眠が分断され浅眠化に繋がる。睡眠呼吸障害患者では高頻度に生じ日中傾眠を引き起こす。覚醒反応閾値は胸腔内圧陰圧と相関することが示されている。

## 3 睡眠効率

睡眠効率（sleep efficiency：SE）は総就床時間における総睡眠時間の割合［TST/TIB×100%］を示す。睡眠の効率を示し入眠潜時，中途覚醒，最終覚醒（離床潜時）によりその数値は変化する。

入眠潜時（睡眠潜時 sleep latency：SL）とは，検査開始（消灯）から Stage W 以外の睡眠段階と判定された最初のエポックまでの時間である。消灯（就寝）から最初の Stage R までの時間はレム潜時と呼ばれる。

## 4 睡眠経過図（ヒプノグラム，トレンドグラム）

一晩の睡眠段階の遷移を図示したものを睡眠経過図と呼ぶ。一晩にわたる睡眠構築，およびイベントが図示されるグラフにて，一目瞭然に一晩の睡眠の様子を把握することができる（図 7）。

## 5 睡眠中呼吸イベント：分類と定義

睡眠中の呼吸イベントは気流の減少レベルにより完全に呼吸気流が停止する無呼吸（apnea），減弱する低呼吸（hypopnea），およびこれらの定義に満たぬ呼吸イベント（呼吸努力関連覚醒な

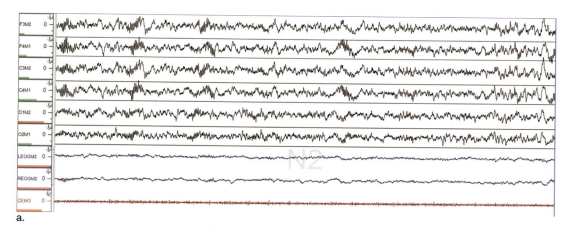
a.

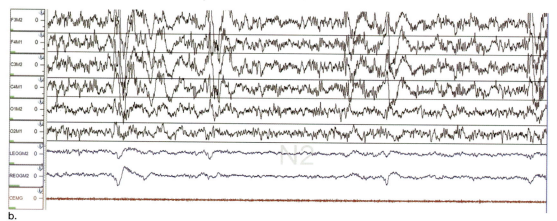
b.

図4 Stage N2（睡眠段階2）
脳波では特徴的な紡錘波をaに，K複合をbに認める。両画面ともに眼球運動はほぼ消失し，顎筋電図電位は低くなっている。

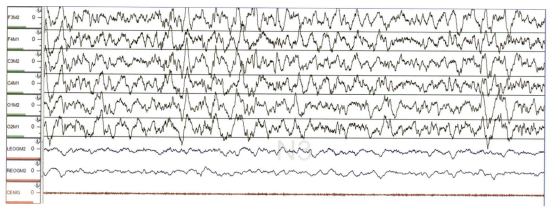

図5 Stage N3（睡眠段階3）
脳波にて特徴的な睡眠徐波が主体，顎筋電図電位はより低い。

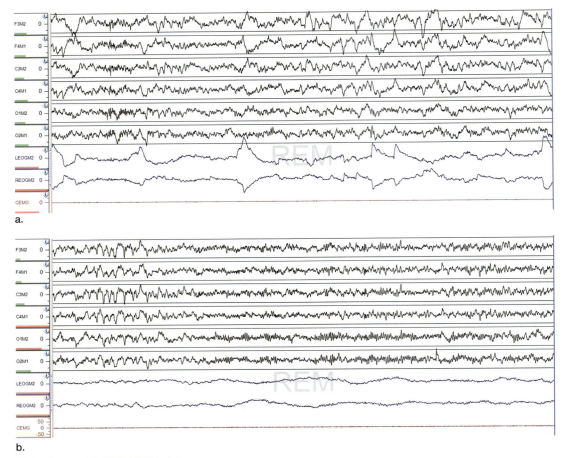

**図6　Stage R（睡眠段階レム）**
aでは眼球運動にて特徴的な急速眼球運動（REM）を呈する。顎筋電図は消失し，脳波の背景はLAMF中心となる。
bの前半にREM期の開始時に特徴的な鋸歯状波を認める。

ど）に分けられる。気流センサーには，圧センサーと温度センサー（サーミスタ）の2種類がある。圧センサーは換気量と直線的ではないが相関があり，気流制限（フローリミテーション）を検出しやすいため，波形から呼吸イベントの存在を疑うことが可能である。低換気での感度が低く，低呼吸を無呼吸として過大評価する可能性がある。一方，温度センサーは換気に対する感度は高く，無呼吸を検出しやすいが換気量とは相関せず低呼吸を正常呼吸と過小評価する可能性がある。温度センサーのみを用いたPSG検査下のマニュアルタイトレーションでは設定圧が低くなる可能性がある。

**(1) 無呼吸の判定**（図8）

　無呼吸は口鼻温度センサー（診断検査），PAP機器の気流（タイトレーション検査），あるいは代替無呼吸センサー（診断検査）において最大信号の振れがイベント前のベースラインから90％以上低下，ならびにセンサー信号が90％以上低下した持続時間が10秒以上であることと定義されている。無呼吸の判定に酸素飽和度低下の基準はない。

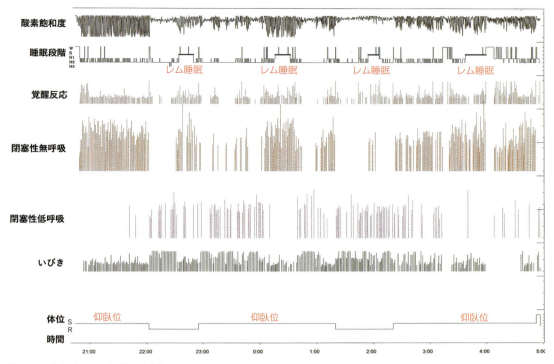

**図7　PSGトレンドグラム例**
59歳男性。左端が消灯時間（20：48），右端が点灯時間（4：55），線の数だけ閉塞性無呼吸，および低呼吸が生じている（線の長さは持続時間）。この例では呼吸イベントがレム睡眠期，および仰臥位時に比較的多く生じていることが読み取れる。当日の睡眠時間（TST）で割ると1時間当たりのAHIとなり，本例では56.0回/時である。

### (2) 低呼吸の判定（図9）

　低呼吸は口鼻の圧センサーで測定され，鼻圧（診断検査），PAP機器の気流（タイトレーション検査），あるいは代替低呼吸センサー（診断検査）にて最大信号の振れがイベント前のベースラインより30％以上低下し，かつ信号振幅の30％以上の減少が10秒以上持続，かつ酸素飽和度がイベント前のベースラインから3％以上低下，あるいは覚醒反応を伴うことと定義されている。正常吸気のflow波形はサインカーブであるが咽頭気道抵抗が増し気流減弱（flow limitation）や低呼吸状態となると吸気flow波形が頭打ちになる。

　酸素飽和度はパルスオキシメータにてノイズ信号の処理のために移動平均処理を行い，その平均値を記録している。移動平均時間が長いとノイズは少なくなるが，無呼吸による$SpO_2$の変化に追従できなくなることがある。アメリカ睡眠学会マニュアルでは，心拍数80回/分における移動平均時間が3秒以下の機器が推奨されている[1]。

### (3) 呼吸努力関連覚醒反応（respiratory effort-related arousal：RERA）の判定

　低呼吸の基準を満たさない気流低下があり睡眠から覚醒反応を生じた場合RERAと判定される。本邦では一般的に無呼吸低呼吸指数（apnea hypopnea index：AHI）の算出の際に含まれておらず，詳細についてはアメリカ睡眠学会マニュアルを参照していただきたい[1]。

呼吸イベントのスコアリングは，一般的にはPSG波形を2〜5分画面に設定して行う。成人と小児で大きく異なるのは各イベントの持続時間の定義であり，前者は10秒以上，後者は2呼吸分以上である。小児の判定ルールは18歳未満に適用されるが，13歳以上であれば，睡眠専門家の判断で成人ルールを適用してもよい。

　睡眠時無呼吸症は多因子由来でありそれらが煩雑に複合し，各々の患者でバリエーションを有しているが，呼吸努力の有無によって大きく分けて以下の3つのタイプに分類される。

①上気道閉塞による閉塞性無呼吸（obstructive apnea）；無呼吸の基準を満たし，気流停止している全期間で吸気努力の持続あるいは増加を伴う。

②呼吸調節のアンバランスによる中枢性無呼吸（central apnea）；無呼吸の基準を満たし，気流停止している全期間で吸気努力が消失する。

③両者の性質を持ち合わせた混合性無呼吸（mixed apnea）；無呼吸の基準を満たし，イベントの最初に吸気努力が消失し，その後に吸気努力が再開する。

　中枢性無呼吸が気流停止に呼吸努力を伴わないのと対照的に閉塞性無呼吸では呼吸努力が持続していることが特徴である。典型的には胸壁と腹部の奇異運動が認められる。同一のイベント中に無呼吸部分と低呼吸部分の両方が存在している場合，無呼吸の基準が満たされていればイベントのすべては無呼吸と判定する。混合性では中枢性と閉塞性部分の比率は定義されていない。混合性無呼吸は定義上閉塞性イベントに含まれる。

　閉塞性低呼吸の特徴である1.イベント中にいびきがある，2.吸気時に鼻圧センサーあるいはPAP機器の気流信号に平坦化（フローリミテーション）を認める，3.イベント前の呼吸では認めなかった胸腹部の奇異性運動がイベント中にみられる，の3つのうちいずれか1つでもみられれば閉塞性低呼吸と判定される。いずれもみられないものは中枢性低呼吸と判定される。

　成人における睡眠時無呼吸症の重症度分類は，5回/時≦AHI＜15回/時を軽症，15回/時≦AHI＜30回/時を中等度，30回/時≦AHIを重症とする。小児OSAでは重症度分類は成人とは異なり，1回/時≦AHI＜5回/時を軽症，5回/時≦AHI＜10回/時を中等度，10回/時≦AHIを重症と分類される。1歳未満の乳児は中枢性無呼吸が主体であるため，中枢性無呼吸症候群（central sleep apnea syndrome：CSAS）のカテゴリーに分類される。なお，睡眠呼吸障害（sleep-disordered breathing：SDB）とは，睡眠時無呼吸症のみならず睡眠低換気症候群なども含め，睡眠中の呼吸障害を包括した疾患概念となる。

　患者さんへの説明は，PSGパラメータのサマリーを渡すのみでなく，1.トレンドグラム，2.代表的5分間生データを用いて説明し，視覚的にも理解してもらう必要がある。図8に閉塞性無呼吸，図9に閉塞性低呼吸，図10に中枢性無呼吸の5分間生データ典型例を示す。

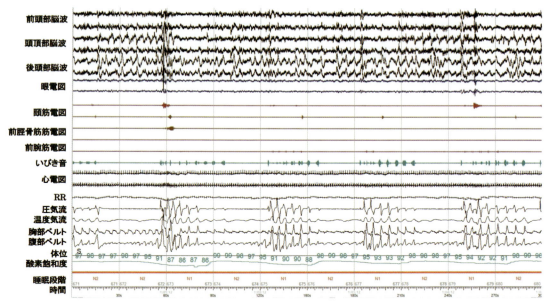

**図8　PSG 生波形：閉塞性無呼吸**

圧気流，温度気流ともに気流の完全停止を認める一方，胸腹部の運動は続いている。無呼吸に伴い酸素飽和度が低下し，最低86％まで下がっている。無呼吸終了時にいびき音，筋電図上昇，心電図変化，および覚醒反応が生じている。覚醒反応のため，所々 Stage N2 からさらに浅い Stage N1 に戻されている。

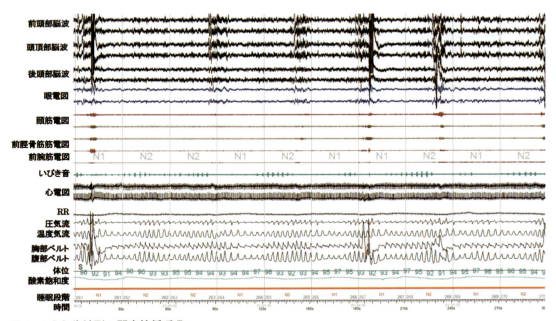

**図9　PSG 生波形：閉塞性低呼吸**

圧気流，温度気流ともに気流の減弱を認める一方，胸腹部の運動は続いている。低呼吸に伴い酸素飽和度が低下し，最低91％まで下がっている。低呼吸終了時に筋電図上昇，心電図変化，および覚醒反応が生じている。いびきは低呼吸イベント中も認められている。覚醒反応のため，所々 Stage N2 からさらに浅い Stage N1 に戻されている。

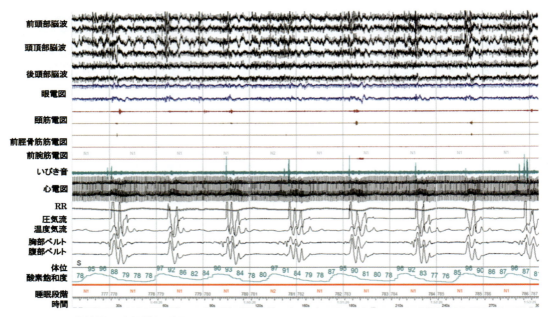

**図 10　PSG 生波形：中枢性無呼吸**
圧気流，温度気流，ともに完全停止を認め，かつ胸腹部の運動も停止している。無呼吸に伴い酸素飽和度が低下し，最低 76％まで下がっている。無呼吸イベントとリンクして覚醒反応が生じている。

## 2　携帯型夜間モニター（HSAT）

　睡眠モニターは大きく 4 つのタイプに分かれる（表 2）。欧米における"portable monitor"とは，通常脳波計測を含む type 2 を指し，本邦における携帯型モニターは通常 type 3 を指す。欧米では SDB の診断ツールとして，PSG の代わりに携帯型生体信号・行動記録装置（portable monitor）を用いて行う在宅睡眠検査（home sleep apnea testing：HSAT）が認められるようになった。小児 OSA では成人例と違い HSAT が認められていない。脳波記録のない HSAT を用いる場合，中途覚醒などは不明なため，総記録時間で除すことになる。この値は呼吸イベント指数（respiratory effort index：REI）と呼ばれ，AHI と同様に睡眠時無呼吸症の診断に用いられる。低呼吸の定義では気流減弱に加えて，3％酸素飽和度の低下，もしくは脳波上の覚醒反応を伴うものとされるため，脳波計測ができない装置を用いた場合，正確な低呼吸イベントの数のカウントは不可能であり，PSG における AHI と乖離する場合も少なくない。また HSAT では圧センサーと温度センサーのどちらか一方を用いることが多いため，呼吸イベント判定には注意する必要がある。HSAT の解析は"簡易"ではなく"難解"といえる。

　OCST で可能なことは重症 OSA をピックアップする確定診断であり，基準値以下であるという除外診断は統計学的に困難であることを認識しなくてはならない。HSAT を行うべきでないケースは，1. 携帯型装置にて基準値未満であった場合，2. 手術後などの治療効果判定，3. 心疾患

## 34 睡眠検査（終夜睡眠ポリグラフィ，携帯型夜間モニター）

**表2　睡眠モニターの分類（アメリカ睡眠学会による分類）**

| タイプ | |
|---|---|
| Type 1 | 終夜睡眠ポリグラフィ検査 |
| Type 2 | 包括的携帯装置：専用の検査室外で行う，専門の睡眠検査技師の監視のない状態での終夜睡眠ポリグラフィ検査（脳波，眼電図，顎筋電図，心電図，口鼻呼吸気流，呼吸努力，酸素飽和度を含む最少7チャンネルの連続記録が可能） |
| Type 3 | 換気または口鼻呼吸（最少2チャンネルは換気運動または換気運動と呼吸気流が必須），心拍数または心電図，酸素飽和度を含む最少4チャンネルの連続記録が可能。脳波記録はなく，睡眠ステージの評価は不可。 |
| Type 4 | 1あるいは2チャンネルの生体現象を連続記録可能な装置であり，多くは酸素飽和度と呼吸フローの記録が可能。睡眠ステージの評価は不可。 |

（CHF），脳神経内科疾患，呼吸器疾患（COPD/OHS）などの合併症を持つ患者，4.職業ドライバーであり，これらのケースは type 1 PSG が必要となる。

## おわりに

　PSG は単なる生体信号の集まりではなく，一つひとつのトレースは互いに連動しており，他の生理現象とどのように関連し合っているのかを把握することにその本質がある。検査データは他診療科医や臨床検査技師との間で交わされるいわゆる"共通言語"であり，耳鼻咽喉科専門医としてデータの読み方を理解しておく必要がある。

（鈴木　雅明）

### 参考文献

1) American Academy of Sleep Medicine. The AASM manual for the scoring of sleep and associated events：rules, terminology and technical specifications. Darien IL：American Academy of Sleep Medicine；2023. Version 3.0.

# 35 口腔咽頭科

# 性感染症（STI）の検査

## はじめに

　性感染症のうち，その重要性から感染症法で特定疾患に指定されている梅毒，性器クラミジア感染症，淋菌感染症，性器ヘルペスウイルス感染症，尖圭コンジローマ，後天性免疫不全症候群（acquired immunodeficiency syndrome：AIDS）の6疾患は全て，口腔咽頭領域の疾患で発症する場合があり，口腔咽頭を介して感染する場合もある。近年の性行動の多様化によって口腔咽頭を介して性感染症に感染する機会が増えており，口腔咽頭の性感染症の検査を希望して自ら耳鼻咽喉科を受診するケースは珍しくなくなった。

　また，2014年から全国的に感染者が急増している梅毒は別名「The great imitator（偽装の達人）」と称され，その異名のとおり多発性リンパ節腫脹，精神神経症状，胃潰瘍症状，急性肝炎症状，糸球体腎炎症状など，多彩な臨床症状を呈する[1]。患者数の増加に伴い，耳鼻咽喉科領域でも咽頭痛，頸部腫瘤，急性難聴，めまいで発症し，梅毒への罹患を自覚せずに最初に耳鼻咽喉科を受診するケースが増えている。現代の性感染症をとりまく状況の変遷に伴い，耳鼻咽喉科医にも性感染症に適切に対応できるスキルが求められている。

　耳鼻咽喉科医が遭遇しうる上記の性感染症6疾患のうち，単純ヘルペスウイルス（herpes simplex virus：HSV）感染症への検査は，現時点で病変に対するHSV抗原や核酸の検出検査で耳鼻咽喉科領域で保険収載されているものがなく，血清HSV抗体価も結果が届くまで1週間ほどかかるため，治療開始時には臨床所見から診断せざるを得ない。また，ヒトパピローマウイルス（human papillomavirus：HPV）感染症は，口腔・咽喉頭の乳頭腫や扁平上皮癌に対しては，生検組織からの *in situ* hybridization で細胞内のHPV-DNAを検出したり，PCR法またはLAMP法によってHPV遺伝子型が検査される。しかし，咽頭のHPV検査希望者において，口腔・咽喉頭に乳頭腫や扁平上皮癌を疑う腫瘤性病変がなければ内視鏡検査による定期的な経過観察でよく，HPVの遺伝子検査の必要はないと筆者は考えている。

　本項では梅毒，ヒト免疫不全ウイルス（human immunodeficiency virus：HIV）感染症，クラミジア感染症，淋菌感染症について，それぞれの検査，検査結果の見方，診断に際してのピットフォールについて概説する。

# 1 梅毒

梅毒は慢性的に進行する感染症で，経時的に第1～3期に分類され，他の感染症にはない特徴がある。生じる病変が病期で異なること，感染から発症までの潜伏期間が他の感染症に比してかなり長い（図1）[1,2]こと，未治療であっても第1期の病変は3週間前後，第2期の病変は数日から数週間で自然消退し潜伏梅毒へ移行すること，第2期の患者の一部は病変の出現と自然消退を繰り返す場合があること，に注意しなければならない。

梅毒の原因である梅毒トレポネーマ（*Treponema pallidum*：Tp）はらせん菌のなかでも，らせ

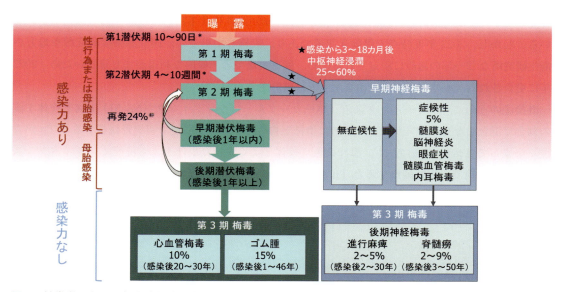

**図1 健常者における無治療梅毒の自然経過**

（文献1，2より引用して一部改変）

＊梅毒は感染から発症までの期間に個人差が大きく，第1期の病変との病変が併存する場合がある。
＃第2期と潜伏梅毒はサーキットを形成し症状が現れたり自然に消えたりを繰り返す場合がある。
★25～60％の患者は第1期～第2期の間にTpが中枢神経に浸潤し，そのうちの5％が早期神経梅毒を発症する。

**表1 梅毒の検査**

| 直接法（病変部からの梅毒トレポネーマの検出） | 検体 |
| --- | --- |
| 1）PCR | 擦過または吸引検体 |
| 2）パーカーインク染色，墨汁染色 | 擦過または吸引検体 |
| 3）ギムザ染色，ライトギムザ染色 | 擦過または吸引検体 |
| 4）暗視野偏光顕微鏡法 | 擦過または吸引検体 |
| 5）Warthin-Starry鍍銀法，免疫染色 | 生検組織 |
| 梅毒抗体検査（定性・定量） | 検体 |
| 1）非トレポネーマ脂質抗体（RPR法） | 血清 |
| 2）梅毒トレポネーマ抗体 | 血清 |

んの回転数が5回以上のスピロヘータの一種で，径0.1〜0.2μm，長さ6〜20μmと，菌体が細長く8〜20回の回転がある。Tpは一般的な細菌と異なり試験管内では培養できないため，病変部位からTpを検出する直接法，または血清梅毒抗体検査を用いて梅毒を診断する（表1）。

## 1 直接法

　梅毒病変のうち，口腔咽頭に生じる第1期の初期硬結・硬性下疳，第2期の粘膜斑，頸部腫瘤として生じる梅毒性頸部リンパ節炎では，未治療の場合，硬性下疳の潰瘍面や粘膜斑の表面，腫脹した頸部リンパ節内に多数のTpが存在する。直接法では，硬性下疳や粘膜斑では病変部を鋭匙などで擦過したもの，頸部腫瘤の場合は穿刺吸引して採取したものを検体とする。

　日本性感染症学会梅毒委員会が2018年に作成した「梅毒診療ガイド第1版」[3]で直接法として推奨していたPCR法は，感度も特異度も高く抗体価が陽性化する前の早期診断にも有効とされている。しかし，2023年度時点で保険未収載であり，実施しているのが国立感染症研究所や地方の衛生研究所など一部の施設に限定されるため，臨床現場での一般的な利用がまだ難しいため，2023年に更新された「梅毒診療ガイド第2版」では削除された。

　直接法のうち，パーカーインク染色［パーカーブルーブラックインク（No.51）1滴と検体1滴の割合で混合したものをスライドグラスに塗抹し自然乾燥させ顕微鏡で明視野観察するとTpが青黒く染まって見える］（図2a）[4]，墨汁染色（検体とよくすった墨汁をよく混ぜてスライドグラスに塗抹し顕微鏡で明視野観察するとTpが透明に抜けて見える），ギムザ染色・ライトギムザ染色（検体をスライドグラスに塗抹し自然乾燥させ，ギムザ液またはライトギムザ液で染色し顕微鏡で

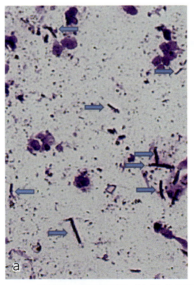 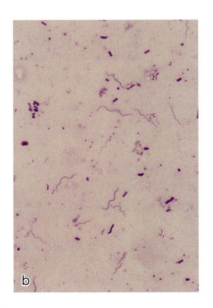

図2　直接法の鏡検所見（文献4より転載）
a．パーカーインク染色（⇒がTp）
b．ライトギムザ染色
顕微鏡下に長さ6〜20μで8〜20回のらせんを持つTpが観察される。

明視野観察すると Tp がピンクに染まって見える）（図 2b)[4]，暗視野偏光顕微鏡法（検体を生理食塩水で希釈し乾燥する前に顕微鏡で暗視野観察すると Tp が輝いて見える）は，従来皮膚科でよく行われていた方法であるが，近年実施している施設は少なくなっている。初期硬結，硬性下疳，粘膜斑，頸部腫瘤より生検した組織を病理組織学的に検査すると，HE 染色では形質細胞を主体とする炎症細胞浸潤と，形質細胞とリンパ球を主体とした血管周囲の毛細血管内皮細胞の腫大・増殖を認め，Warthin-Starry 鍍銀法または免疫染色により細胞間内にらせん状の Tp が多数観察される。細菌感染症では好中球が主体の炎症性細胞浸潤が一般的であるため，形質細胞が主体の場合は梅毒病変を強く示唆する所見といえる。

　細菌検査室や病理検査室ではギムザ染色・ライトギムザ染色は一般的な染色法であり，標本も長期保存が可能で，現時点で直接法のなかでも最も実用性の高い方法と筆者は考えている。しかし残念ながら，最近ではらせん菌の鏡検検査を受け付けていない検査会社が増え，外注の細菌検査を利用して直接法を行うことが難しくなっている。

　直接法では，Tp は一般的な抗菌薬のほとんどに感受性があるため，いったん抗菌薬を投与すると病変部の Tp が減少して直接法では検出できなくなることに留意する。また，口腔咽頭病変では口腔常在性のトレポネーマ（*Treponema microdentium* や *Treponema macrodentium*）との鑑別が直接法では困難であり，抗 Tp 抗体を用いた免疫染色でも *T. denticola* が交差反応によって染色される可能性があるため，必ず血清梅毒抗体検査を実施し，その結果と併せて確定診断する。

## 2　梅毒抗体検査

　梅毒抗体検査は病理学的には直接法の代理検査と位置づけられる[3]が，抗菌薬投与後および潜伏梅毒の診断に有効で，病勢も判定できるため，梅毒診断に欠かせない検査である。梅毒抗体は，リン脂質のカルジオリピンを抗原とする非トレポネーマ脂質抗体（梅毒血清反応検査 serologic tests for syphilis：STS）と，Tp を抗原とする Tp 抗体に大別され（表 2），それぞれ定性検査と定量検

表 2　血清梅毒抗体検査

| リン脂質であるカルジオリピンを抗原とする非トレポネーマ脂質抗体 | |
| --- | --- |
| （梅毒血清反応検査　serologic test for syphilis：STS） | |
| 　　2 倍系列希釈法 | RPR[#] カード法 |
| 　　自動化法 | RPR ラテックス凝集法（吸光度変化で抗体価測定）* |
| 梅毒トレポネーマを抗原とする梅毒トレポネーマ抗体[※] | |
| 　　2 倍系列希釈法 | 間接血球凝集反応（TPHA）（菌体成分を抗原とする） |
| | 蛍光抗体法（FTA-ABS）（菌体をそのまま抗原とする） |
| 　　自動化法 | ラテックス凝集法（TPLA）（菌体成分を抗原とする）* |

＃ STS には，沈降反応を用いたガラス板法と RPR 法（rapid plasma reagin），補体結合反応を用いた緒方法，凝集反応を用いた凝集法の 4 法があったが，緒方法は手技の煩雑さから，ガラス板法は 2008 年から，凝集法は 2009 年から測定試薬が製造中止となり，現在行われる STS は RPR 法のみとなっている。

＊自動化法は複数のメーカーから試薬が承認販売されており，単位が試薬ごとに異なる。RPR の単位には R.U.，U，SU/mL，TPLA の単位には T.U.，U，mU/mL，U/mL，COI がある。

※梅毒トレポネーマ抗体には，菌体成分を抗原とした間接血球凝集反応（treponema pallidum heamagglutination assay：TPHA）およびラテックス凝集法（treponema pallidum latex agglutination：TPLA）と，菌体そのままを抗原とした蛍光抗体法（fluorescent treponemal antibody absorption test：FTA-ABS）がある。

表3 2倍系列希釈法による定量検査の結果の解釈

| 表検査法 | | | | | 抗体価（血清希釈倍数） | | | |
|---|---|---|---|---|---|---|---|---|
| STS | RPR | 1 2 4 | 8 | 16 32 | 64 | 128 256 | 512 |
| Tp抗体 | TPHA | 80 | 320 | 1,280 | 5,120 | 20,480 | 81,920 |
| | FTA-ABS | 20 | | 定性法のみ | | | |
| 抗体価の読み方 | | 低い← | | 中等度 | →高い | | |

（文献5より引用）

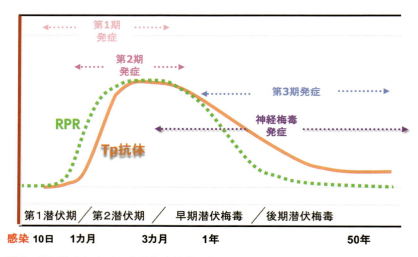

図3 後天梅毒における血清梅毒抗体の推移
梅毒に感染後，第1期は10～90日，第2期は4～10週，第3期は1～50年，神経梅毒は3カ月～50年と，他の感染症に比して長い潜伏期を経て発症する。血清梅毒抗体は，先にRPRが陽転，遅れてTp抗体が陽転し，その後急速に双方の抗体価が上昇する。未治療でも感染から数年経ち後期に入ると抗体価は徐々に低下し感染力がなくなるが，Tp抗体は生涯陽性が続く。

査がある。

　従来，定量検査は定性検査陽性の血清を検査技師が手作業で希釈し目視で結果を判定する2倍系列希釈法にて行われてきたが，近年日本で独自に開発された自動分析器による自動測定（自動化法）に置き換わりつつある。2倍系列希釈法による定量検査では表3[5]のように2，4，8，16，32，…と2の倍数の数値で結果が表示されるが，自動化法では小数点以下一桁の連続する数値で結果が表示されるため，細かい変動が捉えられて測定誤差も少ないという利点がある。

　後天梅毒における血清梅毒抗体の推移を図3に示す。STSでは主にIgM，TPHAでは主にIgGが反応するため，2倍系列希釈法による定量検査では，梅毒に感染して4週前後で先にSTS，次いでFTA-ABS，少し遅れてTPHAが陽性となり，その後急速に双方の抗体価が上昇するとされてきた。しかし近年，自動化法で測定することによって感染初期にSTSよりも先にTp抗体が上昇する症例があることが判明している（表4）[6]。

　STSは病勢を反映し，未治療でも感染から数年経ち後期に入ると感染力がなくなり，STS抗体価は徐々に低下するが，Tp抗体は生涯陽性が続く。また，STSは抗菌薬効果も反映する。治療を

## 表4　梅毒血清反応 定性検査の結果の解釈

| STS | Tp抗体 | 追加検査とその結果 | 結果の解釈 |
|---|---|---|---|
| − | − | 再検#してもRPR, TPHA（TPLA）ともに陰性 | 非梅毒<br>◆ごく初期での梅毒治療後 |
| | | 再検#すると後にRPR陽転，続いてTPHA（TPLA）・FTA-ABSも陽転 | ◆梅毒に感染した直後 |
| + | − | 再検#してもRPR陽性，TPHA（TPLA）・FTA-ABS双方とも陰性 | ◆生物学的偽陽性（BFP） |
| | | 再検#するとTPHA（TPLA）・FTA-ABS双方が陽転 | ◆梅毒感染初期 |
| − | + | 再検#するとRPRが陽転 | ◆梅毒感染初期 |
| | | 再検#してもRPR陰性，TPHA（TPLA）・FTA-ABSともに陽性 | 梅毒治療後，または◆非常に古い梅毒 |
| | | 再検#してRPR陰性，TPHA（TPLA）陽性，FTA-ABSは陰性 | ◆非特異反応 |
| | | 血液を希釈して再検するとRPRが陽転（重症の梅毒，HIV感染合併例など） | ◆地帯現象* |
| + | + | 定量検査でRPR, TPHA・FTA-ABS全ての数値が高い | 未治療の活動性梅毒 |
| | | 定量検査でRPR, TPHA・FTA-ABS全ての数値が低い | 梅毒治癒後の抗体保有者 |
| | | 定量検査でRPR・TPHA陽性，FTA-ABSは陰性 | ◆BFPまたは非特異反応 |

（文献6より引用して一部改変）

#再検査は2〜4週間後に行う

*地帯現象：自動化法の試薬には測定可能な範囲があり，測定範囲を超える過剰な量の抗体を含む検体でSTSの値が実際よりも低くなったり，時に陰性を示したりする現象。重症の梅毒，HIV感染合併例で生じる場合がある。臨床症状とSTS値とに乖離がみられる場合には検体を希釈し再検する必要がある。

◆を付したものはごく稀な事例。

## 表5　梅毒において生物学的偽陽性を示す主な疾患

| 感染症 | 伝染性単核球症，結核，ハンセン病，ウイルス性肝炎，麻疹，水痘，レプトスピラ症，発疹チフス，マラリア，猩紅熱　など |
|---|---|
| 自己免疫疾患 | 全身性エリテマトーデス（SLE），関節リウマチ，突発性血小板減少性紫斑病（ITP），抗リン脂質抗体症候群　など |
| その他 | 妊娠，悪性腫瘍，薬物（麻薬）中毒，結節性多発動脈炎，ワクチン接種，肝疾患 |

（文献7より引用して一部改変）

開始すると徐々に低下し，完治すると最終的に陰性化する。治療後のTp抗体価の低下はSTSよりも遅く，極めて早期に治療された場合を除いて終生陽性が続く。

### （1）定性検査

　梅毒抗体検査として，まず定性検査を行う。必ずSTSとTp抗体（TPHAまたはTPLAのいずれか）の双方を同時に行い，表4[6]に従って判定する。STSはTpを抗原としないため，妊娠，悪性腫瘍，結核，伝染性単核球症などの感染症，全身性エリテマトーデス，関節リウマチなどの自己免疫疾患など，梅毒以外の疾患でも陽性を示す生物学的偽陽性が5〜20％ほど生じる（表5）[7]。TPHAおよびFTA-ABSは特異性が高く，偽陽性率は0.1〜0.5％とされる。

　STS・Tp抗体の双方が陰性でも，感染の可能性がある機会から1カ月以内の場合は初期の梅毒を疑い，STSのみ陽性の場合は生物学的偽陽性の確認のために，2〜4週間後に定量検査を再び行い判定する。

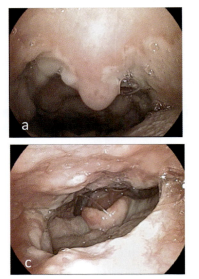
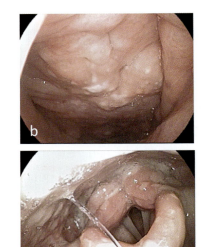

図4　症例1
a．梅毒第2期の粘膜斑の特徴である扁平に隆起する所見はないが，口蓋垂を中心にbutterflyに近い形に広がる白色病変を中咽頭に認める．b，c．上咽頭，d．下咽頭・喉頭，にも白色病変を認めた．

　性風俗従業歴のない19歳女性．2週間咽頭痛が続いた後に発熱し，受診した内科から処方された薬で改善しなかった．2日後に受診した耳鼻咽喉科で，咽頭に左右対称のびらんと多発性の口内炎を認めた．同医で血清梅毒抗体価，ASO，咽頭の淋菌・クラミジア検査が実施され，抗菌薬の点滴および内服と，ステロイドの内服治療が開始された．血清梅毒抗体価が陽性（表6）と判明したため，当科へ紹介となった．当科初診時，口蓋弓を中心に上咽頭・中咽頭・下咽頭・喉頭粘膜に白色病変を認めた．梅毒を疑い，同日よりベンジルペニシリンベンザチン（バイシリンG顆粒）160万/分 4/日を 8週間投与した．前医での咽頭の淋菌・クラミジア検査は陰性であった．初診日から14週後にはRPR抗体価は6.7まで低下し，治癒と判断した（表7）．

表6　症例1における前医（2倍系列希釈法）と当科（自動化法）での梅毒抗体価の比較

|  | 前医 |  |  | 当科 |  |
|---|---|---|---|---|---|
|  | 当科初診日より3日前 |  |  | 初診日 |  |
| RPR（R.U.） | 2倍系列希釈法 | 64 | RPR（R.U.） | 自動化法 | 177.0 |
| TPLA（COI） | 2倍系列希釈法 | 5,120以上 | TPLA（COI） | 自動化法 | 456.0 |
| FTA-ABS（倍） | 2倍系列希釈法 | 320以上 | FTA-ABS（倍） | 2倍系列希釈法 | 未検 |

前医と当科で検査日に3日のブランクがあるが，同じ症例で2倍系列希釈法と自動化法でこれだけの差がみられた．

（2）定量検査

　定性検査のSTS，Tp抗体のいずれか1つ，または双方陽性の場合，定量検査を実施する．自動化法の数値は2倍系列希釈法の数値とほぼ相関するように試薬が調整されているので，2倍系列希釈法，自動化法，どちらも表3の2倍系列希釈法の抗体価の読み方を参考に，臨床所見や感染機会

表7 症例1の梅毒抗体価の推移

|  |  | 初診日<br>(治療開始日) | 初診日より 8週後 | 初診日より 14週後 |
|---|---|---|---|---|
| RPR<br>(R.U.) | 自動化法 | 177.0 | 22.0 | 6.7 |
| TPLA<br>(COI) | 自動化法 | 456.0 | 117.0 | 73.0 |
| FTA-ABS<br>(倍) | 2倍系列希釈法 | 未検 | 1,280 | 320 |

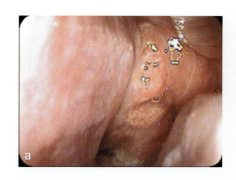
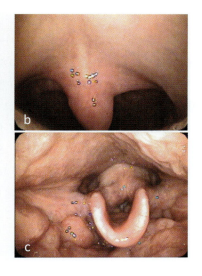

図5 症例2
a. 上咽頭にうっすらと白い粘膜病変を認めた。(文献8より転載)
b, c. 中咽頭, 下咽頭・喉頭に異常はみられなかった。

扁摘の既往がある27歳男性。不特定多数の同性との性交渉があり、1カ月前の保健所でのHIV検査は陰性であった。3週間前から咽頭痛があり耳鼻咽喉科を受診し、処方されたレボフロキサシン（LVFX）500 mg/日を5日間内服して症状が改善した。その1週間後から再び咽頭痛が生じ、本人が咽頭の性感染症を心配するために当科へ紹介された。当科初診時、中～下咽頭・喉頭、口腔に異常所見はなかったが、上咽頭粘膜のうっすらと白い変化を認めた。梅毒を疑い、同日よりアモキシシリン（AMPC）1500 mg/分3/日で投与を開始した。初診時の梅毒抗体価（表8）から梅毒第2期と診断し、AMPCを計4週間投与した。その後、RPR抗体価は低下したが、初診日から17週後にRPR抗体価の上昇を認め、梅毒再感染と判断しこの時点からAMPC 1500 mg/分3/日を9週間投与した（当科では第1期は2～4週間、第2期は4～8週間、感染から1年以上経過している例や感染時期が不明な場合には8～12週間、を投薬期間としている）。初診日から30週後にはRPR抗体価は2.1まで低下、45週後の再診を最後に来院は途絶えた。

からの経過時間と照合して病期を推定する。実際の症例とその解説を図4、表6, 7に提示する。数値からは、STS 64以上、Tp抗体5,120以上の高い数値は他者への感染力のある第1～2期、STS 8以下、Tp抗体320以下の低い数値はごく初期の第1期、梅毒治療後、非常に古い梅毒、の可能性が高い。RPRが16以上かつTp抗体陽性（こちらは基準値なし）で梅毒の治療歴がなければ新規梅毒患者とみなされ、診断した医師は7日以内に管轄の保健所へ届け出なければならない。

表8　症例2の梅毒抗体価の推移

| | | 初診日<br>(治療開始日) | 初診日より | | | | | | |
| --- | --- | --- | --- | --- | --- | --- | --- | --- | --- |
| | | | 4週後 | 10週後 | 17週後 | 21週後 | 26週後 | 30週後 | 45週後 |
| RPR<br>(R.U.) | 自動化法 | 94.3 | 7.1 | 1.1 | 5.1 | 101.0 | 9.8 | 2.1 | <0.5 |
| TPLA<br>(COI) | 自動化法 | 17.9 | 17.7 | 15.7 | 21.0 | 960.0 | 330.0 | 218.3 | 46.7 |
| FTA-ABS<br>(倍) | 2倍系列<br>希釈法 | 1,280 | 1,280 | 320 | 320 | 未検 | 1,280 | 1,280 | 320 |

梅毒発生届は厚生労働省の HP からダウンロードできるので，必ず届け出ていただきたい。

RPR が 16 未満で Tp 抗体も低く無症状のため判定が難しい場合，未治療のまま 1〜2 週後に再検すると，第 1 期の初期であれば定量値が有意に上昇するが，非常に古い梅毒（感染機会も治療歴も不明の陳旧例，高齢者に多く治療を要さない）では定量値が低値のまま変動しない。

梅毒は治療後に再感染する症例がある。ガイドライン[1] に沿って適切な治療を行った後は，臨床症状の持続や再発がないかを確認しながら，STS 定量値が 8 以下になるまで抗体価を定期的に追跡する。治療後半年過ぎても STS 定量値が 16 以上を示す例，いったん低下した STS 定量値が再上昇する例では，未完治または再感染と判定し，投薬を再開する。このような例は HIV 感染を伴う梅毒患者やリスクの高い性行動を持つ者に多いので注意する。実際の症例とその解説を図 5[8]，表 8 に提示する。

## 2 HIV 感染症

HIV 感染症は徐々に免疫系が破壊されながら慢性的に進行する経過の中で，多彩な症状や所見が生じる。無症候期・エイズ発症期の口腔・咽頭病変の他，原因不明の長期にわたる発熱，原因不明のリンパ節腫大，血球減少（3 系統いずれの減少も来しうる），繰り返すヘルペス感染症，帯状疱疹など，臨床実地的に説明のつかない症状や所見がみられた場合は，HIV 感染症を鑑別診断に加える必要がある。また HIV 感染者の 9 割以上を男性同性愛者が占めるため，痔核やアメーバ赤痢の既往がある場合も HIV 検査を検討する。

HIV 感染症は，血清中の HIV 抗体，抗原，遺伝子検査によって診断される（表 9）。診断は日本エイズ学会と日本臨床検査医学会が作成したガイドライン[9] に従って，スクリーニング検査と確認検査の順に行う（表 10）。スクリーニング検査は，検出感度を高くして偽陽性を含めて感染の可能性のある被験者を広くスクリーニングするために，疑陽性が約 0.15% 生じるとされ，陽性の場合は確認検査として WB 法（HIV-1/2）と RT-PCR 法（HIV-1）を同時に行って診断を確定する[10,11]。

特異度が高いことから確認検査に用いられてきた WB 法は，最新のスクリーニング検査と比べると感度が劣り，結果の解釈にも熟練を要するという難点があった。WB 法に代わる検査法としてIC 法（Geenius[TM] HIV-1/2 Confirmatory Assay：Geenius HIV-1/2 キット）が 2018 年末に承認さ

## 表9 HIV 検査法の種類

抗体検査（HIV-1/2 抗体の検出）
　　　ゼラチン粒子凝集法（PA 法）
　　　酵素免疫抗体法（EIA 法）
　　　化学発光酵素免疫抗体法（CLIA 法）
　　　イムノクロマトグラフィー法（IC 法）
　　　ウエスタン・ブロット法（WB 法）

抗原抗体同時検査（HIV-1/2 抗体と HIV-1 抗原の検出）
　　　酵素免疫抗体法（EIA 法）

抗原検査（HIV-1 抗原の検出）
　　　酵素免疫抗体法（EIA 法）

核酸増幅検査（NAT）（HIV-1 遺伝子の検出＊）
　　　RT-PCR 法
　　　DNA-PCR 法
　　　NASBA 法
　　　TMA 法

＊ HIV 遺伝子検査試薬は全て HIV-1 検出系であり，HIV-2 は検出できない。

## 表10 HIV スクリーニング検査と確認検査

| HIV スクリーニング検査（①，②，③，④のいずれか 1 つを行う） | |
|---|---|
| 通常検査 | ① 抗体検査（PA 法，EIA 法，CLIA 法）<br>② 抗原抗体同時検査（EIA 法） |
| 即日検査 | ③ 抗体検査（IC 法）<br>④ 抗原抗体同時検査（IC 法） |
| 確認検査（⑤，⑥を同時に行う） | |
| | ⑤ 抗体検査（WB 法または Geenius HIV-1/2 キット） |
| | ⑥ 遺伝子検査（NAT） |

れた。WB 法に比べて検出感度，特異度が向上し，迅速性および精度の点からも優れ，WB 法が抱える弱点を克服した確認検査としての普及が見込まれる。

　HIV に感染してから HIV 陽性と判定されるまでの期間は 1〜3 カ月とされている[12]。それまでの間は血清 HIV 抗体が検査では検出できないウインドウ期にあたる（図6）[13]。スクリーニング検査が陰性でも感染機会から 3 カ月未満でウインドウ期が疑われる場合は NAT を行い，陽性の場合には 3 カ月目以降に（急性感染の疑いがある時点から通常 3〜4 週間後には抗体が検出されるようになる）抗体を追跡調査し診断の確定を行う[14]。

　HIV 検査の実施には事前に患者から同意を得なければならないが，診療録に記載すれば口頭のみの説明で可とされ，AIDS 指標疾患（口腔カンジダ症，カポジ肉腫，非ホジキンリンパ腫など）との鑑別が難しい疾病が認められる場合，他の性感染症，梅毒，クラミジア感染症，淋菌感染症，A・B・C 型肝炎，アメーバ赤痢などの既往がある場合，そしてこれらの性感染症の疑い例も保険適用となる。

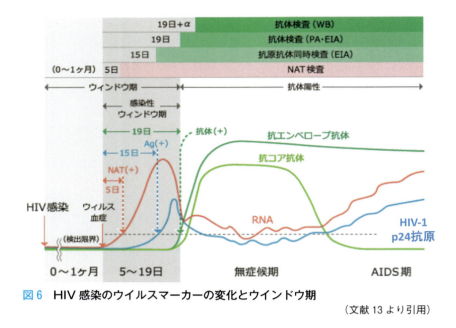

図6 HIV感染のウイルスマーカーの変化とウインドウ期

(文献13より引用)

## 3 クラミジア感染症，淋菌感染症

*Chlamydia trachomatis*によるクラミジア感染症は患者数が多い性感染症で，特に女性の比率が高い。淋菌感染症もクラミジアに次いで患者数が多く，こちらは男性の比率が高い。クラミジアと淋菌はどちらも尿道炎，精巣上体炎，子宮頸管炎，骨盤内炎症性疾患の原因となり，これらが不妊につながる場合がある。また，尿道，性器のほか，直腸，結膜，咽頭にも感染しうる。淋菌では性器感染者の10〜30%[15]，クラミジアでは子宮頸管感染者の10〜20%[16]の咽頭において，それぞれの菌が検出される。

淋菌もクラミジアも，咽頭に感染すると症状や病変が現れない無症候性感染となる場合が多く[17]，無症候性感染者であっても相手の性器や結膜，口腔・咽頭に感染させる可能性がある。以前より淋菌は無症状の性風俗従業女性の咽頭からの検出率が高く，男性の淋菌性尿道炎の約半数は性風俗従業女性の咽頭からの感染と指摘されている[18,19]。また，無症候性の咽頭感染者に比べて数は少ないが，淋菌では一部の感染者に咽頭炎や扁桃炎が生じる。淋菌性咽頭炎または扁桃炎の局所所見に特徴的なものはなく，視診からは一般的な咽頭炎，扁桃炎と判別できない。クラミジアは上咽頭炎を生じる場合がある[20]。

淋菌もクラミジアも，感染部位により局所における菌量が，尿道，子宮頸管，直腸，咽頭の順に少なくなるため，菌量が少ない咽頭からの淋菌，クラミジアの検出には感度が高い核酸増幅法を用いる。核酸増幅法には，鎖置換増幅法（Strand Displacement Amplification：SDA），転写介在増幅法（Transcription-Mediated Amplification：TMA），PCR法の3種類がある（表11）[20,21]。SDAは咽頭または上咽頭のスワブ，PCRはうがい液，TMAはスワブとうがい液のどちらも，咽

表11 淋菌・クラミジアの核酸増幅検査

| | 採取容器 | 検体 |
|---|---|---|
| SDA法 | | 咽頭スワブ |
| TMA法 | | 咽頭スワブ<br>咽頭うがい液 |
| RT-PCR法 | | 咽頭うがい液 |

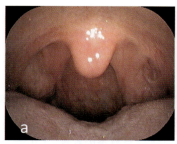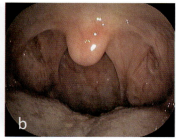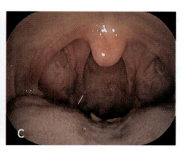

図7 症例3の咽頭所見
a. 初診日, b. 初診から21日後, c. 初診から46日後：いずれも異常所見を認めない。

1年前から性風俗に従事している22歳女性。咽頭痛が生じ，内科から処方された抗菌薬（不明）の内服で改善した。翌月に咽頭痛が再燃し，同医からLVFXを投与されたが症状が悪化したため耳鼻咽喉科を受診，AZMを投与された。その後，さらに39℃の発熱，頸部リンパ節腫脹，摂食困難が生じ，当科へ紹介となった。初診時，咽喉頭には摂食困難となるような所見は認めなかった（a）が，咽頭の淋菌・クラミジア検査（SDA法）で淋菌のみ陽性であった。この結果から，初診から4日後にセフトリアキソン（CTRX）2gを単回投与したが，初診から28日後に行った治癒確認検査（SDA法）で淋菌は陽性であった。この時点で咽頭痛再燃の訴えもあったため，初診から30日後よりCTRX 2g/日を3日間連続で点滴した。初診から45日後に行った3回目の淋菌検査（SDA法）でも淋菌は陽性であった。当科受診後からは性風俗には従事しておらず咽頭も改善していたため，疑陽性反応と考えCTRXは投与せず漢方薬のみで治療継続し，初診から73日後の4回目の淋菌検査（SDA法）では淋菌は陰性であった。

頭検査として保険収載されている。臨床的に淋菌とクラミジアの判別が難しいこと，同時感染の可能性もあることから，診断時は淋菌とクラミジアを同時に検査する。スワブはそれぞれの検査の尿道または子宮頸管検査用キットを，うがい液は尿検査用キットを用いる。うがい液は生食15〜20 mLを口に含ませて10〜20秒間上を向いてガラガラとうがいした後に紙コップなどに吐き出させ，必要量を検査キットに収容する。咽頭の粘膜は飲食によって粘膜上皮の脱落が促進されるため，検体採取は食事や歯磨き，うがいの後を避けることが肝要である。筆者は，咽頭炎，扁桃炎，上咽頭炎など，局所所見がある場合はスワブ，局所所見に乏しい場合はうがい液，と使い分けている。

淋菌は薬剤耐性化が進行していること，クラミジアは薬剤耐性はないものの増殖サイクルが約48時間後と長いため，服薬コンプライアンス不良の場合は不完全治癒となりうること，淋菌もク

表 12　症例 3 の検査結果と治療内容

| | | 初診日 | 初診日より | | | | | |
| --- | --- | --- | --- | --- | --- | --- | --- | --- |
| | | | 4 日後 | 28 日後 | 30〜32 日後 | 45 日後 | 52〜73 日後 | 73 日後 |
| 治　療 | | | CTRX 2g/日 ×1日 | | CTRX 2g/日 ×3日 | | 小柴胡湯 加桔梗石膏 | |
| 検査結果 (SDA 法) | 淋菌 | 陽性 | | 陽性 | | 陽性 | | 陰性 |
| | クラミジア | 陰性 | | 陰性 | | 陰性 | | 陰性 |

ラミジアも咽頭から性器へ感染すると不妊の原因となりうることから，治療後に再度核酸増幅法で治癒確認を行うことが推奨される。その際，核酸増幅法では抗菌薬で死滅した菌体でも陽性と判定されてしまうことに留意し，抗菌薬投与から一定の期間をおいてから検査しなければならない。筆者は治療後 14 日以上後に治癒確認している。結果が陽性であった場合は，抗菌薬の投薬量の増量または期間を延長して再投与し，さらに 14 日以上経過してから治癒確認検査を再度行っている。実際の症例とその解説を図 7，表 12 に提示する。

## おわりに

　全ての性感染症に当てはまることであるが，性感染症患者は他の性感染症やウイルス性肝炎の既往がある場合が少なくない。特に HIV 感染者は他の性感染症患者に比して梅毒と結核の合併率や既往率が高く，1 つの性感染症が陽性の場合は，他の性感染症やウイルス性肝炎の有無についてさらに検査するべきである。

　問診に際しては，患者自ら性感染症検査を希望している場合は問題ないが，臨床所見や経過から医師側から性感染症を疑う場合には慎重な対応が求められる。性感染症を疑うことで患者の自尊心を傷つけ来院が途絶えてしまわないよう，筆者は「こういう場合は，○○のような特殊な感染症の可能性が考えられますので，検査しておきましょう」と，確定診断を得るまでは『性感染症』という言葉を極力使わないように心掛けている。結果が陽性であった場合に初めて性感染症であることを告げ，性行動に関する聴取を行っている。

（余田　敬子）

### 参考文献

1）日本性感染症学会．梅毒　性感染症 診断・治療ガイドライン 2020，診断と治療社，東京，pp46-52，2020．

2）Golden MR, Marra CM, Holmes KK. Update on syphilis：resurgence an old problem. JAMA. 2003；290：1510-1514.

3）日本性感染症学会．梅毒診療ガイド第 1 版（2018）　http://jssti.umin.jp/pdf/syphilis-medical_guide.pdf

4）余田敬子．口腔咽頭梅毒-実地臨床における診断と治療のポイント．耳鼻展望．2014；57：246-255．

5）余田敬子．耳鼻咽喉科領域における性感染症．日気管食道会報．2018；69：58-65．

6）余田敬子．口腔咽頭領域の粘膜病変（性感染症を中心に）．日耳鼻会報．2018；122：984-988．

7）菅原万理子，石井則久．梅毒検査 up-to-date. Visual Dermatol．2016；15：886-890．

8）谷野絵美，余田敬子．咽頭症状から診断に至った性感染症 3 症例 咽頭症状を主訴とした性感染症例．日耳鼻感染症エアロゾル会誌．2020；8：151-155．

9）山本直樹，宮澤幸久．診療における HIV-1/2 感染症の診断ガイドライン 2008. 日エイズ会誌．2009；11：

70-72.

10）HIV 感染症治療研究会．HIV 感染症「治療の手引き 24 版」2020． http://www.hivjp.org/guidebook/

11）国立感染症研究所ホームページ．病原体検出マニュアル 後天性免疫不全症候群（エイズ）/HIV 感染症 2019：
http://www.nih.go.jp/niid/ja/labo-manual.html

12）国立感染症研究所ホームページ．AIDS（後天性免疫不全症候群）とは
http://www.nih.go.jp/niid/ja/encyropedia/392-encyclopedia/400-aids-intro.html

13）厚生労働省科学研究費エイズ対策研究事業ホームページ．HIV 感染のウイルスマーカーの変化とウインドウ期．
HIV 検査・相談マップ：HIV まめ知識．
https://www.hivkensa.com/knowledge/mame

14）中村仁美，他：HIV 検査の読み方．1 冊でわかる性感染症 本田まりこ（編），文光堂，東京，2009．

15）日本 12 性感染症学会ガイドライン委員会．淋菌感染症．日本性感染症学会，性感染症 診断・治療ガイドライン
2020，診断と治療社，東京，pp53-9，2020．

16）日本性感染症学会ガイドライン委員会．性器クラミジア感染症．日本性感染症学会，性感染症 診断・治療ガイ
ドライン 2020，診断と治療社，東京，pp60-4，2020．

17）日本性感染症学会ガイドライン委員会．口腔咽頭と性感染症．日本性感染症学会，性感染症 診断・治療ガイド
ライン 2020，診断と治療社，東京，pp29-34，2020．

18）田中正利．新興・再興感染症 耳鼻咽喉科領域における性感染症-淋菌の咽頭感染について．日耳鼻．2004；
107：760-763．

19）茂田安弘，五十嵐辰男，伊藤晴夫．当院における尿道炎患者の起因菌と感染ルートの検討．日性感染症会誌．
2019；30：21-28．

20）余田敬子．性感染症に対する抗菌療法．ENTONI．2014；164：49-57．

21）余田敬子，新井寧子．咽頭からの淋菌およびクラミジア検出方法の検討．日耳鼻感染症研会誌．2008；26：153-
157．

# F　頭頸部腫瘍

# 36

**頭頸部腫瘍**

# NBI による癌の診断，
# 表在癌の早期診断

## はじめに

　NBI はオリンパス社が開発した狭帯域光観察（Narrow Band Imaging：NBI）の略であり，今日の耳鼻咽喉科・頭頸部外科領域ではなくてはならない手段の一つとなっている。NBI は血液中のヘモグロビンに吸収されやすい狭帯域化された 2 つの波長の光を照射することにより，粘膜表層の毛細血管，粘膜微細模様の強調表示を実現している。耳鼻咽喉科・頭頸部外科領域の観察では，ヨウ素の散布が困難であることからその代替法として普及している。本検査法の発展により，これまでの通常光検査では拾うことができなかった，表在癌，早期癌が見つかるようになり，頭頸部表在癌の診断治療は大きく発展した。ここで頭頸部表在癌の定義について述べておく。「頭頸部癌表在癌取扱い指針」によると「頭頸部表在癌とは粘膜筋板のない頭頸部領域の粘膜上皮由来の上皮性悪性腫瘍を対象とし，上皮内，または上皮下層にとどまる（固有筋層への浸潤を認めない）腫瘍をさし，頸部リンパ節転移の有無を問わない」とされている。

## 1 概要と注意点

　NBI の出現により観察方法にも様々な工夫が行われるようになった。中咽頭に関しては経口的にファイバースコープを挿入し観察を行う。下咽頭に関しては被験者に頭部を強く前屈させる Killian の頭位を取らせることで輪状後部や後壁，さらには頸部食道入口部までが観察できるようになる。また，被験者に口を閉じて頬を膨らませさせる Valsalva 法の併用も有用である。中・下咽頭癌の危険因子として古くから飲酒，喫煙が挙げられているが，近年の研究ではその他にも痩せ型体型，野菜果物摂取不足，赤血球 MCV 増大，食道多発ヨード不染帯，口腔・咽頭・食道メラノーシス，頭頸部癌・食道癌の既往，アルコール脱水素酵素 2（ALDH2）のヘテロ欠損型などが報告されている。ALDH2 ヘテロ欠損型については「ビール 1 杯程度の飲酒で顔が赤くなりますか？あるいは，飲み始めた頃には赤くなりましたか？」という質問で「はい」と答えれば ALDH2 ヘテロ欠損型と判定できる（フラッシング陽性）。これらの症例では特に慎重に観察することが重要である。

　本項では通常光観察と NBI 画像を対比しつつ下咽頭癌症例を供覧し，診断のポイントに関して解説する。

## 2 症例と診断のポイント

**症例：74歳男性，下咽頭表在癌**

　下咽頭左梨状陥凹に粘膜病変を認める。図1に通常光観察とNBI像を示す。図1aの通常光観察では下咽頭粘膜に境界不明瞭に赤色調が強い部分を認めるのみである。図1bのNBIでは通常光における赤色調の部分が茶褐色調に認められBrownish areaと呼ばれる。また，粘膜に無数の点状のdotを認める。これは粘膜表層の微細血管の拡張を見ているものである。これらの所見はいずれも悪性腫瘍を強く疑わせる所見である。本例においても生検にて扁平上皮癌が確認されたため，全身麻酔下によるELPS術を施行した。

　術中術後の写真を図2に示す。これらは耳鼻咽喉科用のファイバースコープではなく，より解像度の高い上部消化管用のファイバースコープ像となる。図2aでは図1aで認められた境界不明瞭な赤色調の部分に，小さなdotが認められるのがわかる。図2bはNBI画像であるが，図1bで認めたdotが実は螺旋状に蛇行する新生血管であることがわかる。手術時には佐藤式湾曲型喉頭鏡を用いて喉頭を前方に挙上するので，頸部食道入口まで観察することが可能である（図2c）。NBI所見を参考に針型電気メスにて切離線をマーキングする（図2d）。この症例では切離面を人工被覆材で覆い，フィブリン糊で固定して手術終了とした（図2e）。

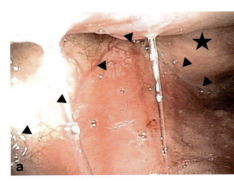 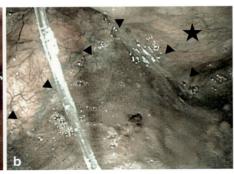

**図1　下咽頭左梨状陥凹癌**
　　　（★印は左披裂軟骨，▲が指すのは発赤の範囲）
a. 通常光観察：粘膜の発赤を認める。
b. NBI観察：Brownish areaを認める。

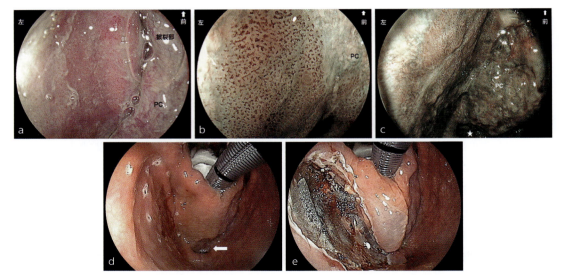

図2 術中写真
　　（PC：輪状後部，★：食道入口部）
a. 図1aで見られた赤色調の部分に小さなdotが多数認められる。
b. NBI所見。図1bで認めたdotがより拡大され，螺旋状に蛇行する新生血管であることがわかる。
c. 佐藤式湾曲型喉頭鏡を用いて術野を展開。
d. 針型電気メスを用いて切離線をマーキング。
e. 切離面を人工被覆材で覆い，フィブリン糊で固定。

## おわりに

今日の耳鼻咽喉科・頭頸部外科においてNBI検査は必須の検査の一つである。飲酒歴，喫煙歴，フラッシングの有無を参考に精査を進めることが重要である。

（朝蔭　孝宏）

# 37 頭頸部腫瘍

# 陽電子放射断層撮影
## （Positron emission tomography：PET）

## はじめに

　本邦において 2002 年に 9 種類の悪性腫瘍で FDG-PET の保健適用が初めて認められた。その後，臨床的な有用性が認識されるに伴い悪性腫瘍への保健適用が順次拡大され，2010 年からは早期胃癌を除き全ての悪性腫瘍が適用とされた。なお，悪性腫瘍における適用要件は「ほかの検査，画像診断により病期診断，転移・再発の診断を確定できない患者」とされている。

　今日では CT，MRI，超音波検査などと同様に，日常診療に欠かせない検査方法の一つとして確立している。

## 1 原理と注意点

　FDG-PET においては，空間および組織コントラストの分解能は CT や MRI に比較して劣るものの，糖代謝活性を利用した新たな病態解析が可能となっている。

　癌細胞では一般的に嫌気性解糖とグルコース輸送量が亢進し，FDG の高集積を示しやすい。一方で活動性炎症においても活発化したマクロファージ，炎症細胞に起因する高度集積が生じて偽陽性となりやすいので注意を要する。

　また，頭頸部領域では鼻腔，口腔，唾液腺，扁桃において生理的な集積が目立つため，有意病巣との誤認に注意が必要である（図 1）。さらに，小さな腫瘍は実際の集積より小さく測定される（部分容積効果）ので，T1 症例などの小さな腫瘍の評価には不向きである。

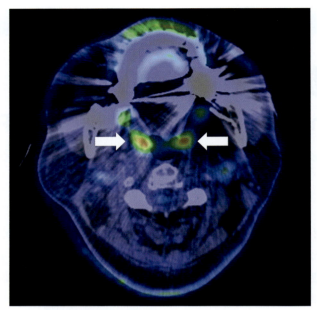

図1 両側扁桃腺の生理的取り込み（矢印）

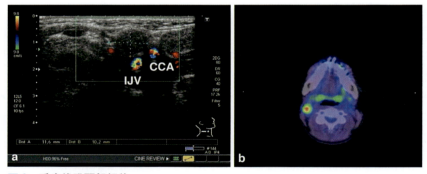

図2 舌癌後発頸部転移
a. 頸部超音波検査。右上頸部レベルIIA領域に10 mm×11 mm，境界明瞭な腫瘤性病変を認める（CCA：総頸動脈，IJV：内頸静脈）。
b. 右上頸部レベルIIA領域にリンパ節腫大およびFDG高集積（SUVmax, 6.3）を認める。本症例に対しては右頸部郭清術（レベルI-IV）が行われた。転移はレベルII領域のリンパ節1つのみであった。

## 2　頭頸部癌診療における役割

頭頸部癌診療における FDG-PET 検査の主な役割としては，1）病期診断，2）予後予測，3）治療計画，4）治療効果判定，5）再発転移診断，などが挙げられる。

### 1　病期診断

FDG-PET は原発巣の評価よりも，頸部リンパ節転移および遠隔転移の評価に優れている（図2）。また，原発不明頸部転移癌の原発巣の検索にも高い有用性を示している。

### 2　予後予測

予後予測因子としてまず最初に注目されたのは SUVmax である。1 voxel の評価である SUVmax は測定自体が簡便ではあるが，全体の糖代謝を反映しているわけではなく予後予測には不向きである。そこで，ある SUV 値を域値として，それ以上の SUV 値領域の腫瘍体積を計測する Metabolic tumor volume（MTV），MTV と SUV を掛け合わせた Total lesion glycolysis（TLG）が腫瘍性状評価に有用とされている。

### 3　治療計画

PET/CT を用いた放射線治療計画の有用性が報告されている。今後の日常診療への応用が期待される。

### 4　治療効果判定

化学放射線療法後の治療効果判定の時期としては 12 週以降での撮像が望ましいとされている。高い陽性的中率および高い感度を示す。また，2015 年に発表されたランダム化第 III 相試験（PET-NECK study）では，12 週後の PET/CT によるサーベイランスが計画的頸部郭清術に対して非劣勢であることが示された。

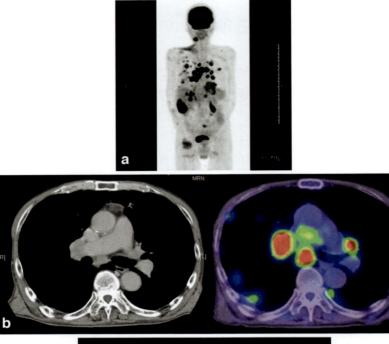
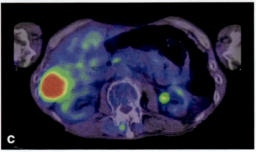

図3　喉頭癌術後全身転移
術後6カ月時のフォローアップCTにて肺転移，縦隔転移が疑われPET検査を施行した。
a. 喉頭癌術後全身転移。右頸部，両側肺・縦隔，肝への多発転移を認めた。
b. 縦隔多発転移。縦隔にリンパ節腫大およびFDG高集積（SUVmax＝13.0）を認めた。
c. 肝転移。肝のS6領域に長計54 mmの淡い低吸収域を認めた。FDG高集積（SUVmax＝15.2）を認めた。

## 5 再発転移診断

FDG-PET 検査は，再発転移診断においても治療効果判定と同様に高い有用性を示す。日常診療でもフォローアップの CT などで指摘された腫瘍影などで，再発や転移か判断に迷うような症例では，PET 検査を施行することによって白黒がはっきりすることを経験する（図 3）。

## おわりに

PET 検査は，遠隔転移の有無や，原発不明頸部転移癌の原発巣検索に有用である。

（朝蔭 孝宏）

# 38 頭頸部腫瘍

# 腫瘍マーカー

## はじめに

　腫瘍マーカーとは，腫瘍の進行とともに増加する性質を持つ生体内物質で，主に血液中に遊離したものを血液検査で検出することによって臨床診断の一助とするものである。頭頸部領域では腫瘍マーカー単独で腫瘍の存在を診断できるものはなく，あくまで補助的に使用する。

## 1 可溶性 IL-2 レセプター（sIL-2R）

　インターロイキン-2（IL-2）は T 細胞から分泌されるサイトカインであり，細胞膜上の IL-2 レセプター（IL-2R）を介して T 細胞，B 細胞，マクロファージ等に対して作用する。IL-2R は $\alpha$ 鎖，$\beta$ 鎖，$\gamma$ 鎖から構成されるが，活性化 T 細胞や B 細胞，悪性腫瘍などでは $\alpha$ 鎖が血中に遊離することが知られており，可溶性 IL-2 レセプター（sIL-2R）と呼ばれている。血中 sIL-2R は，非ホジキンリンパ腫や成人 T 細胞性白血病などの診断や治療経過観察の指標として利用されている。

　頭頸部領域においては，頸部リンパ節腫大の鑑別診断に有用である。耳鼻科を初診することの多い悪性リンパ腫の病型はびまん性大細胞型 B 細胞リンパ腫（diffuse large B-cell lymphoma：DLBCL）であるが，原発不明癌の頸部リンパ節転移，メトトレキサート関連リンパ増殖性疾患（Hodgkin リンパ腫を含む），サルコイドーシス，キャッスルマン病などとの鑑別は必ずしも容易ではない。特に，HPV 関連中咽頭癌や上咽頭癌の頸部リンパ節転移を悪性リンパ腫疑いとして安易に開放生検しないよう，注意を要する。例として図1に示すように，HPV 関連中咽頭癌と悪性リンパ腫は類似した口蓋扁桃および頸部リンパ節腫大の所見を呈することがあるため，頸部リンパ節生検の適応を決める際には，穿刺吸引細胞診と血中 sIL-2R 測定を実施することが勧められる。

## 2 サイログロブリン（Tg）

　サイログロブリン（Tg）は甲状腺濾胞上皮細胞で合成され，濾胞腔内にコロイドとして貯蔵される。血中 Tg 上昇が認められるのは甲状腺分化癌（乳頭癌，濾胞癌）に限らず，甲状腺腫，腺腫様甲状腺腫，バセドウ病，慢性甲状腺炎（橋本病），亜急性甲状腺炎，無痛性甲状腺炎，妊婦など多岐にわたるが，異常高値（1,000 ng/mL 以上）の場合は甲状腺分化癌を疑う必要がある。た

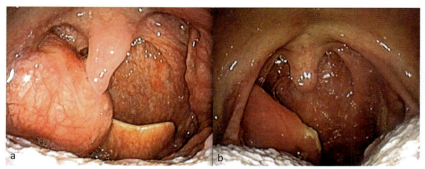

**図1 一側性口蓋扁桃腫大**
a. HPV関連中咽頭癌
b. びまん性大細胞型B細胞リンパ腫

だし，甲状腺組織に対して穿刺吸引細胞診を実施した直後にも血中Tgが上昇する点には注意を要する。

サイログロブリンは甲状腺濾胞細胞以外では産生されないため，甲状腺乳頭癌や濾胞癌に対して甲状腺全摘術を実施した後には腫瘍マーカーとして使用可能である。特に，全摘術後に放射性ヨウ素内用療法（アブレーション）を実施すると，残存する正常甲状腺組織が焼灼されるため，鋭敏な腫瘍マーカーになるとされている。いったん消失していた血中Tg値が増加した際には，局所再発や頸部リンパ節への転移，肺や骨など遠隔臓器への転移を疑う。血中Tg値は全身の腫瘍容量を判断するのに有効とされている。

なお，慢性甲状腺炎では，サイログロブリンに対する自己抗体である抗サイログロブリン抗体（TgAb）が高頻度に陽性となり，他にバセドウ病でも陽性となることがある。血中TgAb陽性の場合，血中Tgの腫瘍マーカーとしての価値は低下する。また，未分化転化をきたした癌細胞はサイログロブリン産生能を持たないことにも注意を要する。

## 3 扁平上皮癌関連抗原（SCC）

扁平上皮癌関連抗原（SCC）は子宮頸癌で発見され，頭頸部癌を含む多くの扁平上皮癌でも高値が認められる。しかし，高度喫煙者，アトピー性皮膚炎や天疱瘡，乾癬などの皮膚疾患，気管支喘息や気管支炎，肺炎，結核などの肺疾患，肝炎，肝硬変，胸腺腫瘍など多くの病態でも陽性となる。さらに，皮膚，唾液，汗などにも含まれ，混入による偽高値に注意する必要がある。

### おわりに

腫瘍が存在しなくても腫瘍マーカー値が上昇する場合や，腫瘍が存在するにもかかわらず腫瘍マーカー値が上昇しないケースもあり，腫瘍マーカー値の変動が正確に腫瘍量を反映していると考えるべきではない。

（安藤 瑞生）

# 39 頭頸部腫瘍

# 腫瘍関連遺伝子検査

## はじめに

　令和元年（2019 年）は日本のがんゲノム医療元年となり，2 種類のがん遺伝子パネル検査が保険収載された。現在，全国 14 カ所の「がんゲノム医療中核拠点病院」を始め，計 200 カ所超の拠点病院と連携病院においてがんゲノム医療を受けることが可能となっている。

　がん遺伝子パネル検査は，次世代シーケンサーを用いて多数の癌関連遺伝子を一括して解析するものであり，原則として臓器横断的に同一の検査が実施される。2020 年の ESMO（European Society for Medical Oncology）ガイドライン[1] によると，がん遺伝子パネル検査が日常臨床でルーチンに推奨されるのは，非小細胞肺癌，前立腺癌，卵巣癌，胆管細胞癌である。

## 1　がん遺伝子パネル検査の読み方

　本邦では 2018 年にがんゲノム情報管理センター（Center for Cancer Genomics and Advanced Therapeutics：C-CAT）が設立され，がん遺伝子パネル検査の保険点数の算定には「C-CAT 調査結果を用いてエキスパートパネルを実施すること」が要件となっている。C-CAT で定義されたエビデンスレベルの指標を表 1 に示し，主治医として知っておくべき C-CAT 調査結果の概要[2] および現時点のエビデンスを以下に解説する。なお，C-CAT 調査結果を患者に渡すことは想定されておらず，あくまでエキスパートパネルの参考資料として利用することに注意を要する。

　基本項目（図 1）では，「検体採取日」「パネル名」「検査検体」の各項目に注意する。検体採取日および使用パネルは主治医が患者と相談の上で決定するものであるが，正しく提出されているか，あらためて確認を要する。また，腫瘍検体（tumor）と正常検体（matched-normal）を解析するパネル（例：OncoGuide NCC オンコパネル）では，遺伝性腫瘍の原因となる生殖細胞系列バリアント（標準配列と異なる塩基配列）が明らかになる可能性がある。一方，腫瘍検体のみ解析するパネル（例：FoundationOne CDx）では体細胞変異との鑑別ができないため，疑いにとどまる。

　図 2 に調査結果の項目を示す。「検出変異数」は，体細胞変異と生殖細胞系列変異に分けて記載される。生殖細胞系列を検査対象外としている場合は，ハイフンが記載される。「国内承認薬」「国内臨床試験中」には，検出された変異（マーカー）に対する薬剤や臨床試験の合計数が記載される。これらは実際に該当薬剤を使用できる可能性が高く，エキスパートパネルで積極的に議論され

### 表1 C-CATで定義されたエビデンスレベル

【治療効果に関するエビデンスレベル分類】

| 基準 | 分類 |
|---|---|
| 当該がん種，国内承認薬がある/FDA承認薬がある/ガイドライン記載されている。 | A |
| 当該がん種，統計的信憑性の高い臨床試験・メタ解析と専門家間のコンセンサスがある。 | B |
| 他がん種，国内またはFDA承認薬がある/他がん種，統計的信憑性の高い臨床試験・メタ解析と専門家間のコンセンサスがある/がん種に関わらず，規模の小さい臨床試験で有用性が示されている。 | C |
| がん種に関わらず，症例報告で有用性が示されている。 | D |
| 前臨床試験（in vitroやin vivo）で有用性が報告されている。 | E |
| がん化に関与することが知られている。 | F |
| 薬剤耐性への関与に関して，臨床試験で統計学的検定により確度高く耐性バリアントであると判明している。 | R1 |
| 薬剤耐性への関与に関して，耐性二次変異などとして報告があり細胞実験や構造解析などで検証されている。 | R2 |
| 薬剤耐性への関与に関して，前臨床試験で耐性バリアントと評価されている。 | R3 |

【薬剤への到達性の指標】

1 当該がん種，国内承認薬がある。
2 当該がん種，国内臨床試験がある。
3 他がん種，国内承認薬がある（適応外）。
4 当該がん種，海外臨床試験がある。
5 がん種に関わらず，FDA承認薬がある。
6 上記以外。

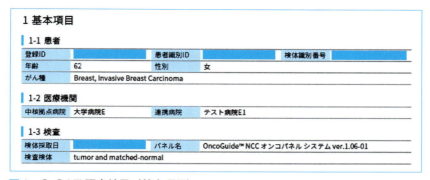

図1 C-CAT調査結果（基本項目）

る。一方，「国内適応外薬」や「海外臨床試験中」の薬剤は到達性が低いと言わざるを得ない。

「遺伝子変異以外のバイオマーカー」には，百万塩基あたりの変異数（mut/Mb）として定義される腫瘍遺伝子変異量〔Tumor Mutational Burden：TMB〕が10以上のとき，TMB-highとしてエビデンス情報が記載される。「塩基置換，挿入，欠失」には，検出されたマーカー情報がひとつずつ記載される。例えば，*ABL1*，p.F317L，0.26（548/2141）とは，*ANL1*遺伝子の317番目に位置するアミノ酸であるフェニルアラニン（F）がロイシン（L）に置換する変異が548/2141の頻度で検出され，アレル頻度が0.26であることを意味する。また，このマーカーに対して海外臨床試験中の薬剤が9剤あり，詳細情報へのリンクが記載されている。ここで現時点の最新エビデンスを読み取る。

## 2 調査結果

概要　　　　　　　　　　　　　　　　　　　　　⚠ 薬剤への到達性の指標をご参照ください。

| 検出変異数 | 国内承認薬 | 国内臨床試験中 | 国内適応外薬 | 海外臨床試験中 | FDA承認薬 |
|---|---|---|---|---|---|
| 体細胞変異：9 生殖細胞系列変異：2 | 4 | 20 | 3 | 38 | 16 |

遺伝子変異以外のバイオマーカー　　　　　　　　「■番号」は参考文献へのリンク、「●番号」は国内臨床試験、「▲番号」は海外臨床試験の詳細情報へのリンクです。

| No. | マーカー | 枝番 | エビデンスタイプ | 臨床的意義 | エビデンスレベル | 薬剤 | 薬剤への到達性 |
|---|---|---|---|---|---|---|---|
| 1 | TMB 34.57 Muts/Mb | 1 | Predictive | Sensitivity/Response | A | pembrolizumab ■2 | FDA承認薬 国内臨床試験中（8件）●1-8 |

塩基置換、挿入、欠失（DNA）　　　　　　　　「■番号」は参考文献へのリンク、「●番号」は国内臨床試験、「▲番号」は海外臨床試験の詳細情報へのリンクです。

| No. | マーカー | 枝番 | エビデンスタイプ | 臨床的意義 | エビデンスレベル | 薬剤 | 薬剤への到達性 | 米国エビデンスレベル |
|---|---|---|---|---|---|---|---|---|
| 2 | ABL1 p.F317L 0.26 (548/2141) | 1 | Oncogenic | Likely Oncogenic | F ■3 | | | Tier 2C Pathogenic 海外臨床試験中（9件）▲1-9 |
| 3 | TP53 p.A307V 0.80 (376/469) | 1 | | | | AMG 650(Trial Condition Match) ■19 | 国内臨床試験中（1件）●9 | Tier 2C Likely Pathogenic 海外臨床試験中（2件）▲10, 11 |
| 4 | ATM p.E2444K 0.39 (165/421) | | | | | | | Tier 2C Likely Pathogenic 海外臨床試験中（9件）▲12~20 |
| 5 | BRCA2 p.V2109i 0.51 (387/755) ※ToMMo Allele frequency = 0.65% | | | | | | | Tier 3 Uncertain Significance |

図2　C-CAT 調査結果（調査結果）

# 2 ｜ 頭頸部扁平上皮癌のエビデンス[3)]

　国外においては，例えば前述の ESMO では I～V のエビデンスレベルが付与されており，エビデンスレベル I は「日常的に使用可能（Ready for routine use）」な薬剤が存在する場合である。癌腫ごとの体系的な review も公表されはじめており，頭頸部扁平上皮癌のエビデンスを紹介する。エビデンスレベル I，II の所見が臨床的に actionable とみなされるが，国内では未承認あるいは臨床試験非実施など，薬剤到達性がないものが含まれるので注意を要する。

## 1 エビデンスレベル IB

　2020 年時点で頭頸部扁平上皮癌の最上位となるこのレベルには，*HRAS* 遺伝子の活性型変異が挙げられている。頭頸部扁平上皮癌全体での頻度は 5～8％ 程度であるが，口腔癌では 10％ 以上とも報告されている[3-5)]。対応する薬剤である Tipifarnib は，HRAS の活性化に必要な Farnesyltransferase の選択的阻害薬である[6)]。

## 2 エビデンスレベル IC

### (1) Microsatellite instability-high（MSI-H）

　DNA 修復の異常と関連する MSI-H は臓器横断的に見られる所見であり，本邦においても 2018 年より抗 PD-1 抗体薬（ペムブロリズマブ）のマーカーとして用いられている。様々な固形がん患者の MSI 検査 2 万余検体の報告によると，MSI-H の頻度は全体で 3.7％であり，頻度の高い癌腫は子宮内膜癌 16.9％，小腸癌 8.6％，胃癌 6.7％，十二指腸癌 5.6％，大腸癌 3.8％，神経内分泌腫瘍 3.4％，前立腺癌 3.0％などである[7]。頭頸部扁平上皮癌ではペムブロリズマブが再発転移に対する標準治療と位置づけられ，PD-L1 免疫染色における CPS（Combined Positive Score）をマーカーとしている。そのため MSI 検査に提出される機会は少ないと思われるが，おそらく食道癌（1.1％）に近い頻度であろう。

### (2) TMB≧10/Mb（TMB-high）

　TMB のカットオフ値は癌腫により異なる可能性も指摘されているが，一般的には臓器横断的に 10/Mb 以上と設定し，抗 PD-1 抗体薬が有効と考えられている。頭頸部扁平上皮癌における頻度は，10〜20％と報告されている[8,9]が，前述のようにペムブロリズマブが標準治療の 1 つに位置づけられ，必ずしも TMB の測定は必要ではない。

### (3) *NTRK* 融合遺伝子

　同様に臓器横断的な臨床試験[10,11]において有効性が示されているマーカーであり，本邦においても 2019 年に TRK 阻害剤であるエヌトレクチニブが承認された。頭頸部扁平上皮癌における頻度は 1％未満であるが，唾液腺分泌癌で 80〜100％，甲状腺乳頭癌で約 10％に検出される[12]。

## 3 唾液腺癌のエビデンス

　唾液腺癌は罹患率が 1〜2（人口 10 万人あたり）ほどの希少癌であるが，腫瘍特異的な遺伝子異常が同定されている組織型が多い。粘表皮癌における *CRTC1-MAML2* の発見[13]は 2003 年と早い時期であったが，残念ながら治療標的とはなっていない。一方，分泌癌における *ETV6-NTRK3* に対しては TRK 阻害剤の有効性が示され[10]，臓器横断的ながんゲノム医療の好例となっている。

　唾液腺導管癌は高悪性度の組織型であり，遺伝子パネル検査に提出される機会が多い。HER2 過剰発現を認めることから，抗 HER2 抗体薬とタキサン系抗癌剤の併用療法の有効性が示されている[14]。また，多くの症例でアンドロゲン受容体の発現を認め，抗アンドロゲン療法の有効性も示されている[15]。

　腺様嚢胞癌は遠隔転移をきたしやすいものの進行が緩徐なため，治療機会を求めて遺伝子パネル検査に提出されることが多い。特異的融合遺伝子である *MYB-NFIB* が高頻度に検出されるが，残念ながら有力な治療標的とはなっていない。近年では，*NOTCH1* の活性型変異が治療標的として注目されている[16]。

## おわりに

　頭頸部領域では唾液腺癌および甲状腺癌で腫瘍遺伝子変異量（Tumor Mutational Burden：TMB）の測定が推奨されている程度であるが，状況は刻々と変わる。遺伝子名や薬剤名を丸暗記することに意味はなく，その時点の最新エビデンスを読み取ることができればよい。

（安藤　瑞生）

### 参考文献

1) Mosele F, Remon J, Mateo J, et al. Recommendations for the use of next-generation sequencing（NGS）for patients with metastatic cancers：a report from the ESMO Precision Medicine Working Group. Ann Oncol. 2020；31：1491-1505.
2) 国立がん研究センター　がんゲノム情報管理センター：C-CAT 調査結果説明書　第2.5版．https://www.ncc.go.jp/jp/c_cat/jitsumushya/020/index.html
3) Marret G, Bièche I, Dupain C, et al. Genomic Alterations in Head and Neck Squamous Cell Carcinoma：Level of Evidence According to ESMO Scale for Clinical Actionability of Molecular Targets（ESCAT）. JCO Precis Oncol. 2021；5：215-226.
4) Cancer Genome Atlas Network. Comprehensive genomic characterization of head and neck squamous cell carcinomas. Nature. 2015；517：576-582.
5) India Project Team of the International Cancer Genome Consortium. Mutational landscape of gingivo-buccal oral squamous cell carcinoma reveals new recurrently-mutated genes and molecular subgroups. Nat Commun. 2013；4：2873.
6) Ho AL, Hanna GJ, Scholz CR, et al. Preliminary activity of tipifarnib in tumors of the head and neck, salivary gland and urothelial tract with HRAS mutations. J Clin Oncol. 2020；38（suppl 15）；abstr 6504.
7) Akagi K, Oki E, Taniguchi H, et al. Real-world data on microsatellite instability status in various unresectable or metastatic solid tumors. Cancer Sci. 2021；12：1105-1113.
8) Zehir A, Benayed R, Shah RH, et al. Mutational landscape of metastatic cancer revealed from prospective clinical sequencing of 10,000 patients. Nat Med. 2017；23：703-713.
9) Samstein RM, Lee CH, Shoushtari AN, et al. Tumor mutational load predicts survival after immunotherapy across multiple cancer types. Nat Genet. 2019；51：202-206.
10) Doebele RC, Drilon A, Paz-Ares L, et al. Entrectinib in patients with advanced or metastatic NTRK fusion-positive solid tumours：integrated analysis of three phase 1-2 trials. Lancet Oncol. 2020；21：271-282.
11) Drilon A, Laetsch T, Kummar S, et al. Efficacy of Larotrectinib in TRK Fusion-Positive Cancers in Adults and Children. N Engl J Med. 2018；378：731-739.
12) Musholt TJ, Musholt PB, Khaladj N, et al. Prognostic significance of RET and NTRK1 rearrangements in sporadic papillary thyroid carcinoma. Surgery. 2000；128：984-993.
13) Tonon G, Modi S, Wu L, et al. t（11；19）（q21；p13）translocation in mucoepidermoid carcinoma creates a novel fusion product that disrupts a Notch signaling pathway. Nat Genet. 2003；33：208-213.
14) Takahashi H, Tada Y, Saotome T, et al. Phase II Trial of Trastuzumab and Docetaxel in Patients With Human Epidermal Growth Factor Receptor 2-Positive Salivary Duct Carcinoma. J Clin Oncol. 2019；37：125-134.
15) Fushimi C, Tada Y, Takahashi H, et al. A prospective phase II study of combined androgen blockade in patients with androgen receptor-positive metastatic or locally advanced unresectable salivary gland carcinoma. Ann Oncol. 2018；29：979-984.
16) Ferrarotto R, Eckhardt G, Patnaik A, et al. A phase I dose-escalation and dose-expansion study of brontictuzumab in subjects with selected solid tumors. Ann Oncol. 2018；29：1561-1568.

# G 嚥下

# 40

嚥下

# 嚥下内視鏡検査

## 1 嚥下内視鏡検査の特徴

嚥下内視鏡検査（video endoscopic examination of swallowing）とは，経鼻的に挿入した内視鏡で咽喉頭を観察しながら嚥下させ，嚥下の様態を評価する嚥下機能評価法である。臨床の現場では「VE」と略称されることが多い。嚥下造影検査（p.196）とともに，嚥下機能の評価方法として最も頻用される検査である。

嚥下造影と比較して，X線の被曝がなく低侵襲で繰り返し評価ができる，携帯用内視鏡を用いることによりベッドサイドや在宅でも評価ができる，検査食を選ばずどのような食品でも嚥下を評価できる，嚥下造影検査ではわからない唾液の貯留や誤嚥を評価することができる，など多くの利点を持つ。一方，喉頭挙上がわかりにくい，口腔内で行われる咀嚼や咽頭への送り込みなど準備期から口腔期の直接的な評価が困難であること，嚥下の瞬間はホワイトアウト（後述）により観察が不能になるため咳嗽惹起不良例の嚥下中誤嚥の検出が難しいなどの問題があること，食道期は評価不能であることなどの欠点があり，特性を理解した上で嚥下造影検査との使い分けや併用が必要である。

本来は他のスクリーニング検査を経た後に行われる精査という位置づけであったが，とりわけ喉頭内視鏡の取扱いに習熟した耳鼻咽喉科医にとっては容易に実施できる検査であることもあり，スクリーニング検査として実施することもある[1]。

## 2 嚥下内視鏡検査に必要な物品

最低限必要なのは喉頭内視鏡と検査食だが，音声・動画の記録装置もあるとよい。喉頭内視鏡は嚥下への影響を最小限にするため，できるだけ細径のものが望ましい。

検査食は何を用いてもよく，現在食べている食事，食べたい食事など，持参した食品を用いて検査を行うことも可能である。無色の水では微小の誤嚥や咽頭残留の観察が困難であるため，青か緑の食用色素で着色して使用するとよい。後述する兵頭のスコアでは3mLの着色水を使用する。スクリーニングでは着色水のみでもよいが，それ以外にとろみ水，ゼリー，レトルト粥，米飯，クラッカーなどを準備できるとよい。

嚥下は1秒以内に行われることに加えて，嚥下障害がある（疑われる）患者に対して嚥下を行わせる検査は誤嚥や窒息のリスクを伴う。動画を記録しておけば，繰り返し再生，スロー再生が可能になるため検査回数を最小化することができる。嚥下障害の治療には，リハビリテーション科医，歯科医，言語聴覚士，看護師，管理栄養士など多職種の医療スタッフと，患者本人，家族，介護者の参加が必要だが，動画を録画することによって，治療者間の情報共有も容易になる。動画のみでは姿勢や検査食，検査条件などはわかりにくいことが多いため，音声の同時記録もできれば行う。

## 3　嚥下内視鏡検査の進め方

嚥下内視鏡検査のポイントは，①咽喉頭の器質的病変の除外，②動きや感覚など摂食嚥下に関わる咽喉頭の機能的評価，③検査食嚥下時の嚥下様態の評価である。漫然と検査を行うと，拙速に検査食の嚥下評価へと進み，検査食を誤嚥した，誤嚥しなかっただけに留まりやすいため，病態を考えながら検査を進める。

### 1　上咽頭の観察

経鼻的に内視鏡を挿入し，上咽頭の観察を行う。器質的病変に加え，上咽頭への唾液や食残の付着の有無を確認する。破裂音（「パ」行など）の発声や口から息を細く吐き出す（ブローイング）などのタスクを実行させ，軟口蓋による鼻咽腔閉鎖，エアリークの有無を確認する。

### 2　喉頭・下咽頭の観察

喉頭・下咽頭を観察し，器質的病変の他，声帯麻痺の有無，咽頭唾液貯留の有無について評価する。多系統萎縮症などでは嚥下障害の他に両側性声帯外転障害に伴う窒息のリスクもあるため声帯の外転制限についても留意する。嚥下時には咽頭収縮により内視鏡の先端が咽頭粘膜によって塞がり，視界が真っ白になる（ホワイトアウト）。空嚥下を指示し，嚥下時のホワイトアウトの有無，咽頭収縮の左右差を確認する。内視鏡の先端で喉頭蓋を軽く刺激し，喉頭刺激による咳嗽や声門閉鎖の惹起性についても評価する。喉頭蓋刺激で反射が生じないときは，喉頭痙攣に注意しながら披裂，仮声帯の刺激を行う。喉頭刺激により咽頭反射の亢進や検査への協力が得にくくなるなど以後の検査継続困難が予測される場合，喉頭刺激は最後に行う。

### 3　検査食を用いた嚥下様態の観察

次いで検査食の嚥下評価を行う。喉頭下咽頭の観察時に頸部は伸展していることが多いため，これを通常位に戻す。検査食は着色水か，誤嚥リスクが低いと思われるものから検査を進める。検査食を口腔内に留置し，口腔内に一旦保持した後嚥下を指示する。口腔内保持中の咽頭流入（早期咽頭流入），嚥下反射惹起のタイミング（検査食がどこまで移送された時点でホワイトアウトが生じるか），嚥下後の咽頭残留，嚥下後の口腔から咽頭への流入の有無を評価する。嚥下後ただちに発声と呼吸を指示し，検査食の喉頭内侵入，声門下侵入（誤嚥）の有無を確認する。次いで追加嚥下

を指示し，咽頭残留が消失するかについても評価する。咀嚼を要する食品（固形物）では，咀嚼を直接評価できない VE の欠点を補うため，喉頭蓋谷に送り込まれた食塊の形状（破砕，混合，まとまりの程度）についても観察する。着色した米飯を用いると食塊の状態を評価しやすい[2]。液体では検査食が喉頭蓋谷に達するとただちに嚥下反射が生じるが，固形物では咀嚼された食塊が喉頭蓋谷に一旦集積してから嚥下反射が生じることが多く，これは嚥下反射惹起遅延とは判断しない。

# 4 嚥下内視鏡検査の評価

　嚥下内視鏡検査の評価項目は多岐にわたり，通常の耳鼻咽喉科外来でこれらを網羅して評価することは容易でない。また従来，客観的な評価基準も存在しなかった。そのため兵頭らは，評価項目を「咽頭唾液貯留」「喉頭刺激による咳嗽惹起性」「嚥下反射惹起」「着色水の咽頭残留」に絞り，各々4段階で評価するスコア評価基準を提唱した[3]（表 1）。本法は簡便で評価者間の評価のずれも少なく，嚥下造影における喉頭内侵入や誤嚥とも相関が高く有効な評価法であり，現在広く用いられている。

　経口摂取の可否については，主として咽頭期嚥下機能を評価している嚥下内視鏡検査だけで判断することには限界があることには注意が必要である。経口摂取の可否については，意識状態，認知機能，呼吸状態，口腔機能，口腔内衛生状態，耐久能，全身状態等を鑑み，総合的に判断する必要がある（p.198：「嚥下造影検査」参照）。

（加藤　健吾）

### 参考文献

1) 日本耳鼻咽喉科頭頸部外科学会編：嚥下障害診療ガイドライン 2024 年版．金原出版．2024.
2) Fukatsu H, Nohara K, Kotani Y, et al. Endoscopic evaluation of food bolus formation and its relationship with the number of chewing cycles. J Oral Rehabil. 2015；42：580-587.
3) 兵頭政光，西窪加緒里，弘瀬かほり．嚥下内視鏡検査におけるスコア評価基準（試案）の作成とその臨床的意義．日耳鼻会報．2010；113：670-678.

### 表1　兵頭のスコア

| 評価項目 | スコア | | | |
|---|---|---|---|---|
| | 正常 ← | | | → 高度障害 |
| 梨状陥凹などの唾液貯留 | 0 ・ | 1 ・ | 2 ・ | 3 |
| 咳反射・声門閉鎖反射の惹起性 | 0 ・ | 1 ・ | 2 ・ | 3 |
| 嚥下反射の惹起性 | 0 ・ | 1 ・ | 2 ・ | 3 |
| 咽頭クリアランス | 0 ・ | 1 ・ | 2 ・ | 3 |
| 誤嚥 | なし・軽度・高度 | | | |
| 随伴所見 | 鼻咽腔閉鎖不全・早期咽頭流入 声帯麻痺・（　　　　　　　） | | | |

①喉頭蓋谷や梨状陥凹の唾液貯留
　0：唾液貯留がない
　1：軽度唾液貯留あり
　2：中等度の唾液貯留があるが，喉頭腔への流入はない
　3：唾液貯留が高度で，吸気時に喉頭腔へ流入する

②声門閉鎖反射や咳反射の惹起性
　0：喉頭蓋や披裂部に少し触れるだけで容易に反射が惹起される
　1：反射は惹起されるが弱い
　2：反射が惹起されないことがある
　3：反射の惹起が極めて不良

③嚥下反射の惹起性
　0：着色水の咽頭流入がわずかに観察できるのみ
　1：着色水が喉頭蓋谷に達するのが観察できる
　2：着色水が梨状陥凹に達するのが観察できる
　3：着色水が梨状陥凹に達してもしばらくは嚥下反射が起きない

④着色水嚥下による咽頭クリアランス
　0：嚥下後に着色水残留なし
　1：着色水残留が軽度あるが，2〜3回の空嚥下でwash outされる
　2：着色水残留があり，複数回嚥下を行ってもwash outされない
　3：着色水残留が高度で，喉頭腔に流入する

（文献3より引用して一部改変）

# 41

嚥下

# 嚥下造影検査

## 1　嚥下造影検査の特徴

　嚥下造影検査（videofluoroscopic examination of swallowing）とは，造影剤を含む検査食を X 線透視下に観察しながら嚥下させ，嚥下の様態を評価する嚥下機能評価法である。臨床の現場では「VF」と略称されることが多い。「嚥下内視鏡検査」（p.193）とともに，嚥下機能の評価方法として最も頻用される検査である。

　嚥下内視鏡検査と比較して，X 線の被曝があり透視室でないと実施できない，造影剤入りの検査食を準備する必要がある，唾液の評価ができないなどの欠点を有するが，口腔準備期から口腔送り込み期，咽頭期，食道期まで摂食嚥下を包括的に評価できる点で優れた評価法である。嚥下内視鏡と比較してどちらが優れているというものではなく，CT と MRI のように相補的な関係にある検査である。

## 2　嚥下造影検査で必要な物品

　嚥下造影検査で必要な物品については，日本摂食嚥下リハビリテーション学会がまとめた手引き[1] に詳細な記述があるが，X 線透視装置の他，造影剤（検査食）と動画記録装置が必要である。

　X 線透視装置は消化管透視装置あるいは外科用 C アーム型透視装置を用いる。誤嚥が生じやすい咽頭期嚥下は 1 秒未満の短時間で行われるため，嚥下造影検査では高い時間分解能が必要であり，透視レートは 15～30 fps 程度が望ましい。被検者の姿勢を調整できる透視用椅子があると便利である（図 1）。誤嚥した場合に備え，吸引器も準備しておく。検査食の種類，体幹角度や頸部回旋の状態，息こらえ嚥下等の嚥下手技の併用など，動画のみでは確認できないことも多いため，嚥下内視鏡検査と同様，動画に加えて音声も記録するとよい。

　現在，消化管造影剤としては硫酸バリウムと水溶性イオン性ヨード造影剤であるガストログラフイン® があるが，ガストログラフイン® は浸透圧が高く，多量誤嚥した場合に肺水腫をきたす危険性があるため嚥下造影検査には用いない。血管造影用の水溶性非イオン性ヨード造影剤（イオパミロン® など）は浸透圧が低く，誤嚥しても肺毒性が少ないという利点があるが，消化管造影に対する保険適用がないため注意が必要である。嚥下造影検査には安価で安全性も比較的高い硫酸バリウ

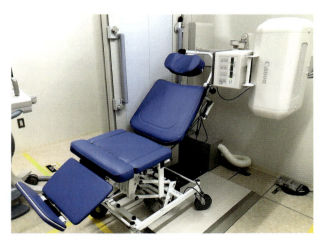

図1　X線透視装置と嚥下透視用椅子

ムが頻用されるが，誤嚥すると長期間排出されず肺肉芽腫を生じる可能性があること，特に高齢者では腸閉塞を生じる可能性があることには注意が必要である．硫酸バリウムは消化管造影剤としては150〜200%（w/v）程度で使用されることが多いが，この濃度では粘稠性があり水とは異なる物性を示すため，嚥下造影検査では40%前後の濃度で使用する．

嚥下内視鏡検査と異なり，嚥下造影検査では造影剤を含有する検査食を事前に準備する必要がある．通常の食事にバリウムの粉を振りかけて使用することも可能だが，栄養科に協力を依頼して，造影剤入りの水，とろみ水の他，ゼリー，粥，蒸しパン，クッキーなどの準備があると便利である．

## 3　嚥下造影検査の進め方と評価

嚥下内視鏡検査と同様，①器質的病変の除外（特に食道腫瘍，アカラシアなど），②舌運動，軟口蓋挙上，喉頭挙上，咽頭収縮，頸部食道の開大など，嚥下に関連した各器官の機能評価，③検査食嚥下時の嚥下様態の評価（喉頭内侵入，誤嚥，咽頭残留，食道内停留など）がポイントである．

検査は誤嚥を検出しやすい側面像を基本に進める．はじめに安静時の各器官の状態を観察する．舌および舌根のボリューム，軟口蓋の厚み，舌骨と喉頭の位置（特に高さ），頸椎の可動性・変形・異常骨化（前縦靱帯骨化症など）の有無などが観察のポイントとなる．次いで，発声（パ・タ・カ・ラなど），ブローイング，空嚥下などのタスクを与えて，舌運動，軟口蓋による鼻咽腔閉鎖，舌骨および喉頭の挙上，咽頭収縮などの状態を観察する．喉頭は正常では1椎体以上挙上するとされており，上方移動だけでなく，前方への移動もあるかどうかも観察する．

次いで，検査食を用いた嚥下の様態を観察する．誤嚥リスクが低いと思われる食形態（とろみ水，ゼリーなど）から開始し，難易度が高いと思われる食形態へと検査を進める．とろみ水やゼリーでも誤嚥の危険性があると考えられる場合は，リクライニング位（30°など）での検査も検討する．頸部前屈，頸部回旋，側臥位などの姿勢調整による代償的手技が有効なことも多いため，必要に応じてこれらの姿勢での検査を行う．

口腔準備期・口腔送り込み期では，口腔内保持，舌による押しつぶし，咀嚼，食塊形成，咽頭への送込みなどが評価のポイントとなる。咀嚼と食塊形成の評価には正面像での観察が有用である。咽頭期では嚥下反射惹起のタイミング，鼻咽腔逆流，嚥下中喉頭内侵入・誤嚥，咽頭残留，嚥下後喉頭内侵入・誤嚥，頸部食道開大などが評価のポイントとなる。喉頭内侵入や誤嚥のある場合，咳嗽の惹起性と喀出力についても評価を行う。下咽頭梨状陥凹の通過に左右差がある場合もあるため，正面像での観察も行う。食道期では，器質的病変の有無，食道内停留，胃食道接合部の開大・逆流が評価のポイントとなるが，側面像では観察が困難であるため，正面像か斜位での観察を行う。

　嚥下造影の評価基準としては，液体の嚥下については喉頭内侵入と誤嚥の程度を示す penetration-aspiration scale（PAS）[2] が広く用いられている。咀嚼や食道期を含めた包括的なスコアとしては videofluoroscopic dysphagia scale（VDS）[3] などが提唱されているが，広く使用されている現状とは言えない。VF の評価項目は多岐にわたり，検査食や姿勢等の検査条件毎に結果も異なるため，これらを記載することは習熟を要する。参考まで当院で使用している記録用紙を示す（表1）。

# 4 摂食嚥下の総合評価

　嚥下機能の評価では，経口摂取の可否や適切な食事形態について意見を求められることが多い。それらは嚥下内視鏡検査（p.194：「嚥下内視鏡検査」参照）や嚥下造影検査の結果を基に判断することになるが，嚥下内視鏡検査は咽頭期を中心とした検査であること，嚥下造影検査であっても先行期の評価はできていないこと，実際の食事では耐久能の問題も生じてくることに注意する必要がある。

　安全に経口摂取をするためには，摂食嚥下機能だけでなく，意識状態，認知機能，呼吸機能（誤嚥した場合の喀出力），口腔内衛生状態，全身状態等々も影響する。意識状態や全身状態，呼吸状態が良好であれば多少の誤嚥は許容できる例が多く，全身状態や呼吸状態が不良であれば微小誤嚥も許容できない場合がある。そのため，経口摂取の可否はこれらについても考慮の上，総合的に判断する必要がある。また認知機能が低下した症例などでは，実際の食事場面の観察が必要な例もある。判断に迷う場合や，院内に摂食嚥下に関する経験が豊富なリハビリテーション科医や言語聴覚士，認定看護師がいる場合は，嚥下内視鏡検査や嚥下造影検査の結果のみを伝え，最終的な経口摂取の可否の判断を行わないというのも一つの方法である。

（加藤　健吾）

## 参考文献

1) 二藤隆春，勝又明敏，小山珠美，他．嚥下造影の検査法（詳細版）　日本摂食嚥下リハビリテーション学会医療検討委員会 2014 年度版．日本摂食・嚥下リハビリテーション学会雑誌．2014；18：167-186.
2) J C Rosenbek, J A Robbins, E B Roecker, et al. A penetration-aspiration scale. Dysphagia. 1996；11：93-98.
3) Tai Ryoon Han, Nam-Jong Paik, Jin-Woo Park, et al. The prediction of persistent dysphagia beyond six months after stroke. Dysphagia. 2008；23：59-64.

## 表1　VF 記録用紙の例

No.＿＿＿＿＿＿＿＿　　　　　　　　　　　令和　　年　　月　　日

# 嚥下障害に関する問診票

| 身長 | | cm | 体重 | | kg |
|---|---|---|---|---|---|

氏名＿＿＿＿＿＿＿＿＿＿＿＿＿＿＿

1. 飲み込みが難しくなってきたと感じるようになったのはいつ頃からですか？

［　　　　　　　　　　　　　　　　　　　　　　　　　　　　　　　　　　　　　］

2. 具体的に、どのように飲み込みにくいと感じますか？

［　　　　　　　　　　　　　　　　　　　　　　　　　　　　　　　　　　　　　］

3. 以下の症状はありますか？

□むせる［□飲み込む度に　□毎食ごと　□時々（週に数回）　□たまに（月に数回）］
□食事の後に咳が出る　□いつも痰が絡む　□微熱がある　□時々熱が出る
□水や食物がのどに残る　□水や食事が鼻から出てくることがある
□噛みにくい　□くちが乾く　□よだれがこぼれる　□味が分かりにくい　□食欲が無い
□飲み込むときに痛みやしみる感じがある
□ろれつが回りにくい　□歩くのが遅くなった　□転びやすくなった　□手の力が弱くなった
□その他（　　　　　　　　　　　　　　　　　　　　　　　　　　　　　　）

4. 水分と固形物のどちらが飲み込みにくいですか？　　　□水分　　　□固形物

5. 現在の食事について教えて下さい
　・食べる量：　□以前とほぼ同様　□以前より減った（＿＿＿＿＿割程度　減った）
　・1 回の食事時間：　□20 分以内　□20～30 分　□30～45 分　□45 分以上

6. 現在の食事内容について教えて下さい
　・主食：　□普通のご飯　□軟らかいご飯　□おかゆ　□その他（　　　　　　　　　）
　・おかず：　□普通のおかず　□柔らかいおかず　□ペースト状　□その他（　　　　　　）
　・水分：　□とろみを付けていない　□とろみを付けている　□水分補給用ゼリー
　・その他：　□栄養補給用の栄養剤、ゼリーなどを口からとっている
　　　　　　　□胃ろう等から栄養をとっている

7. 最近 1 年以内の体重変化について教えて下さい
　□太った　□大きな変化は無い　□減った（約＿＿＿＿ヶ月前から約＿＿＿＿kg 減った）

8. 最近数年間で肺炎、気管支炎になったことはありますか？
　□ない　□ある（いつ頃ですか？＿＿＿＿＿＿＿＿＿＿＿＿＿＿＿＿＿＿＿）

9. 入れ歯はありますか？
　□無い（不要）　□必要だが持っていない　□あるが使っていない
　□使っているがうまく合わない　□常に使用している（大体合っている）

10. どなたと一緒に住んでいますか？　（　　　　　　　　　　　　　　　　　　　　）

11. 介護認定は受けていますか？　□なし　□あり（要介護・要支援　等級 1・2・3・4・5）

# 42 嚥下

# 嚥下圧検査
# （高解像度マノメトリ）

## はじめに

　咽頭期嚥下は，咽喉頭粘膜からの知覚入力によって惹起される反射運動で，舌骨上筋群，咽頭収縮筋，輪状咽頭筋等，多数の嚥下関与筋が短時間に極めて巧妙なタイミングで収縮や弛緩を行うことにより遂行される。この運動は，延髄に存在する嚥下のパターン形成器（central pattern generator：CPG）にてコントロールされているため，その運動の時間的・空間的順次性はほぼ一定で極めて再現性が高い。嚥下反射では，軟口蓋挙上，舌背挙上，舌骨・喉頭挙上，咽頭収縮，upper esophageal sphincter（UES）の弛緩と再収縮の一連の動作が生じ，上咽頭から中咽頭，下咽頭，UES への協調的かつ連続的な嚥下圧発生と，咽頭内圧の上昇にほぼ同期した輪状咽頭筋の弛緩が起こる。

　嚥下圧検査は，軟口蓋から頸部食道まで 1 cm 間隔で内圧測定することで，嚥下関連筋の活動の結果もたらされる咽頭や食道の内圧変化とその時間的推移を定量的に評価し，嚥下圧の発生パターンや，UES の機能評価を行うことができる唯一の方法である。嚥下圧検査の測定方法は，station pull-through 法や引き抜き圧曲線法による従来法と，高解像度マノメトリ（high-resolution manometry：HRM）による方法とがある。ここでは，近年世界的に普及しつつある HRM による嚥下圧検査の読み方について解説する。

## 1 高解像度マノメトリ（high-resolution manometry：HRM）

　HRM システムは，圧センサーを搭載した HRM カテーテル，マノメトリックモジュール，モニターからなる（図 1a）。多数の微小な圧センサー（機種によっては 36 個）が 1 cm 間隔で搭載されている HRM カテーテル（図 1b）を，鼻腔から頸部食道まで挿入して（図 1c）嚥下すると，1回の嚥下で軟口蓋から頸部食道まで各部位での嚥下圧を測定することができる。

　図 2a は，各部位における嚥下圧波形，図 2b は，圧の変化を色で表示した圧トポグラフィーである。縦軸が前鼻孔からの距離，横軸を時間で示している。咽頭期嚥下反射が惹起されると，上咽頭から UES にかけて連続的な嚥下圧が発生するため，圧トポグラフィーでは，右肩下がりの陽圧が観察される。嚥下圧値は，個人間，個人内でもばらつきはあるが，健常例では 100 mmHg 以上であることが多い。また，安静時には輪状咽頭筋が収縮し陽圧帯を形成している UES が，嚥下反

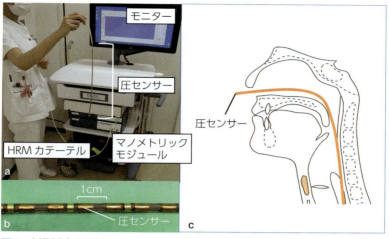

### 図1 HRMシステム
a. HRMシステムは圧センサーを搭載したHRMカテーテル，マノメトリックモジュール，モニターからなる（写真はManoScan™）。
b. HRMカテーテルには，多数の微小な圧センサー（機種によっては36個）が1cm間隔で搭載されている。
c. HRMカテーテルを，鼻腔から頸部食道まで挿入して嚥下すると，1回の嚥下で軟口蓋から頸部食道まで各部位での嚥下圧を測定することができる。

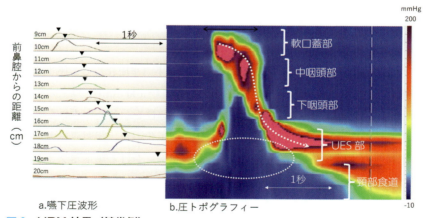

### 図2 HRM結果（健常例）
a. 各部位の嚥下圧波形：嚥下圧波形の頂点を▼にてマークした。嚥下圧が時間差を持って順次発生しているのがわかる。
b. 圧トポグラフィー：咽頭期嚥下反射が惹起されると，上咽頭からUESにかけて連続的な嚥下圧が発生するため，右肩下がりの陽圧が観察される（白点線矢印）。また，安静時には輪状咽頭筋が収縮して陽圧帯を形成しているUESが，嚥下反射惹起の際，咽頭内圧の上昇にほぼ同期して大気圧まで低下（平圧化）し，嚥下後再び陽圧帯を形成することが確認できる（白点線楕円）。

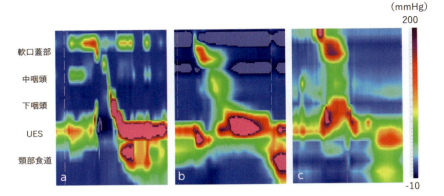

**図3　症例提示**
a. 症例① 70歳女性：舌癌および下顎骨中心性癌術後嚥下障害。経口摂取可否判断のため当科紹介受診。【HRM所見】上中咽頭レベルの嚥下圧低下を認めるものの，下咽頭レベルの収縮力は認められ，また嚥下時UES部平圧化も十分確認できる。本症例の主な嚥下障害の病態は，口腔期嚥下障害による咀嚼，食塊形成能低下および中咽頭レベルの咽頭収縮力低下と考えられ，下咽頭までbolusを落とし込めれば，食道まで送り込むことができると予想された。この結果をもとに本症例に対して食形態調整および代償法指導を行ったところ，3食経口摂取自立が可能となった。
b. 症例② 62歳男性：神経筋疾患精査中。普通食摂取中に窒息，嚥下性肺炎となり，気管切開を要した症例である。【HRM所見】咽頭収縮力低下および嚥下時UES部平圧化不十分を認め，食道への送りこみ能の低下が示唆された。誤嚥リスクが高い可能性があり，速やかな食形態調整や代償法指導等の介入が必要であると考えられた。
c. 症例③ 50歳女性：延髄圧迫症候群による不可逆的な下位脳神経麻痺に起因する重度嚥下障害。【HRM所見】嚥下圧波が，上咽頭からUESにかけてほぼ同時に発生した嚥下圧発生パターンの乱れがあり，CPGレベルの障害が考えられた。さらに，咽頭収縮力低下と，著しい嚥下時UES部平圧化不全による重度の咽頭クリアランス能低下が見られ，嚥下物を食道へ送り込むことができなかった。本症例は，輪状咽頭筋切断術および喉頭挙上術の適応と判断し手術を行った結果，普通食経口摂取自立可能となった。嚥下時UES部平圧化不全所見は，輪状咽頭筋切断術の適応判断の一つとして有用である。

射惹起の際，咽頭内圧の上昇にほぼ同期して大気圧まで低下（平圧化）し，嚥下後再び陽圧帯を形成することが確認できる。この嚥下圧の連続的な発生および100 mmHg以上の咽頭収縮力は食道への食塊駆動力に，UESの嚥下時平圧化は食道入口部通過性を示し，いずれも咽頭クリアランス能に大きく影響しているため重要な所見である。UES平圧化不全，咽頭収縮力低下は，輪状咽頭筋切断術の適応判断の一つとなる。図3〜5に，実際の症例における圧トポグラフィーと解説を記載する。図4は姿勢による変化，図5は治療前後の経過を示している。HRMでは，一度の嚥下で咽頭から食道へかけての嚥下動態をリアルタイムに捉えることができるため，姿勢調整や，代償法等のリハビリテーションの効果判定や，神経筋疾患の経過観察にも有効である。

## おわりに

嚥下圧検査は，嚥下物を直接観察することはできないため，咽頭残留量の評価や誤嚥の検出は不得意であり，実際の嚥下機能評価においては，VEおよびVFと組み合わせて総合的に判断を行う。本法はVEやVFでは客観的評価が難しい嚥下圧伝搬の様子やUESの機能評価など，CPGが関与する咽頭期嚥下の生理的評価が可能であり，嚥下障害の障害部位，程度や病態診断に基づいた治療選択を行う際の重要な判断材料となる。

（田中　加緒里）

42 嚥下圧検査（高解像度マノメトリ） 203

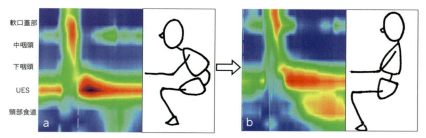

図4　症例提示：姿勢調整前後
症例④ 16歳男性：福山型先天性筋ジストロフィー。軟飯軟菜食を摂取していたが，むせが多いため精査目的に当科受診。【HRM所見】咽頭収縮力低下および嚥下時UES部平圧化不全を認めた（a）。本症例は体幹保持困難があり，食事の際は机に肘をついて上体を支えていたため，嚥下時頸部が後屈していた。そこで，リクライニング車椅子に枕等をおいて頸部がやや前屈するよう姿勢調整をしたところ（b），嚥下時UES部圧は低下し，自他覚的にも咽頭残留量は減少した。

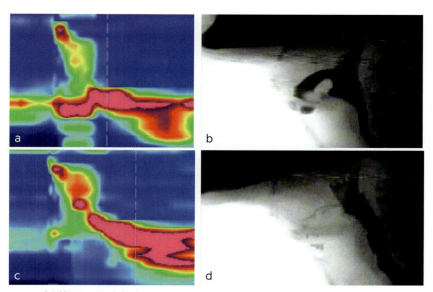

図5　症例提示：治療前後
症例⑤ 74歳男性：脳血管性パーキンソニズム。右上肺癌術後，誤嚥性肺炎を発症し嚥下精査目的に当科紹介。HRM検査では咽頭収縮力低下および嚥下時UES部平圧化不全を認め（a），VFでも喉頭挙上不良，食道入口部開大不良で挙上期型誤嚥を認めた（b）。肺癌術後のみでは説明のつかない病態であり，神経筋疾患を鑑別に挙げて神経内科にコンサルトしたところ上記と診断された。L-dopaが開始されると速やかに嚥下機能は改善し，HRM検査では咽頭収縮および嚥下時UES開大能の改善（c），VFでは咽頭侵入や誤嚥の消失が確認された（d）。

# H　音声

# 43 音声

# 聴覚印象評価，GRBAS

## はじめに

　聴覚印象評価とは，検査者が自らの聴覚により患者音声の高さ，大きさ，声質，その他の特徴を捉え，一定の用語により記述あるいは定量評価するものである。

　音声の高さと大きさについては，機器を用いた測定の方がより一般的であり，また聴覚印象評価においても「高い（低い）」「大きい（小さい）」といった限られた用語により比較的容易に記述可能である。他方，声質とは，いわば高さ，大きさ，音韻性（phonetic category），その他の断続的な特徴をすべて除いた時どのような声であるかを意味し，機器による測定が難しい要素である。

　GRBAS は，声質の異常（嗄声）を重症度と臨床上よく知られている特定の病的声質により定量的に評価するために開発された聴覚印象評価の評定尺度である。1979 年に日本音声言語医学会により提案されて以来，その有用性と簡便性を広く認められ，現在では世界で最もよく使用される声の検査法の一つとなっている[1,2]。ここではオリジナルの GRBAS およびそれを用いた評価法を中心に解説し，最後に海外における GRBAS の改変について若干触れることとする。

## 1 検査法

　GRBAS を用いた検査では，声質に異常があるか否か，あるとすればどの程度か，また，どのような病的声質がどの程度あるかを G, R, B, A, S という 5 つの尺度を用いて評価する。G「嗄声度（grade）」では声質の総合的な異常の程度を，R「粗糙性（rough）」，B「気息性（breathy）」，A「無力性（asthenic）」，S「努力性（strained）」では後述する病的声質の程度を，0, 1, 2, 3 のいずれかで評定する。0 は「正常／なし（normal or absence of deviance）」，1 は「軽度（slight deviance）」，2 は「中等度（moderate deviance）」，3 は「重度（severe deviance）」を意味する[3]。記載の仕方は，例えば「G0R0B0A0S0」あるいは「G2R2B1A0S0」とする。各尺度の概要は表 1 のとおりである。

　GRBAS の評価対象は声質であるから，高さ，大きさ，およびそれらの遅いゆらぎ，あるいは断続的に生じた特徴ないし現象は評価しない。例えば，音声振戦，二重声，翻転（地声と裏声が入れ替わる），硬起声，vocal fry，裏声，声の途切れ，断続的な喉詰め等が聴取された場合は GRBAS の評価とは別に記載する。また音声が聴取されない場合，すなわち失声も評価しない。

**表1　GRBASの各尺度**

| 名　称 | 説　明 | 評　定 |
|---|---|---|
| G　嗄声度（grade） | 総合的な声質異常の程度 | 0：正　常<br>1：軽　度<br>2：中等度<br>3：重　度 |
| R　粗糙性（rough） | 　ガラガラ，ゴロゴロ，ブルブルなどと表現できる聴覚印象であり，声帯振動が不規則である場合に聴取される。<br>　声帯の比較的柔らかい病変あるいは腫脹などにより左右声帯の形態，質量もしくは物性に不均衡がある場合，例えば，声帯ポリープ，声帯結節，ポリープ様声帯等でよく聴取され，他に仮性球麻痺のような中枢神経系の障害でも生じる。 | |
| B　気息性（breathy） | 　カサカサ，シューシュー，息漏れがあるなどと表現できる聴覚印象であり，発声時に声門閉鎖不全があり呼気流率が高い場合に聴取される。<br>　典型的には片側声帯麻痺でよく聴取され，他に声帯溝症や加齢性声帯萎縮，あるいはパーキンソン病でも生じる。 | 0：な　し<br>1：軽　度<br>2：中等度<br>3：重　度 |
| A　無力性（asthenic） | 　弱々しい声と表現できる聴覚印象であり，声帯が薄く異常に軽い，または発声時に緊張不全状態にある場合に聴取される。<br>　低緊張性発声障害あるいは音声衰弱症，重症筋無力症などで生じる。 | |
| S　努力性（strained） | 　いかにも無理をして発声している感じ，気張った声，あるいは喉詰め発声などと表現できる聴覚印象であり，声帯が異常に硬く質量が重い，あるいは発声時に過緊張状態にある場合に聴取される。<br>　進展した喉頭癌をはじめとする硬い声帯腫瘍，痙攣性発声障害あるいは過緊張性発声障害などでよく生じる。 | |

　評価環境としては，録音した音声サンプルを再生して聴く場合と，肉声を直接聴く場合とがある。

　検査課題は5母音の持続発声を基本とする[1]。ウオアエイまたはイエアオウの順に被検者にとって自然な高さ，自然な大きさで1音ずつ言わせ，5母音全体を評価対象とする。息継ぎをしてもよいので，可能な限り1つの母音を3秒以上持続させるよう教示する。なお，会話や定型文の音読音声を評価対象としてもよい。

　評価者には特定の病的聴覚印象についての理解と感覚的記憶，検出，分析および定量評価が求められる。いいかえれば，適切な評価は病的音声とGRBASに精通した検査者，あるいは一定の臨床経験やトレーニングを前提としている。トレーニング用教材として例えば「嗄声のサンプルテープ」[4]がある。ここには各尺度が単独で現れる病的音声が収録され各尺度の理解に役立つ。「動画で見る音声障害（DVD-ROM）ver.2.0」[5]では声帯振動の動画，音声およびそのGRBAS評定値を併せて視聴することができる。また，「GRBASドリル」が収載され任意のGRBAS評定値の症例検索と熟練者による評定値の参照ができる。

## おわりに

　GRBAS の有用性と，世界で最もコンパクトといわれる簡便性は既によく知られ世界中で広く使用されるとともに，海外で様々な改変を生んでいることも指摘しておきたい。例えば，ヨーロッパ喉頭科学会（European Laryngological Society：ELS）による音声機能評価プロトコルでは A と S をなくし，G，R，B のみを採用する方法を推奨している[6]。また，アメリカ言語聴覚協会（American Speech-Language-Hearing Association：ASHA）が提案した CAPE-V（Consensus Auditory Perceptual Evaluation of Voice）は A をなくし，G，R，B，S に高さ（pitch）と大きさ（loudness）を加えた評定尺度としている[7]。またオリジナルの GRBAS は 0<1<2<3 の順序尺度であるが，CAPE-V は 0〜100 の視覚的連続尺度（visual analog scale：VAS）を用い，ELS はいずれを用いてもよいとしている。

　ELS と ASHA はいずれも，GRBAS の基本的な概念を保ちつつ一部に改変を加えた上述の検査を音声機能評価として推奨しており，欧米諸国においても声質の聴覚印象評価の有用性が認められていることを示す例といえる。機器を用いて声質を客観的かつ定量的に測定する音響分析的検査の技術は進歩しているが，声質の評価が本来的に難しいという事実と，聴覚印象評価の重要性そのものに劇的な変化が生じることは将来的にも考えにくい。本項で解説したオリジナルの GRBAS およびそれを用いた評価法が国内では主流であるので，まずはそれに熟練し，より信頼性の高い評価値を得ることが重要であると考える。

（石毛　美代子）

### 参考文献

1）日本音声言語医学会編：声の検査法 第 1 版．医歯薬出版．1979.
2）Hirano M：Clinical examination of voice：Disorders of human communications 5. Springer-Verlag. 1981.
3）日本音声言語医学会，日本喉頭科学会編：音声障害診療ガイドライン 2018 年版．金原出版．2018.
4）日本音声言語医学会企画・監修：嗄声のサンプルテープ（CD）．メディカルリサーチセンター．1981.
5）日本音声言語医学会企画・編集：動画で見る音声障害 ver.2.0（DVD-ROM）．インテルナ出版．2018.
6）Dejonkere PH, Bradley P, Clemente P, et al. A basic protocol for functional assessment of voice pathology, especially for investigating the efficacy of（phonosurgical）treatments and evaluating new assessment techniques. Guideline elaborated by the committee on phoniatrics of the European Laryngological Society（ELS）. Eur Arch Otorhinolaryngol. 2001；258：77-82.
7）ASHA：Consensus Auditory Perceptual Evaluation of Voice（CAPE-V）Special Interest Division 3, Voice and Voice disorders. Available at：http://www.asha.org.

# 44

音声

# 喉頭内視鏡検査，喉頭ストロボスコープ検査

## はじめに

　耳鼻咽喉科医にとって喉頭内視鏡検査は，外来ですぐに行うことのできる基本的で重要な検査である。特に音声障害の診察時は，喉頭内視鏡および喉頭ストロボスコープ検査は必須の検査であり，本項にて解説する。さらに，実際の疾患を提示し検査所見について解説する。

## 1 　各検査方法とその優位性

### 1 　喉頭内視鏡検査

　喉頭内視鏡検査には軟性および硬性喉頭鏡を用いた2種類の検査がある。

#### (1)　軟性喉頭内視鏡検査

　本検査は経鼻的に挿入するため，咽頭反射が起こりにくく容易であり，会話や歌唱時の声帯運動を評価することができる。

**【方法】**　検査前に鼻汁があれば吸引を行う。モニター画面を見ながら鼻孔より挿入し中鼻甲介下の総鼻道を通過させるとスムーズである。内視鏡の先端が分泌液で見にくくなった場合は嚥下をさせて分泌物を拭き取り視界をクリアにする。頭部を後屈させると喉頭蓋が起き上がるので喉頭内腔が見えやすい。発声時に声帯が披裂部で見えにくい場合は，上半身を前屈させ顎を前に突き出す姿勢にするとよい。音声障害に対しては喉頭の器質的病変や運動障害の有無を観察していく。声帯の微小病変を観察するためには病変部に接近し観察することが必要であるが，内視鏡先端が周囲に触れてしまうと咽頭反射を誘発し，観察が難しくなってしまうことがある。したがって，最初に少し距離を保ち，大まかな器質的病変の有無と運動障害の有無を確認し，その後ゆっくりと声帯に近づくべきである。

#### (2)　硬性喉頭内視鏡検査（図1）

　硬性喉頭内視鏡は光学レンズ系装置であり，経口的検査であることから内視鏡を細くする必要がないため，軟性喉頭内視鏡に比較して画像は明るく鮮明である（図2）。一方，内視鏡が邪魔になるため会話や歌唱時の観察は難しい。

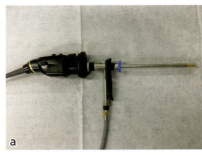
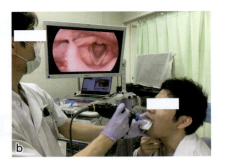

**図 1　硬性喉頭内視鏡検査**
a. 硬性喉頭内視鏡：硬性喉頭鏡（OLYMPUS WA96100A），HD3CCD カメラヘッド（OLYMPUS CH-S190-XZ-E）
b. 硬性喉頭内視鏡検査
被検者は上半身を前傾させ下顎を上げるような体位をとる。検者は被検者の舌を前方に引きつつ，反対の手で硬性鏡を斜め下方へ挿入し喉頭に近接させる。硬性鏡先端が周囲に触れると咽頭反射を誘発してしまうので気をつける。

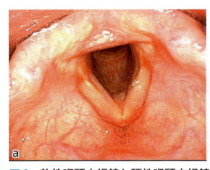
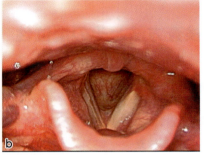

**図 2　軟性喉頭内視鏡と硬性喉頭内視鏡による声帯画像の比較**
a. 軟性喉頭内視鏡（OLYMPUS ENF-VH 使用）
b. 硬性喉頭内視鏡（OLYMPUS WA96100A 使用）
硬性喉頭内視鏡の方が軟性喉頭内視鏡による画像に比較し明るく鮮明である。

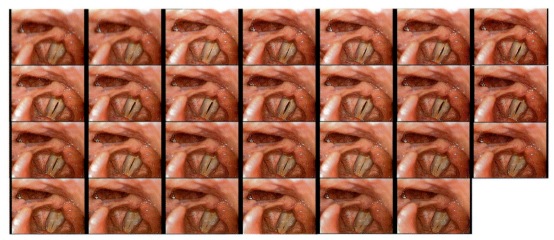

**図 3　喉頭ストロボスコープ検査所見（正常）**
高速の声帯振動が見かけ上ゆっくりとした動きで観察することができる。

## 2　喉頭ストロボスコープ検査

　声帯が振動し声門が開閉することで肺からの呼気流は断続気流に変わる。この空気の疎密波が「喉頭原音」となる。したがって，音声障害の診断では声帯振動と声門閉鎖を観察することが重要である。通常の内視鏡検査で用いる連続光下では，高速の声帯振動を観察することはできない。喉頭ストロボスコープ検査では，断続的に発光するストロボ光を用いる。声帯の基本振動周期に同期したストロボ光下では，声帯は静止して観察できる。このストロボ光の同期をわずかにずらすことで，高速の声帯振動が見かけ上ゆっくりとした動きで観察できる（図3）。

【方法】　声帯の基本周波数は被検者の喉頭にマイクロホンを接触させ測定する。軟性または硬性喉頭内視鏡をストロボスコープ本体に接続し，上記ストロボ光源下で声帯を観察する。声帯振動の対称性・規則性・振幅，粘膜波動の有無・大きさ・位相差，声門閉鎖の有無・長さ，不動部位の有無・声帯病変の詳細な場所などを評価する。

# 2　喉頭内視鏡検査，ストロボスコープ検査による鑑別

　音声障害の原因となる疾患は様々あるが，診察時は問診・聴診の次に喉頭内視鏡を用いて声帯の器質的異常の有無，運動障害の有無を観察する。さらに光源を連続光からストロボ光に変えることで，喉頭内視鏡検査に続きストロボスコープ検査を一連の流れで施行し鑑別を行う。

## 1　器質的異常を認める場合

　器質的異常は隆起性病変（良性病変・腫瘍性病変）・萎縮性病変・その他に分けられる。隆起性病変では腫瘍性病変を見逃さないことが重要である。

### (1) 声帯隆起性病変（良性病変）（図4）

・声帯ポリープ：声帯縁に好発し片側性のことが多い。有茎性または広基性で表面が平滑な病変である。血管の破綻により生じるため赤色のこともあるが，慢性化すると白色になることが多い。

・声帯結節：声帯振動が最大である声帯前1/3にほぼ両側性に生じる隆起性病変である。周囲に粘液の泡沫状集積を伴うことがある。

・ポリープ様声帯（ラインケ浮腫）：声帯全長に浮腫状に腫脹した病変である。

・声帯嚢胞：片側性であり，詳細な診察では声帯上皮下に嚢胞が透見できる場合もあるが，ポリープと判別が難しい場合がある。喉頭ストロボスコープ検査が有用であり，嚢胞ではポリープに比較し病変が硬く声帯振動の制限が強い。

・喉頭肉芽腫：声帯突起部周囲に生じる肉芽腫病変である。同部位の隆起性病変は喉頭肉芽腫と診断しがちであるが，悪性病変が生じることもあるので表面の塑像性の有無や狭帯域光観察（narrow band imaging：NBI）での観察が必要である。

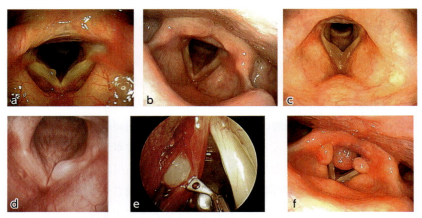

**図 4 器質的異常 声帯隆起性病変(良性病変)**
a. 声帯ポリープ
b. 声帯結節
c. ポリープ様声帯
d. 声帯囊胞(外来):喉頭内視鏡で近接すると囊胞を透見できる。
e. 声帯囊胞(術中):手術では囊胞を摘出する。
　 (d, e は同一患者所見)
f. 喉頭肉芽腫

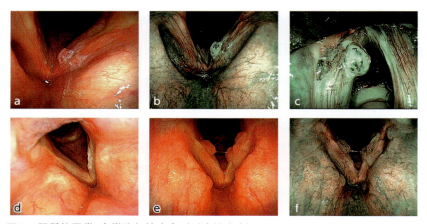

**図 5 器質的異常 声帯隆起性病変(腫瘍性病変)**
a. 声帯癌(通常光)
b. 声帯癌(NBI):NBI 下では腫瘍外側に血管異常を認める。
c. 声帯癌(術中 NBI):術中の NBI 下観察にて切除ラインを決定する。
　 (a, b, c は同一患者所見)
d. 声帯白板症
e. 喉頭乳頭腫(通常光):通常光では声帯の喉頭乳頭腫を確認できる。
f. 喉頭乳頭腫(NBI):NBI 光下では仮声帯の病変も確認できる。
　 (e, f は同一患者所見)

## (2) 声帯隆起性病変（腫瘍性病変）（図5）

- 癌：表面不整の腫瘍性病変である．NBIでは異常血管を認め病変の広がりを観察できる．ストロボスコープ検査で白斑症などの粘膜病変との判別を行う．癌病変であれば声帯振動の制限を認めることが多い．早期喉頭癌に対する経口的切除を検討する場合，ストロボスコープ検査で声帯振動制限が軽度の場合はEuropean Laryngological Society classification（ELS分類）Type II切除を考える．振動制限が強い場合，Type IIIの筋肉を含めた切除を考え，術後の音声悪化が予想される．
- 白板症：粘膜上皮が増生・肥厚した白色病変である．前癌病変でありストロボスコープ検査で癌との判別を行う．非癌病変であれば声帯振動の制限はないか軽度である．
- 乳頭腫：乳頭状の腫瘍である．NBIでの血管異常が特徴的である．多発することが多い．

## (3) 声帯萎縮性病変（図6）

- 声帯萎縮：声帯遊離縁の弓状弛緩（bowing）を認める．ストロボスコープ検査での声門閉鎖不全を確認できれば軽度の声帯萎縮も診断が可能である．
- 声帯溝症：声帯の前後に走行する溝を確認できる．声帯萎縮と鑑別が難しい場合があるが，ストロボスコープ検査で声門下からの粘膜波動が溝で途切れる所見を観察できる．
- 声帯瘢痕：連続光下では鑑別は難しいが，ストロボ光下では声帯振動の減弱や消失が確認できる．喉頭ストロボスコープ検査が非常に有用な疾患である．

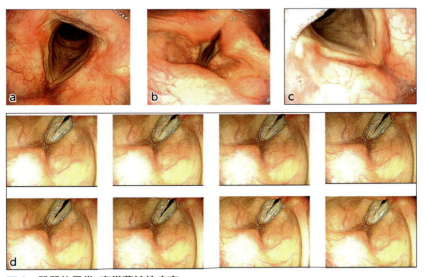

図6　器質的異常　声帯萎縮性病変
a. 声帯萎縮（安静時）
b. 声帯萎縮（発声時）
　（a, bは同一患者所見）
c. 声帯溝症
d. 声帯瘢痕のストロボスコープ検査所見：右声帯の粘膜波動を認めない．

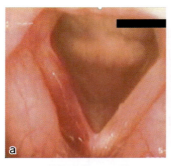 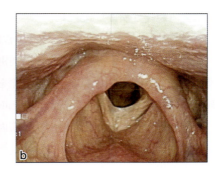

図7　器質的異常 その他
a. 粘膜下出血
b. 喉頭横隔膜症（喉頭微細術後）

### (4) その他（図7）

- 粘膜下出血：声帯粘膜下の出血を認める。大声を出した後に生じることがある。
- 喉頭炎：炎症が声帯に波及すれば嗄声を呈す。
- 喉頭横隔膜症：先天性のものと，喉頭微細手術などの影響による後天性のものがある。前交連の左右声帯が癒着しwebを形成する。

## 2 運動障害を認める場合

### (1) 片側声帯麻痺

- 反回神経麻痺：内視鏡検査で診断可能であるが，その原因をCTや超音波などで特定する必要がある。片側麻痺の場合は麻痺声帯の位置，声帯間隙の大きさ，声帯のレベル差，声帯萎縮の有無，受動運動の有無などを確認し治療法を検討する（図8a, b）。
- 披裂軟骨脱臼：反回神経麻痺と披裂軟骨脱臼の鑑別は簡単ではないが，披裂部の異常な前方・後方偏位は脱臼を疑う。3D-CTや筋電図が鑑別に有用である。
- 披裂軟骨固着：輪状披裂関節の発赤などを認めることがあり，多くは関節リウマチ患者に生じる。両側性の場合もある。

### (2) 両側声帯麻痺

- 両側反回神経麻痺：声帯開大が乏しい場合は呼吸困難となるので注意する。
- 後部声門狭窄：長期気管挿管後などに生じることがあり，披裂間部の癒着により声帯の外転が障害される（図8c）。
- 多系統萎縮症：病初期に声帯外転障害を認めることがある。

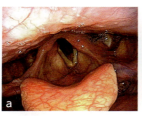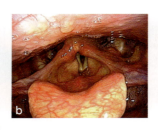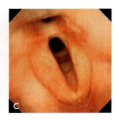

**図 8　運動障害を認める疾患**
a．左反回神経麻痺　安静時：左声帯麻痺位置は開大位である．
b．左反回神経麻痺　発声時：発声時の声門間隙は広い．左右声帯のレベル差を認める．
　（a, b は同一患者所見）
c．後部声門狭窄：長期挿管後の後部声門癒着

## 3 器質的異常・運動障害を認めない場合

- 過緊張性発声障害：仮声帯の横方向への圧迫や披裂部の前後方向への圧迫を認める（図 9a, b）．
- 痙攣性発声障害：断続的な発話の途絶があり努力性発声である内転型と気息性発声である外転型がある．内視鏡では各々声の異常に同期した声帯の内転と外転を認める．内視鏡単独では過緊張性発声障害との鑑別は容易ではないことがある．呼吸や嚥下など発声時以外は異常を認めない．高音発声時に音声症状が軽減する．
- 本態性音声振戦：痙攣性発声障害と異なり周期的な声の震えである．発声時のみ両側声帯の振戦を認める．咽頭壁も同様に振戦を伴うことがある．呼吸や嚥下など発声時以外は異常を認めない．
- 心因性発声障害：囁き声や無力性嗄声が特徴的である．発声時，声帯は内転するが声門間隙を認める．咳払いでは声門閉鎖を確認でき有響音が出る（図 9c, d）．

## 3 その他：医師と言語聴覚士（ST）との連携

　音声障害の診療を円滑に行うためには，診察時に ST に同席してもらうことが重要である．音声治療が第一方針となる場合には，喉頭を内視鏡で診察しつつその場で試験的音声治療を行い，導入すべき音声治療法の判断とその効果を確認する．これらを ST とともに行うことで，病態を共有でき，ST 主導で音声治療を行うことができる．

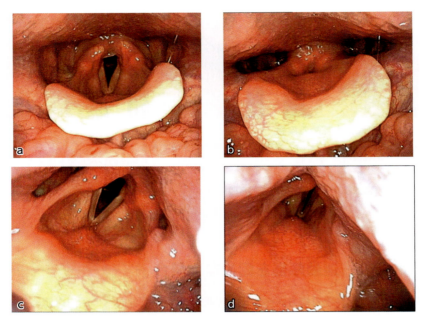

**図 9 器質的異常・運動障害を認めない疾患**
a. 過緊張性発声障害・安静時
b. 過緊張性発声障害・発声時：声門上部の前後径短縮。披裂部と喉頭蓋の接触を認める。(a, b は同一患者所見)
c. 心因性発声障害・安静時
d. 心因性発声障害・発声時：発声時に声門間隙を認め，失声状態である。咳払い時，声門は強く閉じる所見を認める。
（c, d は同一患者所見）

## おわりに

　喉頭内視鏡検査・ストロボスコープ検査は音声障害を診察するために重要な検査である．音声とともに動画で記録を残し，病態の把握や経時的変化を検討するべきである．

（鈴木　猛司）

## 45

音声

# 発声持続時間と声の高さの検査

## はじめに

　発声持続時間の検査は発声の能力の一側面を簡便に知る方法としてよく行われている。測定するのは最長発声持続時間（maximum phonation time：MPT），すなわち被検者に最大吸気を行わせ，一定の高さおよび大きさで，できるだけ長く母音発声を行わせた時の持続時間である。

　また，声の高さの検査では話声位すなわち被検者が習慣的に用いている声の高さ，および声域すなわち発声し得る最も低い音から最も高い音までの音域を測定する。

　MPT，話声位および声域は機器を用いて測定することもできるが，ここでは聴覚心理的検査について述べる。

## 1　最長発声持続時間（maximum phonation time：MPT）

　MPT は声の持続の最大能力を表す指標であり，日常生活に必要な発声の能力が障害されているか否かを知る手掛かりとなる。また，この検査で使用される呼気の総量は肺活量に依存することから，肺活量を測定して MPT で除することにより発声時平均呼気流率（発声中に声門を通過する 1 秒あたりの呼気量，mean air flow rate：MFR）の近似値を得ることもできる。MFR は主として発声時の声門閉鎖の程度に依存することから，MPT は声門閉鎖不全を主病態とする疾患において治療の適応判断や効果判定に有用な指標である。声門閉鎖不全があると MPT は短縮し（MFR は上昇），声門閉鎖不全が改善すると MPT は延長（MFR は下降）する。

　検査課題は母音「ア」とする。「できるだけたくさん息を吸って」「楽な高さ，楽な大きさで」「できるだけ長くアーと言ってください」という教示を与え，発声持続時間をストップウォッチ等により 1/10 秒の単位で測定する。3 回続けて測定を行い，最大値を採用する。声の高さを記録しておくことが望ましい[1]。

　なお，本検査は一種の負荷試験であるから，被検者が精一杯頑張ってくれることが適正な測定値を得るために不可欠である。したがって，あらかじめ検査法についてよく説明し，特に，途中で止めずに最後まで発声の努力を続けることを理解させることが必要である。

　澤島[1]によれば，健常成人の MPT の平均値は男性約 30 秒，女性約 20 秒である。臨床上は延長よりも短縮の方が問題になるが，短い方の正常範囲（棄却限界）は男性約 14 秒，女性約 9 秒であ

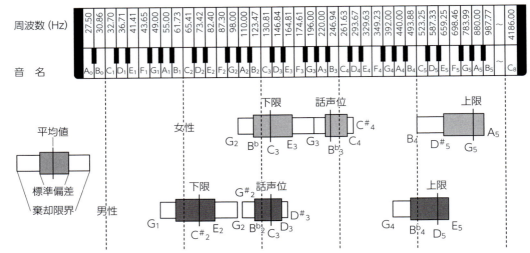

**図1 健常成人の話声位と声域**

　健常成人における話声位の平均値は男性 $C_3$（約 130 Hz），女性 $B^b_3$（約 230 Hz）であり，正常範囲（棄却限界）は男性 $G^{\#}_2 \sim D^{\#}_3$（約 100～160 Hz），女性 $G_3 \sim C^{\#}_4$（約 200～280 Hz）である。すなわち，男性の話声位は女性に比べて約1オクターブ（12 半音）低い。

　声域の下限および上限の平均値は，男性 $C^{\#}_2$（約 70 Hz）および $D_5$（約 590 Hz），女性 $C_3$（約 130 Hz）および $G_5$（約 780 Hz）である。すなわち平均的な声域は男性約3オクターブ，女性約2.5オクターブである。また，男女ともに話声位は声域の中央ではなく下限に近い音高である。

　声域の狭小化について，異常と判断する境界値（棄却限界）は男性では下限が $G_2$（約 100 Hz）より高いもの，および上限が $G_4$（約 390 Hz）より低いもの，女性では下限が $G_3$（約 200 Hz）より高いもの，および上限が $B_4$（約 490 Hz）より低いものである。

る。MPT は発声持続の最大能力を表す指標であり，個人差が大きく，また日常生活では必ずしも最大能力まで発揮する必要はないことから，多少低値を示しても異常とまではいいきれない。逆に正常範囲であっても病前に比べ低下している可能性を否定できないことから，測定値の解釈には注意を要する。一方，MPT が 10 秒未満になると患者から「声を出すと疲れる」「息が続かない」といった訴えが聞かれることが経験的によく知られている。そのため男女ともに MPT10 秒未満は病的とみなすのが一般的である[2]。

## 2 声の高さ─話声位と声域─

　声の高さは発声時の声帯振動数によって決まる。多くの喉頭疾患では，声帯の質量の増大や硬化により声帯振動が遅くなり，話声位が低下するとともに声域の上限が低下し，声域の狭小化を生じる。一方，話声位が異常に高くなる病態はさほど多くないが，代表的なものに変声障害，パーキンソン病があり，加齢性声帯萎縮においても話声位の上昇がみられることがある。

　声域が多少狭小化しても日常生活上はさほど問題とならないこともあるが，歌唱の際，特に職業的歌手などでは声域の狭小化や特定の音域における発声困難が問題となることがある。声域の測定はこのような患者にとって特に重要である。

話声位, 声域ともに測定にはピアノやキーボードといった人の声域をカバーする楽器を使用する。

話声位の測定では, 会話で最も頻繁に出現する声の高さを検査者が聴覚的に捉えて楽器の音と同定し音名を記載する。

声域の測定は, 話声位からはじめて一音ずつ音高を上げながら (上昇音階), 楽器の音で発声を誘導する。発声課題は「アー」とする。上昇音階は地声ではじまり, 音高が上がって地声が出しにくくなると裏声に代わるので, そのまま続けさせて声域の上限の音名を記載する。併せて地声と裏声の変換点 (声区の変換点) の音名も記載する。次に, 話声位に戻り同様の方法で一音ずつ下げて行き (下降音階), 声域の下限の音名を記載する。

健常成人における話声位および声域は図 1 に示すとおりである[3]。

(石毛 美代子)

## 参考文献

1) 沢島政行. 発声持続時間の測定. 音声言語医. 1966；7：23-28.
2) 梅野博仁：最長発声持続時間 (MPT：maximum phonation time). 日本音声言語医学会編：新編声の検査法. 医歯薬出版. 136-141, 2009.
3) 沢島政行. 発声障害の臨床. 音声言語医. 1968；9：1-4.

# 46 音声

# 言語発達の検査

## はじめに

　ことばの発達が遅いことを訴え保護者と来院する子どもの言語発達が，生活年齢で期待される水準に達しているかどうか評価する必要がある。

　言語発達障害とは，言語発達の遅れた状態が日常生活上何らかの困難をきたし，本人（あるいは保護者）が支援を求めている場合に使用される。

　全体的な発達を比較的簡便な方法でみることができる「津守式乳幼児精神発達検査」[2,3]は，1～12カ月用，1～3歳用，3～7歳用の質問紙に生活の大部分をともに過ごしている保護者や幼稚園・保育園のクラス担当者の報告を受け，検査者が記載する検査である。1～3歳用の質問には，「すべり台にのぼり，すべる」「三輪車にのってこぐ」「子供どうしで，追いかけっこをする」「食卓で，他の人の物と自分のと区別ができる」など，診察室ではなかなか観察しにくい日常生活の内容が多く含まれている。結果は，発達年齢に換算され（0～3歳までの結果は標準化されている），5領域（運動，探索・操作，社会，食事・排泄・生活習慣，理解・言語）の発達状況や行動特徴をプロフィール（発達輪郭表）により知ることができる。

　質問紙を用いて保護者などから情報を得る検査では，診察場面で直接子どもに実施する検査だけでは捉えられない子どもの日常みられる行動を評価できる反面，保護者などの過大（小）評価があるかもしれないことに注意する必要がある。

　保護者の報告を受けながら，実際の子どもの状態を観察し，評価する検査としては「遠城寺式乳幼児分析的発達検査法」[4]がある。この検査法は1958年（昭和33年）から九州大学医学部小児科において試案の数次にわたる改訂が重ねられ，1977年（昭和52年）に初版，2009年（平成21年）に『遠城寺式乳幼児分析的発達検査法 九州大学小児科改訂新装版』が出版されている。0カ月～4歳7カ月まで測定でき，検査領域は運動（移動運動，手の運動），社会性（基本的習慣，対人関係），言語（発語，言語理解）の3領域6項目の発達年齢が分かる。

　より客観的な検査として，実際に子どもに対して課題を実施し行動を観察する「新版K式発達検査法」[1]がある。本項では，この新版K式発達検査について事例提示を含め解説する。

# 1 新版 K 式発達検査

　K式発達検査は，京都（Kyoto）の頭文字を取って1951年（昭和26年）に原案が作成され，その後改訂を繰り返し，「新版K式発達検査2001」を経て再標準化（改訂）された「新版K式発達検査2020」（Kyoto Scale of Psychological Development 2020）が発行されている。

　本検査は，0歳児から成人までの検査尺度を含み，軽度から重度の知的障害，言語障害，発達障害など一人ひとりの発達の様相を把握でき，継続的に検査を実施することによって，経過の評価，支援効果を見極め，発達課題を明らかにすることができる。検査項目は，姿勢・運動領域（Postural-Motor Area：P-M），認知・適応領域（Cognitive-Adaptive Area：C-A），言語・社会領域（Language-Social Area：L-S）の3領域に分けて配列されており，領域別および全領域総合の発達年齢（Developmental Age：DA）と発達指数（Developmental Quotient：DQ）を算出できる。

　検査の施行前に，まず対象者の生活年齢（日齢または月齢，Chronological Age：CA）を算出し，検査用紙の上部の該当する年齢級（通過年齢）に矢印（↓）をつけ（図1a），その項目から検査を開始する。通過年齢は，その項目での通過率が50％の年齢であることを意味しており，例え

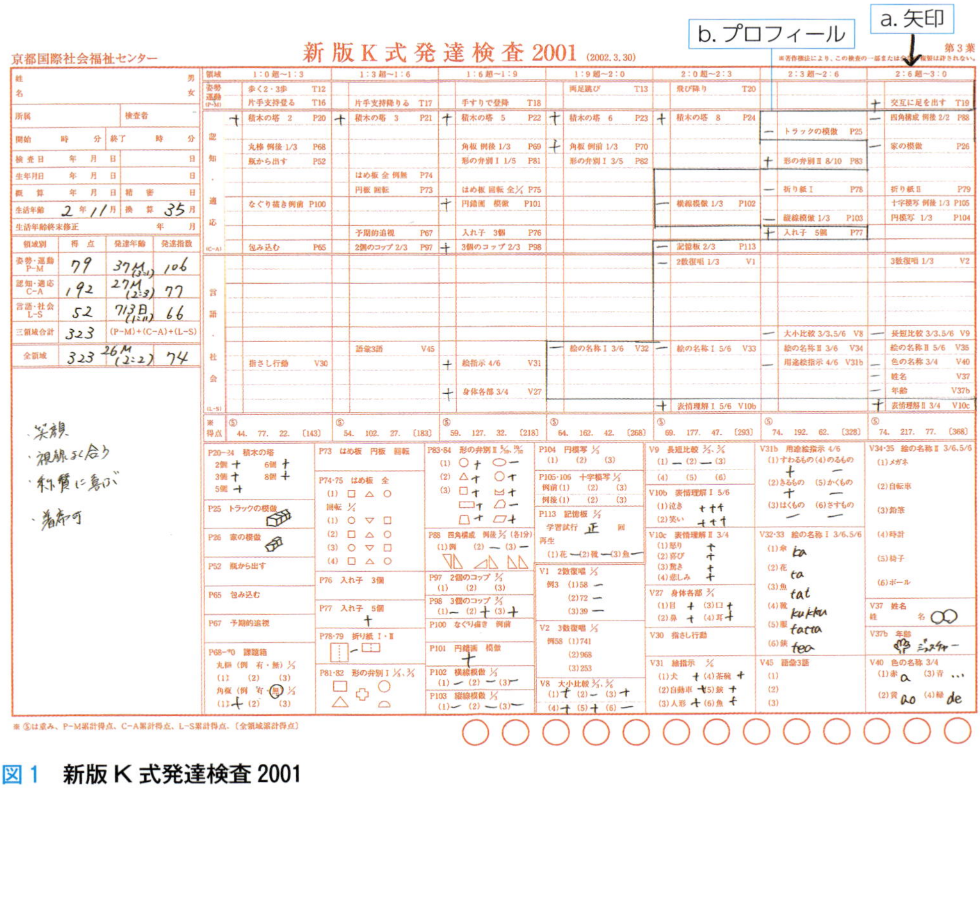

**図1　新版K式発達検査2001**

ば「1歳9カ月〜2歳0カ月の子の50％は，両足跳び（その場で両足で2，3回くり返し跳び上がれる。）ができる」ということが検査用紙上に視覚的にわかりやすく配置されている。0歳児の検査では項目の実施順序が重要であるが，1歳を超えた子どもに対して行う座位での検査項目の施行順序は特に定められていないため，子どもの興味持続などを考慮しながら検査を進めていく。検査用紙の記録欄や余白を利用して，子どもの反応をできるだけ詳しく記録しておく。検査項目の各行ごとに，通過した項目（＋）から，不通過（−）の項目へ移行する境目を調べ，すべての行で移行する境目が定められたら検査は終了する。用紙上で，各行ごとの通過から不通過へ移りかわる境目を，はっきり示すため，1本の線に繋いで（凹凸の生じる場合もある）表したものがプロフィールである（図1b）。

## 2 事例提示（新版 K 式発達検査 2001 を使用）

　A くんは 2 歳 11 カ月の男児である。「ことばが遅い」ことを両親に心配され，母親とともに来院した。視線はよく合い，にこにこ笑顔を見せ，有意味語の発語に乏しいものの，「こんにちは」や「ばいばい」に対して，お辞儀や手を振るなどジェスチャーの表出があった。言語指示にて着席も可能であったため，新版 K 式発達検査 2001 を実施した（図1）。生活年齢 2 歳 11 カ月に対して，姿勢・運動領域は 3 歳 1 カ月前後のレベルであり，運動発達は生活年齢相応と考えられた。しかし，認知・適応領域は 2 歳 3 カ月前後，言語・社会領域は 1 歳 11 カ月前後のレベルであり，生活年齢に比し認知・適応および言語・社会領域の発達が遅れている状態であった。

　全領域でみると 2 歳 2 カ月前後の発達であると数値は示しているが，実際には姿勢・運動領域は生活年齢相応の発達と考えられること，認知・適応領域では，積み木や折り紙，鉛筆など手を使う課題に不通過の項目が多いことがわかる。さらに，言語・社会領域では，絵の名称や 2 数復唱など言語の表出面の課題が不通過であり，表情理解のような言語の理解面の課題には通過している項目があり，言語の理解に比し表出が遅れた状態であることなどが明らかとなった。

　検査用紙上に直接プロフィールを描くことにより，多面的に発達の様相を捉えることができる。

### おわりに

　言語発達障害をもたらす要因として，聴覚障害，知的発達症，自閉スペクトラム症，注意欠如多動症，脳性麻痺などがあるため病歴の聴取，身体診察が重要である。さらに小児科との連携，教育・地域・福祉など援助や支援を行うための関係各所との連携が必要である。

（大森　蕗恵）

## 参考文献

1) 生澤雅夫, 松下裕, 中瀬惇：新版 K 式発達検査 2001 実施手引書. 京都国際社会福祉センター. 2002.
2) 津守真, 磯部景子：乳幼児精神発達診断法 3 才〜7 才まで. 大日本図書. 1965.
3) 津守真, 稲毛教子：増補　乳幼児精神発達診断法 0 才〜3 才まで. 大日本図書. 1995.
4) 遠城寺宗徳, 合屋長英：遠城寺式・乳幼児分析的発達検査法 九大小児科改訂版. 慶應通信. 1978.

音声

# 47

音声

# 構音検査

## はじめに

　構音障害（articulation disorders）とは，話し手が属する言語社会の音韻体系の中で，話し手の年齢から期待される語音とは異なった語音を産生し，それが習慣化し，話の内容が相手に伝わりにくく，聞き手が話し手の語音に不自然さを感じコミュニケーションに支障をきたしている状態のことである。

　構音障害は別項の運動障害性構音障害（dysarthria）を除き，主に２種類あり，器質性構音障害（口蓋裂や口腔腫瘍など口腔器官の器質的な問題が原因で生じるもの）と機能性構音障害（構音器官の形態や機能には問題がなく，原因の特定が難しいもの）がある[2]。

　構音障害の評価と診断，構音治療の適応と治療内容に関する具体的方針を得ることを目的に構音検査を行う。

　本項では，「新版構音検査」[1] について事例提示を含め解説する。

## 1　新版構音検査

　検査は６項目から構成されており，①会話の観察（簡単な会話を行いながら，発話特徴と会話の明瞭性をみる），②単語検査（単語レベルでの習慣性の構音の状態をみる），③音節検査（音節レベルでの構音をみる。特に単語レベルで誤った音の音節単位での構音の状態をみる），④音検査（音に注意を向けた状態で音レベルで復唱させ被刺激性をみる。特に音節レベルで誤った音について音レベルでの構音の状態をみる），⑤文章検査（文レベルでの構音の状態をみる），⑥構音類似運動検査（目的とする音の構音操作に類似する構音器官の構えや動作を随意的に行うことができるかをみる）がある。

　検査の記録には国際音声表記に準じた音声記号を用い，主に就学前幼児および児童を対象に最も実施しやすい単語検査を主検査と位置づけ分析を行う。

　構音の誤りの分類は，「省略」（子音がぬけて後続の母音だけが聴取される。/terebi/→/teebi/），「置換」（音が他の音に替わって聴取される。/terebi/→/tedebi/），「歪み」（省略，置換のいずれにも分類されない誤り，わずかな音の歪みからどの語音とも判別しがたい歪みまで多様である）である。歪みとして聴取される誤りの中には，「特異な構音操作」といわれる誤り［側音化構音，口蓋

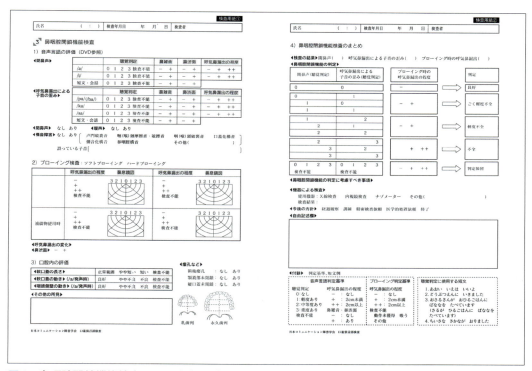

図1　鼻咽腔閉鎖機能検査―言語臨床用［日本コミュニケーション障害学会編（2007）］

化構音，鼻咽腔構音，声門破裂音，咽（喉）頭摩擦音・破擦音，咽（喉）頭破裂音］もある。特異な構音操作は，鼻咽腔閉鎖機能が不良な場合の代償構音ともいわれ，口蓋裂や先天性鼻咽腔閉鎖不全症例に認められることが多く，鼻咽腔閉鎖機能が不良な場合は構音訓練のみで改善することが難しいので，鼻咽腔閉鎖機能の精査を行っておく必要がある。

なお，鼻咽腔閉鎖機能の検査にあたっては，図1に示すように音声言語（開鼻声と呼気鼻漏出による子音の歪み）とブローイング時の呼気鼻漏出の程度により鼻咽腔閉鎖機能を良好，ごく軽度不全，軽度不全，不全の4段階にて判定し，いずれにも当てはまらない時は判定を保留する。X線検査，内視鏡検査，ナゾメーターなど機器による検査を行った場合はその結果を含め総合的に評価する。

## 2　事例提示

Aくんは4歳6カ月，「発音が違うことをこの子の祖父が指摘する。」を主訴に両親に連れられ来院した幼稚園年少の男児である。構音器官には明らかな形態的異常を認めず，聴覚，言語発達に特に問題は認められなかった。構音検査を行った（図2）。誤りは主に単音節のレベルからs→t，dz→d，ɕ→tɕへの置換であり，機能性構音障害と診断された。祖父の指摘は止めてもらい，週1回（1回20〜30分）の系統的構音訓練を開始した。順調に構音は改善し，半年後に経過観察を経て年長の夏に訓練は終了した。

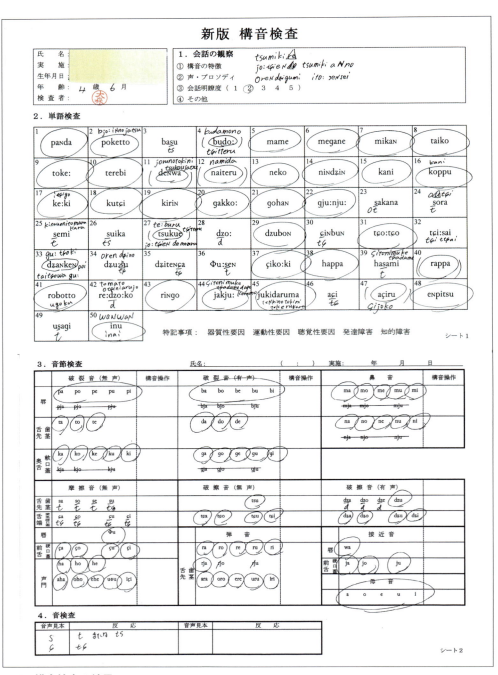

図2 構音検査の結果

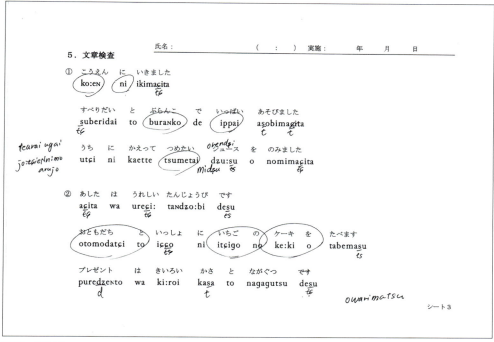

図2 （続き）

## おわりに

　構音障害を起こす様々な要因が考えられるので，構音器官の形態や運動機能（運動の範囲，速度，正確性など）の評価のみならず，聴力，言語・社会性・運動発達などについても把握しておく必要がある．

（大森 蕗恵）

### 参考文献

1) 今井智子，加藤正子，竹下圭子，他：新版 構音検査．千葉テストセンター，2010．
2) 阿部雅子：構音障害の臨床―基礎知識と実践マニュアル― 改訂第2版．金原出版，2008．
3) 日本コミュニケーション障害学会口蓋裂言語委員会（編）：口蓋裂言語検査（言語臨床用）DVD付．インテルナ出版，2007．

# 48

音声

# 吃音検査

## はじめに

1970 年，アメリカの Sheehan は吃音を氷山に例えた。「吃音は氷山である。その表面（発話症状）だけでないその下の巨大な氷塊（吃音に対する本人の負の感情，それによる社会活動への制約）を含めた評価をすることが重要だ」と説き，その考えは現在も吃音関係者に強く支持されている。

実際，外来の医療面接で「本当に吃音なのか？」と思うくらいに吃音が目立たないのに，「仕事の電話や会議では著明に吃音が出て死にたいほど困っている」「学校で音読や発表ができず不登校になった」と訴える吃音者（児）は多い。吃音の検査を多面的・包括的に行うことは，その吃音の病態を本質的に理解し，適切に支援することに役立つ。また近年，吃音に対する福祉として障害者手帳（主に精神障害者保健福祉手帳）の取得を希望する吃音者が増えている。医師が診断書（申請用）に検査結果を記載する機会が今後も増えると予想され，吃音検査の必要性が高まっている。

吃音の状態をより深く把握すべく国内外に複数の検査法があるが，現在，吃音に対し，本邦で多用されている 3 つの検査法［吃音検査法（第 2 版），日本語版 Overall Assessment of the Speaker's Experience of Stuttering（OASES），日本語版 Liebowits Social Anxiety Scale（LSAS-J）］について述べる。

## 1 吃音の進展段階

まず，吃音を評価するにあたり，吃音の進展段階（表 1）への理解が必要である。一般的に，幼少期から生じた吃音（発達性吃音）は成長とともに進展する。幼児の頃は吃音があっても気にかけず，「ぼぼぼぼくは，でででんしゃにのる」と自由に人前で話していた吃音児が，学童期後半からは周囲の反応を受けて自身の吃音への「恥」の感情が高まり，出しづらい言葉をあらかじめ言い換え，発話量が減り，話す場所自体を避けることがある。第 1 層から第 4 層へと進展するにつれ，周囲からは吃音が目立たなくなるが，その反面，本人の吃音への否定的感情や日常生活の支障度は高まる。

## 表1　吃音の進展段階

| | 吃音症状 | 本人の自覚および情緒的反応 | 多くみられる時期※ | 本人の困難感 | 周囲への吃音の目立ちやすさ |
|---|---|---|---|---|---|
| 第1層 | ・音節や語の部分の繰り返し（連発）<br>・引き伸ばし（伸発） | ・吃音の自覚なし<br>・吃音への恐怖なし困惑なし<br>・すべての場面で自由に話す | 幼児期 | 小 | 大 |
| 第2層 | ・繰り返し（連発）<br>・引き伸ばし（伸発）<br>・ブロック（難発）<br>・随伴症状 | ・吃音への自覚はあり<br>・非常に困難な場面で「自分は話せない」と言うことがある | 幼児期〜小学校1・2年 | | |
| 第3層 | ・回避以外の症状あり<br>・語の置き換えや言い換えをする<br>・緊張性にふるえが加わる | ・吃音を欠点，問題と感じる<br>・吃音へのいらだち・嫌悪<br>・吃音への恐怖はない | 小学校3・4年以降〜成人 | | |
| 第4層 | ・繰り返しや引き伸ばしは減る<br>・回避が加わる<br>・一見すると吃音が目立たない | ・吃音を深刻な問題ととらえる<br>・吃音への恐怖が強い<br>・発話場面を避ける | | 大 | 小 |

第1層から第4層へと進展するにつれ，一見すると吃音は目立たなくなるが，本人の困難感は増える。

※時期は目安であり，実臨床では第4層の幼児や第2層の成人を認めることがある。

（文献1および文献2より引用して改変）

## 2 吃音の多面的・包括的評価

### 1 「吃音検査法」（第 2 版）[1]

　面接・検査中に観察可能な吃音症状を評価する検査で，幼児から成人までの吃音評価が可能，吃音臨床の現場で広く活用されている。吃音は種々の条件で症状が変動するため，絵や単語の読み上げ，文や文章の説明，音読，自由会話（図 1）など複数の課題が設定されている。検査結果を記録用紙に記載，さらに検査後に集計・分析し，重症度プロフィール（表 2）にまとめる。

　単に発話症状を調べるだけではなく，発話時に手振り足踏みなどの動作がないか（随伴症状），言葉の言い換えや会話中に「えーと」を挟むなどの「吃音を目立たなくするための意図的な動作」を行っているか（工夫・回避），吃音についての負の感情を推察できる動作（はにかみ・赤面など）があるか（情緒的反応）などの二次的症状の評価もあわせて行う。

　吃音の発話症状には，次の特徴的な 3 つの中核症状がある。

①繰り返し（連発）：音あるいは語の一部を繰り返す　例）「ぼ，ぼ，ぼ，ぼく」
②引き伸ばし（伸発）：語頭の音の引き伸ばし　例）「ぼーーーく」
③ブロック（難発・阻止）：発話・発音中に言葉が止まる（言葉がでない）例）「・・・・ぼく」

　そして，定義上，「吃音検査法」において複数の課題を検査した上で観察できた吃音中核症状頻度が，総発話文節数の 3％以上見られることで吃音と診断する。ただし，一部の吃音者では，電話や接客時の「いらっしゃいませ」など特定の状況でのみ吃音症状が顕著に出るという者もおり，電話場面での検査がない「吃音検査法」では評価が難しいこともある。そのため，苦手な場面，自身の症状の変動性についての情報聴取も併せて行う。「吃音検査法」は吃音中核症状頻度を検出できる重要な検査であるが，検査項目が多く検査・集計・分析の時間をそれなりに要するため，時間的制約を考慮し，基本検査と掘り下げ検査の 2 種類が設定されている。

### 2 日本語版 Overall Assessment of the Speaker's Experience of Stuttering（OASES-J）

　2006 年に Yaruss が提案，自記式の質問紙（原文は英語）[3] で OASES-A（成人版，18 歳以上），OASES-T（中高生版，13～17 歳），OASES-S（学齢版，7～12 歳）が出版されている。2015 年には日本語での OASES-A の標準化が試みられ[4]，吃音の問題を包括的に評価できる検査法として本邦で活用する機会が増えている。世界的に共通の尺度として各国での比較もしやすい。

　下記の 4 セクション（表 3）で構成され，WHO の国際生活機能分類のモデルに基づき，吃音という「障害」が個人の生活にどのような影響を及ぼすかを評価する（表 4,5）。一見するだけでは把握しづらい，吃音者の抱える困難，冒頭の Sheehan の言葉を借りれば「発話症状の下に潜む巨

```
・・・昨日　えーと　念願の　えーっと　退職を　しました
　　　　　 Ij　　　　　　　　　　 Ij

退職は　いいんです　限界　でしたし　けど　次の　仕事が　まだ

決まって　いません　いきなり　正社員で　電話の　仕事は　厳しいと　思います

やはり　吃音を　抱えて　いきづらいと　思います　メンタルも　やばいと
　　　　　 Bl

思います・・・
```

**図1　「吃音検査法」　自由会話の記録の一例（抜粋）**

20代男性の患者A。当院受診の前日に「仕事の電話がつらい」と退職。自由会話では流暢にしゃべり，一見，吃音はほとんど目立たない。自由会話は50〜100文節程度の会話を記録し評価を行う。ここで抜粋した30文節中の吃音中核症状は4行目の「吃音」でBI（阻止・ブロック）を1回認める程度。吃音以外の「その他の非流暢性」は1行目の「えーと」「えーっと」の挿入（IJ）が2回あった。

**表2　「吃音検査法」重症度プロフィール**

| | 0<br>正常範囲 | 1<br>ごく軽度 | 2<br>軽度 | 3<br>中等度 | 4<br>重度 | 5<br>非常に重度 |
|---|---|---|---|---|---|---|
| 吃音中核症状頻度<br>（100文節あたりの症状生起数） | なし<br>ごくまれ<br>0〜3未満 | たまに<br>3〜5未満 | ときどき<br>5〜12未満 | ほぼ文ごと<br>1症状<br>12〜37未満 | 文ごとに<br>複数症状<br>37〜71未満 | ほとんどの文節<br><br>71以上 |
| 持続時間 | ほぼ0 | 0.5秒未満 | 0.5秒〜1秒<br>未満 | 1秒〜5秒未満 | 5秒〜10秒未満 | 10秒以上 |
| 緊張性<br>（中核症状内の割合） | なし | まれに | ときどき | しばしば | ほぼ全て | ほぼ全て<br>非常に強い |
| 随伴症状 | なし | 注意深く観察すれば気づく | 何気なくみていても気づく | 目立つ | とても目立つ | 著しく目立つ |
| 工夫・回避 | なし | まれに | ときどき | しばしば | よく | 非常によく |

先ほどの患者Aの結果。「吃音検査法」で観察可能な吃音症状の重症度はいずれの項目も「ごく軽度」「軽度」であった。

（文献1より引用して改変）

**表3　OASES-A　4つのセクションの評価項目**

| セクション1 | 全般的な情報 | 自分はどれくらい吃ると自覚しているか，吃音についてどれくらい知識があるか，など |
|---|---|---|
| セクション2 | 吃音へのあなたの反応 | 自分の吃音に対しての負の感情（不安・罪悪感など）がどの程度あるか，など |
| セクション3 | 日常の状況でのコミュニケーション | 電話や仕事などで意思疎通を行う際にどれくらい支障があるか |
| セクション4 | 生活の質 | 吃音により日常生活全般にどれだけ影響があるか（社会参加の制約や満足感の低下など） |
| | 総合 | セクション1〜4の合計　全体の吃音の重症度について |

（文献3より引用して改変）

大な氷塊」を探索する一助となる有用な検査である。

 **日本語版 Liebowits Social Anxiety Scale（LSAS-J）**

　社交不安障害は成人吃音患者の半数近くに合併するといわれる[5]。吃音が出て恥ずかしい思いをするかもしれないと恐怖・不安が高まり，人前に出るのを避け，結果として活動パフォーマンスの低下，人間関係の制限そして孤立，さらには出社できない，働けないなどの社会的活動の制約が大きくなる。受診時には吃音のみならず社交不安についてもスクリーニングし，精神科などの適切な医療機関につなげる必要がある。自記式の質問紙，LSAS-J（表 6）が日本語で標準化[6]されている。人前で何かを行う時もしくは人に注目される場所でどれだけ恐怖・不安があるか，避けられるものならこの状況をどれだけ避けたいか，4 段階の数字で記入し（表 6），合計点数を評価する（表 7）。質問数は 24 項目と紙 1 枚でまとまる量であり，患者への負担が少ない。

## 3　検査結果の解釈，結果を踏まえての対処

　患者 A の場合「吃音検査法」で観察可能な吃音症状は軽度との診断であったが，OASES-A，LSAS-J はいずれも重症であり，吃音という「障害」で生活の質が低下していることがわかった。吃音症および社交不安症という診断で，耳鼻咽喉科と精神科に半年以上通院した後に，精神障害者保健福祉手帳申請の希望があり，医師が診断書を記載，手帳を取得後は障害者枠で就労した。職場は電話免除の待遇で就労でき，順調に仕事を続けている。

### おわりに

　複数の検査を行うことで，吃音者の精神面や日常生活への影響を包括的に評価することができ，適切な支援につなげることが可能となる。今回は主に成人吃音者の評価について説明したが，幼児期は吃音か幼児としての自然なことばの非流暢性かの鑑別および他の合併疾患のスクリーニングが重要である。また，学齢期は 10 歳ごろから吃音への困り感が増加するので，心理面および学校生活にどのような支障があるのか評価することが必要となる。

　幼児吃音の評価については，「幼児吃音臨床ガイドライン」[7]，学齢期以降の吃音児については「吃音臨床の手引き―初めてかかわる方へ　幼児期から学童期用―インテーク版」[8]，『学齢期吃音の指導・支援　改訂第 2 版』（小林宏明著）[9] を参照されたい。いずれも成人吃音と同様に，「どもる」という発話の評価だけでなく，その下に沈んで見えにくい，吃音の大きな問題を捉えることが最も重要である。

　なお，検査のみならず，言語聴覚士や医師で吃音者に対する丁寧な問診を行うことが，吃音者へのさらなる理解を深め，支援につながることはいうまでもない。読者には貴院に来院した吃音者への誠意をもった対応を心よりお願いする。

（細萱 理花）

48 吃音検査 233

表4 OASES-A（日本語版）質問項目の一部を抜粋

セクションⅣ　生活の質
各質問項目について，あなたにあてはまる数字に○をつけてください。回答の際は，現在の感情や話し方について考えお答えください。

A. 下記のものが，あなたの全般的な生活の質に，どれだけマイナスの影響を与えるか

| | | 全くない | 少し | いくぶん | 多く | 完全に |
|---|---|---|---|---|---|---|
| 1 | あなたの吃音 | 1 | 2 | 3 | 4 | ⑤ |
| 2 | あなたの吃音に対する自分の反応 | 1 | 2 | 3 | 4 | ⑤ |
| 3 | あなたの吃音に対する他人の反応 | 1 | 2 | 3 | ④ | 5 |

先の「吃音検査法」と同一の患者Aの回答の一部。「吃音検査法」では吃音症状頻度はごく軽症であったが，OASES-Aでは「吃音で生活の質が強く低下している」と回答している。

（文献4より引用して改変）

表5 OASES-A（日本語版）患者Aの回答結果

セクションⅠ：全般的な情報
　　　得点＿75＿　質問数＿20＿　セクションⅠで取りうる最高得点（質問数×5）100
　　　セクションⅠインパクト得点＿＿75＿＿　重症度：重症
セクションⅡ：吃音へのあなたの反応
　　　得点＿125＿　質問数＿30＿　セクションⅡで取りうる最高得点（質問数×5）150
　　　セクションⅡインパクト得点＿＿83.3＿＿　重症度：重症
セクションⅢ：日常の状況でのコミュニケーション
　　　得点＿80＿　質問数＿24※＿　セクションⅢで取りうる最高得点（質問数×5）120
　　　セクションⅢインパクト得点＿＿66.7＿＿　重症度：中等/重症
セクションⅣ：生活の質
　　　得点＿100＿　質問数＿25＿　セクションⅣで取りうる最高得点（質問数×5）125
　　　セクションⅣインパクト得点＿＿80.0＿＿　重症度：重症

総合インパクト得点
　　　得点＿380＿　質問数＿99＿　総合で取りうる最高得点＿＿495＿＿
　　　総合インパクト得点＿＿76.6＿＿　重症度：重症

| インパクト得点 | 重症度 |
|---|---|
| 20.0-29.9 | 軽度 |
| 30.0-44.9 | 軽～中等度 |
| 45.0-59.9 | 中等度 |
| 60.0-74.9 | 中等～重度 |
| 75.0-100 | 重度 |

「吃音検査法」でごく軽症～軽症であったが，OASES-Aでは各セクションとも重症。吃音という「障害」で生活の質が大きく低下していることがわかる。
各セクションの合計得点とそのセクションで取りうる最高得点を割り，100かけたものをインパクト得点とし，重症度を判定する。
（例：セクションⅠは，インパクト得点＝得点（75）÷取りうる最高得点（100）×100＝75となる）
※セクションⅢの全質問数は25項目であるが，「自分の子どもに話をする」など該当しない質問項目は除外する。そのため回答者により質問数および取りうる最高得点が異なる。

（文献3より引用して一部改変）

## 表6 LSAS-J 問診票

LSAS-J 問診票

20×× 年 ○ 月 △日

氏名：A

この1週間にあなたが感じた様子に最もよく当てはまる番号を，項目ごと1つだけ選んで記入してください。項目を飛ばしたりせずに全部埋めてください。

| | 恐怖/不安感 | | | | 回避 | | | |
|---|---|---|---|---|---|---|---|---|
| | 0：まったく感じない<br>1：少しは感じる<br>2：はっきりと感じる<br>3：非常に強く感じる | | | | 0：まったく回避しない<br>1：回避する（1/3以下の確率）<br>2：回避する（1/2程度の確率）<br>3：回避する（2/3以上～100%） | | | |
| 1　人前で電話をかける（P） | 0 | 1 | 2 | ③ | 0 | 1 | 2 | ③ |
| 2　少人数のグループ活動に参加する（P） | ⓪ | 1 | 2 | 3 | ⓪ | 1 | 2 | 3 |
| 3　公共の場所で食事をする（P） | ⓪ | 1 | 2 | 3 | ⓪ | 1 | 2 | 3 |
| 4　人と一緒に公共の場所でお酒（飲み物）を飲む（P） | 0 | 1 | ② | 3 | 0 | 1 | ② | 3 |
| 5　権威のある人と話をする（S） | 0 | 1 | 2 | ③ | 0 | 1 | 2 | ③ |
| 6　観衆の前で何か行為をする（P） | 0 | 1 | 2 | ③ | 0 | 1 | ② | 3 |
| 7　パーティに行く（S） | 0 | 1 | ② | 3 | 0 | ① | 2 | 3 |
| 8　人に見られながら仕事（勉強）する（S） | 0 | ① | 2 | 3 | 0 | ① | 2 | 3 |
| 9　人に見られながら字を書く（P） | ⓪ | 1 | 2 | 3 | ⓪ | 1 | 2 | 3 |
| 10　あまりよく知らない人に電話をする（S） | 0 | 1 | 2 | ③ | 0 | 1 | 2 | ③ |
| 11　あまりよく知らない人達と話し合う（S） | 0 | 1 | 2 | ③ | 0 | 1 | 2 | ③ |
| 12　まったくの初対面の人と会う（S） | 0 | 1 | 2 | ③ | 0 | 1 | 2 | ③ |
| 13　公衆トイレで用を足す（P） | ⓪ | 1 | 2 | 3 | ⓪ | 1 | 2 | 3 |
| 14　他の人達が着席している部屋に入って行く（P） | 0 | ① | 2 | 3 | 0 | ① | 2 | 3 |
| 15　人々の注目を浴びる（S） | 0 | 1 | 2 | ③ | 0 | 1 | 2 | ③ |
| 16　会議で意見を言う（P） | 0 | 1 | 2 | ③ | 0 | 1 | 2 | ③ |
| 17　試験を受ける（P） | 0 | ① | 2 | 3 | ⓪ | 1 | 2 | 3 |
| 18　あまりよく知らない人に不賛成と言う（S） | 0 | 1 | 2 | ③ | 0 | 1 | 2 | ③ |
| 19　あまりよく知らない人と目を合わせる（S） | 0 | 1 | 2 | ③ | 0 | 1 | 2 | ③ |
| 20　仲間の前で報告する（P） | 0 | 1 | 2 | ③ | 0 | 1 | ② | 3 |
| 21　誰かを誘おうとする（P） | 0 | 1 | 2 | ③ | 0 | 1 | ② | 3 |
| 22　店に品物を返品する（S） | 0 | 1 | 2 | ③ | 0 | 1 | 2 | ③ |
| 23　パーティを主催する（幹事になる）（S） | 0 | 1 | 2 | ③ | 0 | 1 | ② | 3 |
| 24　強引なセールスマンの誘いに抵抗する（S） | 0 | ① | 2 | 3 | 0 | ① | 2 | 3 |

P：performance（行為状況）　S：Social　interaction（社交状況）

患者AのLSAS－Jの結果。人前での食事やトイレは点数が低いが，電話や会議など，人前で話す必要がある状況で強い恐怖・不安および回避を示す。合計得点が94点（恐怖/不安50点，回避44点）と重度の社交不安を認め，精神科に紹介となった。

表7　LSAS-Jの評価の目安（総得点0〜114点）

| 30点 | 境界域 |
|---|---|
| 50〜70点 | 中等度の社交不安症 |
| 70〜90点 | さらに症状が著しい。通常，仕事や社交面に支障をきたしている。 |
| 90点以上 | 重度。通常，仕事や社会活動に大きな支障があらわれる。 |

（文献6および文献10より引用して一部改変）

## 参考文献

1) 小澤恵美，原由紀，鈴木夏江，他：吃音検査法 第2版. 学苑社. 2016.
2) 菊池良和：エビデンスに基づいた吃音支援入門. 学苑社. 2012.
3) Yaruss JS, Quesal RW. Overall Assessment of the Speaker's Experience of Stuttering（OASES）：Documenting multiple outcomes in stuttering treatment. J Fluency Disord. 2006；31：90-115.
4) 酒井奈緒美，小倉（青木）淳，森浩一，他. 日本語版 Overall Assessment of the Speaker's Experience of Stuttering for Adults（OASES-A）の標準化—言友会における予備的調査—. 音声言語医. 2015；56：1-11.
5) Blumgart E, Tran Y, Craig A. Social anxiety disorder in adults who stutter. Depress Anxiety. 2010；27：687-692
6) 朝倉聡，井上誠士郎，佐々木史，他. Liebowitz Social Anxiety Scale（LSAS）日本語版の信頼性および妥当性の検討. 精神医. 2002；44：1077-1084.
7) 日本吃音・流暢性障害学会 幼児吃音臨床ガイドラインワーキンググループ編：幼児吃音臨床ガイドライン第1版. 2021.
　http://plaza.umin.jp/~kitsuon-kenkyu/guideline/v02/YoujiKitsuonCGL20201228.pdf
8) 日本吃音・流暢性障害学会 ガイドライン作成 ワーキンググループ監修：吃音臨床の手引き—初めてかかわる方へ 幼児期から学童期用—インテーク版 ver.2.1. 2017.
　https://jssfd.org/dl/170824.pdf
9) 小林宏明：ICFに基づいたアセスメントプログラム　学齢期吃音の指導・支援　改訂第2版. 学苑社. 2019.
10) 清水栄司：自分で治す「社交不安症」. 法研. 2014.

# 49

音声

# 失語症の検査

## はじめに

　失語症（aphasia）は，大脳の言語野の病変によって生じる言語機能の障害である。特定の言語モダリティ（聞く・話す・読む・書く）に限局して症状が現れることは少なく，すべての言語モダリティが障害され，ほぼ例外なく喚語困難が認められる。詳細な症状の把握および予後予測，治療方針を定めるにあたり言語検査は必須である。各言語モダリティを網羅し単語および文レベルの評価ができ，検査手順および採点方法が規定され標準化された失語症検査として，「標準失語症検査」[1]（Standard Language Test of Aphasia：SLTA），「WAB 失語症検査（The Western Aphasia Battery）日本語版」[2]，『老研版 失語症鑑別診断検査（D.D.2000）』[3] などがある。

　『WAB 失語症検査日本語版』は，Andrew Kertesz の『The Western Aphasia Battery』（1982）の日本語版で WAB 失語症検査（日本語版）作成委員会により作成された。検査得点から 4 つの失語症タイプ分類［全失語，Broca 失語，Wernicke 失語，健忘失語（失名辞失語）］を行うことができる。さらに下位検査「自発話」「話し言葉の理解」「復唱」「呼称」の得点を用いて，100 を最高（失語がない状態）としたパーセンタイルで表される失語指数（aphasia quorient：AQ）を算出し，重症度の指標とすることができる。失語症の検査項目以外に，失行，半側空間無視の有無，非言語性知能など，失語症状以外の神経心理学的側面についての評価ができる。

　『老研版 失語症鑑別診断検査』は，Hildred Schuell の Minnesota Test for Diagnosis of Aphasia の理論的枠組みに沿い，日本語の特徴および文化的背景を考慮した Schuell-笹沼失語症鑑別検査を経て作成，2000 年に改訂された。9 個の下位検査の合計得点を用いて「最重度・重度・中等度・軽度」の分類が可能となっている。

　いずれの検査においても結果を量的および質的に検討し，問題点を抽出しながら所見をまとめることが大切である。本項では，SLTA（プロフィール A）を用いて事例提示を含め解説する。

## 1　標準失語症検査（SLTA）

　SLTA は 1965 年に失語症コンピュータ研究グループにより作成された Schuell-笹沼失語症簡易検査日本版を基に，失語症研究会（韮山カンファレンス）による試案，標準化作業を経て，1974年に完成版が出版され，その後マニュアルの改訂が行われ，現在は日本高次脳機能学会（旧日本失

語症学会，旧日本高次脳機能障害学会）編著のもとに刊行されている。

　検査は表のとおり，5種の検査領域（聴く，話す，読む，書く，計算），26の下位検査からなる（表1）。

　採点法は，6段階評価（6：完全正答，5：遅延完全正答，4：不完全正答，3：ヒント正答，2：関連，1：誤答）が採用されており，段階6と段階5の正答個数を得点として使用する。6段階で評価することにより，単純な正答・誤答の二者択一方式では評価できない小さな変化を捉えることができる。

表1　**標準失語症検査の構成**

| 検査領域 | 下位検査 | 項目数 |
|---|---|---|
| Ⅰ．聴く | 1．単語の理解 | 10 |
| | 2．短文の理解 | 10 |
| | 3．口頭命令に従う | 10 |
| | 4．仮名の理解 | 10 |
| Ⅱ．話す | 5．呼称 | 20 |
| | 6．単語の復唱 | 10 |
| | 7．動作説明 | 10 |
| | 8．まんがの説明 | 1 |
| | 9．文の復唱 | 5 |
| | 10．語の列挙 | — |
| | 11．漢字単語の音読 | 5 |
| | 12．仮名1文字の音読 | 10 |
| | 13．仮名単語の音読 | 5 |
| | 14．短文の音読 | 5 |
| Ⅲ．読む | 15．漢字単語の理解 | 10 |
| | 16．仮名単語の理解 | 10 |
| | 17．短文の理解 | 10 |
| | 18．書字命令に従う | 10 |
| Ⅳ．書く | 19．漢字単語の書字 | 5 |
| | 20．仮名単語の書字 | 5 |
| | 21．まんがの説明 | 1 |
| | 22．仮名1文字の書取 | 10 |
| | 23．漢字単語の書取 | 5 |
| | 24．仮名単語の書取 | 5 |
| | 25．短文の書取 | 5 |
| Ⅴ．計算 | 26．計算 | 20 |

## 2　事例提示

　Aさんは60代前半の男性，脳梗塞発症から3週間後の結果（赤色）と4年後の結果（黒色）プロフィール（A）を示す（図1）。「Ⅰ. 聴く」において下位検査「1. 単語の理解」（単語を聴いて，対応する絵を6個の選択肢の中から選んで指さす課題）は発症から3週間の時点で段階6および段階5の正答個数は9個であり，正答率は90％，4年後の結果は正答個数10個であり正答率は100％に改善していることがわかる。「2. 短文の理解」（短文を聴いて，対応する絵を4個の選択肢の中から選んで指さす課題）においても，発症から3週間の時点で正答個数は7個（正答率70％），4年後は10個（100％）と改善を認めるものの，「3. 口頭命令に従う」（4〜5文節文の口頭命令文を聴き，その命令に従って10個の物品中大体2個の物品を使った動作を行う課題）の正答個数は，発症から3週間後も4年後もいずれも0個（正答率0％）であり，改善の傾向は認められない。発症から4年が経過しても単語〜短文へと文が長くなるにつれ，正答率が低下していく傾向は変わらない。また，「4. 仮名の理解」（清音仮名文字で表現される1音節を聴き，6個の平仮名の中から対応する文字を指さす課題）は，発症から3週後の時点で正答個数は3個（正答率30％），4年後は5個（50％）と改善を認め，さらに4年後の結果は段階3（ヒント正答）が2個あり，一度では聴き取れなくとも繰り返し聴くことで理解できる言葉があることがわかる。

　「Ⅱ. 話す」において，下位検査「5. 呼称」（20個の名詞絵の呼称を行う課題）の正答個数は発症後から3週間後，4年後のいずれも0個（正答率0％）であり，著しい喚語困難が認められ，発症から4年後も「11. 漢字単語の音読」（漢字表記された語を音読する課題）の正答個数は0個（正答率0％），「12. 仮名1文字の音読」（清音平仮名文字を音読する課題）の正答個数は1個（正答率10％），「13. 仮名単語の音読」（平仮名表記した語を音読する課題）の正答個数は2個（正答率40％），「14. 短文の音読」（2〜3文節文を音読する課題）の正答個数は0個（正答率0％）であり，発症から4年が経過してもなお，発話面に著しい障害が残存している。

　「Ⅲ. 読む」において下位検査「15. 漢字単語の理解」（漢字表記した文字カードと対応する絵を6個の選択肢の中から選んで指さす課題）の正答個数は発症から3週間後の時点で6個（正答率60％），4年後には8個（正答率80％）と改善が認められ，「16. 仮名単語の理解」（仮名表記した文字カードと対応する絵を6個の選択肢の中から選んで指さす課題）の発症から3週間後の正答個数は2個（正答率20％），4年後には4個（正答率40％）と改善，「17. 短文の理解」の正答個数は発症から3週間の時点で1個（正答率10％），4年後には7個（正答率70％）と単語〜短文レベルの読解力が大幅に改善されたことが窺える。

　これらの結果を併せて考えると，Aさんは脳梗塞発症後に著しい言語機能の低下が認められたものの，治療などにより機能の改善や維持が図られ，依然発話に著しい困難さを認めつつも，短文レベルの聴覚的理解は良好であり，話し手が伝えたい内容を繰り返し伝える，または文字を書き添えることなどによりAさんの理解を促す助けになることがわかる。

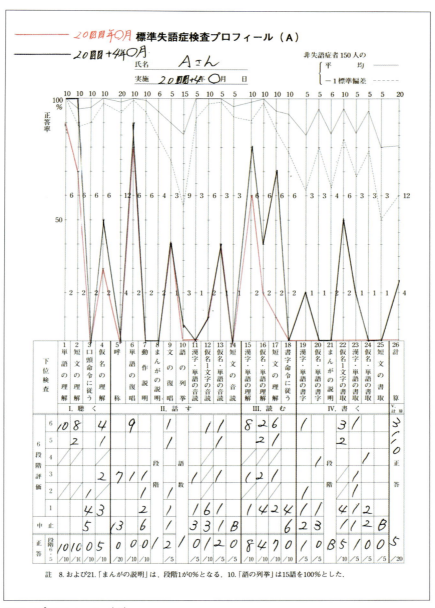

図1 プロフィール（A）

## 1 プロフィール（A）（図1）

　検査の施行順に従い各下位検査の正答百分率を表示したものである。プロフィールには非失語症群150例の平均と標準偏差（−1SDのみ）が記入されており、これを利用することによって患者の成績を非失語症者と比較することができる。また、結果を重ね合わせ経時的変化をみることができる。ここで記載してある6段階評価の数値は、発症から4年後の結果（黒線）のものである。

## おわりに

　失語症状のみが単独で出現することは少なく，運動障害性構音障害（dysarthria）や高次脳機能障害，進行性変性疾患など失語症状以外の障害を合併していることもあることから，失語症状を正確に評価するとともに，患者の神経学的徴候を詳しく把握することが大切である。

（大森　蕗恵）

### 参考文献

1) 日本高次脳機能障害学会 Brain Function Test 委員会：標準失語症検査マニュアル 改訂第2版. 新興医学出版社. 2003.
2) WAB 失語症検査（日本語版）作成委員会：WAB 失語症検査 日本語版. 医学書院. 1986.
3) 笹沼澄子，伊藤元信，綿森淑子，他：老研版 失語症鑑別診断検査（D.D.2000）. 千葉テストセンター. 2000.

# 50

音声

# 運動障害性構音障害
# （dysarthria）の検査

## はじめに

　運動障害性構音障害（dysarthria）とは，神経筋系の異常により発症する発話行動遂行の障害である。dysarthria を引き起こす疾患は多岐にわたり，その代表的なものとしては脳血管障害（脳梗塞，脳出血，くも膜下出血など），変性疾患（筋萎縮性側索硬化症，パーキンソン病など），腫瘍（脳腫瘍，神経線維腫など），神経感染症（細菌性髄膜炎，ヘルペス脳炎など），神経免疫疾患（ギラン・バレー症候群など），神経筋接合部疾患（重症筋無力症など）などが挙げられる。

　dysarthria を生じ得る疾患は障害部位に対応した症候を呈する傾向が多く，疾患ごとに特有の発話特徴を認めるため，発声発語器官の観察と聴覚心理的評価が重要な役割を担う。

　聴覚心理的評価は，英語圏では Darley らによって行われた Mayo Clinic Study を基盤とした「Frenchay Dysarthria Assessment-Second Edition」（FDA-2）が 2008 年に Enderby により公表されている。本邦では，「運動障害性（麻痺性）構音障害 dysarthria の検査法—第 1 次案」[1] およびその短縮版[3]，「標準失語症検査補助テスト」[4]（Supplementary Test for Standard Language Test of Aphasia：SLTA-ST）の一部などがある（図 1）。SLTA-ST は 1988 年に日本失語症学会 Brain Function Test 委員会が作成を始め 1999 年に出版されたものであるが，このテストの一部に発声発語器官および構音の検査があり，呼吸，発声，発語器官（顔面，下顎，口唇，舌など）の運動能力（範囲，速度，力）およびリズム（乱れ，ぎこちなさ）や知覚，食事動作，口腔顔面の随意動作，交互運動，単音節から長文レベルの構音検査，プロソディーの評価を実施することができる。

　定量的な評価のための Multi-Dimensional Voice Program（MDVP）および Praat[5] などを用いた音響分析の手法もある。MDVP は PENTAX 社の有償ソフトウェアであるが，Praat は，アムステルダム大学の Boersma と Weenink によって開発された無償ソフトウェアであり，ホームページからダウンロードできる。

　本項では「運動障害性（麻痺性）構音障害 dysarthria の検査法—第 1 次案」およびその短縮版について，事例提示を含め解説する。

## Ⅱ 発声発語器官の機能

### 1 発声

| | 1分間の回数 | |
|---|---|---|
| 1 呼吸 | 呼吸のタイプ | 胸腹 ・ 胸 ・ 腹 ・ その他 |
| | 深呼吸 | 可 不可<br>「深呼吸の後そのまま息を止めるよう指示する」<br>3秒以上の吸気の保持： 可 不可<br>3秒以上の呼気の保持： 可 不可 |
| 2 発声 | 発 声 | 可 不可 |
| 発声 | 発声持続 | 〔a：〕＿＿＿＿秒＿＿＿＿秒 |
| | 呼気持続 | 〔ʃ：〕＿＿＿＿秒＿＿＿＿秒 |
| | 発声時の特徴 | (後頁のまとめのためのおぼえがき) |

### 2 発語器官

| | | 障害 | 症状の特徴（左右差）<br>運動能力（範囲、速度、力）<br>リズム（乱れ、ぎこちなさ） | 図示<br>左右差に注目する<br>検査者からみて<br>L：左　R：右 |
|---|---|---|---|---|
| | | 無・疑・有 | | |
| 1.顔面 | ①頬をふくらませる | 無・疑・有 | | L　　　R 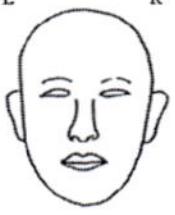 |
| | ②頬をひっこめる | 無・疑・有 | | |
| | *③ふくらませる<br>ひっこめるの交互運動 | 無・疑・有 | | |
| 2.下顎 | ①開く | 無・疑・有 | | |
| | ②閉じる | 無・疑・有 | | |
| | *③交互運動（噛む動作） | 無・疑・有 | | |
| 3.口唇 | ①閉鎖（図示） | 無・疑・有 | | L　　　R 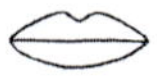 |
| | ②まるめ | 無・疑・有 | | |
| | ③突き出し | 無・疑・有 | | |
| | ④横にひく | 無・疑・有 | | |
| | *⑤突き出し一横に引く<br>の交互運動 | 無・疑・有 | | |

A−2

### 3 食事動作

（特記事項）

| | | 障害 | |
|---|---|---|---|
| ① 流涎 | 障害 | 無 疑 有 | |
| ② 噛む | 障害 | 無 疑 有 | |
| ③ のみ込む<br>注1)、2) | 障害 | 無 疑 有 | |
| ④ 吸う | 障害 | 無 疑 有 | |
| ⑤ むせる | （水分）障害 | 無 疑 有 | |
| | （固体）障害 | 無 疑 有 | |

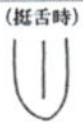

注：1) 食べ物を飲み込まない（送り込まない）場合はその旨記載する
　　2) X線による嚥下の動態が観察できると望ましい

### 4 口腔顔面の随意動作

| | 課題 | 口頭での指示 | 模倣 |
|---|---|---|---|
| 1 | 舌を出す | | |
| 2 | 息を吹く | | |
| 3 | 前歯を見せる | | |
| 4 | 唇をとがらす | | |
| 5 | 舌先で上唇をなめる | | |
| 6 | *（歯で）下唇を噛む | | |
| 7 | *口笛を吹く<br>病前：可 不可 | | |
| 8 | *咳払いをする | | |

A−4

| | | | | | (挺舌時) |
|---|---|---|---|---|---|
| 4.舌 | ①挺舌時偏位 | 無・疑・有 | | | L　R |
| | ②挺舌 | 無・疑・有 | | | 1 萎縮<br>無・有：右 左 両 |
| | ③前後の交互運動 | 無・疑・有 | | | 2 舌の不随意運動<br>無・有：右 左 両 |
| | ④口角への接触　左右 | 無・疑・有 | | | tremor<br>dyskinesia<br>その他 |
| | ⑤左右への交互運動 | 無・疑・有 | | | 3 神経束性収縮<br>無・有 |
| | ⑥挙上（口を大きく開き上顎<br>の裏に舌尖をつける） | 無・疑・有 | | | 4 発話時の舌突出<br>その他の異常 |
| | ⑦安静位（下顎の裏に舌尖<br>をつける） | 無・疑・有 | | | 無・有 |
| | *⑧上下の交互運動 | 無・疑・有 | | | |
| | ⑨反転挙上 | 無・疑・有 | | | |
| 5.軟口蓋 | ①〔a〕反復発声挙上 | 無・疑・有 | | | L　R |
| | ②非対称性 | 無・疑・有 | | | |
| 6.咽頭 | ①咽頭反射 | 正常 | 低下 | 消失 | 不随意運動：無・有<br>tremor<br>myoclonus<br>鼻息鏡所見<br>〔i：〕 |
| 7.喉頭 | 喉頭所見<br>（医師よりの情報）<br>披裂部の運動<br>（左右差　他）<br>声帯所見<br>梨状陥凹 | | | | |
| 8.歯 | ①歯の欠損 | | | | |
| | ②義歯の適合度 | 総義歯　部分義歯<br>（適　不適） | | | |
| 9.知覚 | ①顔面 | 無・疑・有 | | | |
| | ②口唇 | 無・疑・有 | | | |
| | ③舌 | 無・疑・有 | | | |
| | ④口腔内（左右）<br>軟口蓋（左右）<br>硬口蓋（左右） | 無・疑・有<br>無・疑・有<br>無・疑・有 | | | |

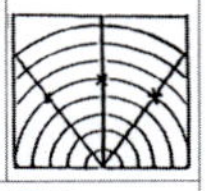

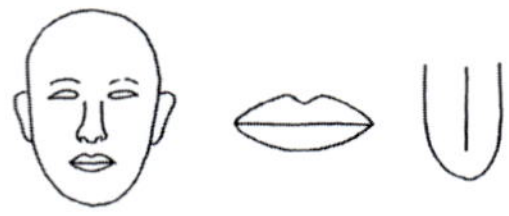

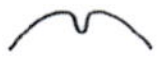

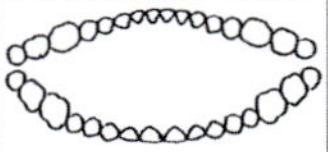

注 有の場合その部分を斜線で記入する

A−3

| 9 | 舌を出したり<br>ひっこめたりする | | |
|---|---|---|---|
| 10 | 歯を噛み合わせて<br>ならす | | |
| 11 | *舌打ちをする | | |
| 12 | *頬に頬を寄せる | | |
| 13 | 両方の頬を<br>ふくらませる | | |
| 14 | 舌を左右に動かす | | |

注：発語器官の項目と同じ動作の場合には、その成績に基づいて記述してよい

## Ⅲ 交互運動

| | 5秒間の回数 | 特徴の記述 | | |
|---|---|---|---|---|
| | | 音の置換・倒錯 | リズム | その他特記事項 |
| pa | | | | |
| ta | | | | |
| ka | | | | |
| *pataka | | | | |
| | | | | |
| | | | | |
| | | | | |

コメント

A−5

## 図1　標準失語症検査補助テストの一部

## 50　運動障害性構音障害（dysarthria）の検査　243

### 1　運動障害性（麻痺性）構音障害 dysarthria の検査法─第 1 次案およびその短縮版

　第 1 次案は，1980 年に日本音声言語医学会言語委員会の運動障害性（麻痺性）構音障害小委員会が作成したものであり，構音・プロソディー検査，構音器官の検査，発話特徴抽出検査の 3 部から構成されている。その後，構音・プロソディー検査および構音器官の検査に関しては臨床的に使いやすい短縮版が 1999 年に作成された。

　発話特徴抽出検査においては，文章の音読や会話などの録音された評価資料について，評価項目のカテゴリー（声質，声の高さ・大きさ，話す速さ，話し方，共鳴・構音，全体評価）についてそれぞれ 1 回以上，つまり一人の評価資料を少なくとも 7 回聴き評価を行うことが望ましいとされている。各項目の評価に当たっては，正常の場合を "0"，最も重症な場合を "4"，全体評価の明瞭度については，正常（明瞭）を "1"，全くわからない（最も不明瞭）を "5" とする 5 段階尺度，声の高さの程度，声の大きさの程度，話す速さの程度，段々速（遅）くなる，に関しては - 4〜4 の 9 段階尺度を用いる。なお，声質の評価において，音声障害の評価である GRBAS 尺度と同じ項目の「粗糙性」，「気息性」「無力性」，「努力性」が用いられているが，GRBAS 尺度の 0〜3 の 4 段階評価と異なり，5 段階評価を用いていること，明瞭度と異常度（話し言葉全体に関する異常の程度）の評価があり，異常度の数値が高くても明瞭度の数値は低いことなどがあることに注意が必要である。

　疾患別の発話特徴として，小脳変性症においては，不規則な構音の誤り，発話の速さや声の大きさなどの不規則な変動，声質の異常，発話の単調さが特徴的であり，パーキンソン病では，声質の異常，発話の単調さ，弱々しさなどの特徴がある。また，仮性球麻痺および筋萎縮性側索硬化症の発話の特徴は類似しており，構音の不正確さ，共鳴の異常，発話の遅さや発話の単調さ，声質の異常などが主な特徴であると報告されている[2]。

### 2　事例提示

　A さんは「声が出しにくい。長く話すと疲れて苦しくなる。」を主訴に耳鼻咽喉科を受診した 70 代前半の女性である。問診時，気息性および無力性嗄声，声量低下を認め，音声障害の他，dysarthria を疑い実施した短縮版の検査（図 2〜4)）と，Praat にて分析した際の結果（図 5）を示す。

　構音・プロソディー検査（図 2）の結果，声の検査項目において，気息性・無力性の嗄声，最長発声持続時間の短縮を認めた。構音は母音，1 音節の復唱（/pa/，/ta/，/ka/）における子音に明らかな異常は聴取されなかったが，文章音読時には子音の歪みが認められた。やや抑揚に乏しく，高い声，翻転やふるえなどプロソディーの異常も認められた。

　構音器官の運動の検査（図 3）の結果，口唇，下顎および舌の安静時，突出運動，反復運動等に明らかな異常は認められなかった。口腔内視診の範囲で軟口蓋の挙上範囲は正常，母音/i/発声時

音声

## Ⅰ　構音・プロソディー検査

実施・記入上の注意
1. 全て録音する
2. 結果の項目に当てはまらない症状や特異な症状がみられたら、余白に記録する
3. ※については、同年代の正常値を参考にする

| 検査項目 | | 検査方法 | 結果：当てはまる項目にチェック・記入する |
|---|---|---|---|
| 声 | 声の状態<br>（声質） | 患者の自由な発話、または/a/か/i/の発声を評価する。 | （　）正常<br>（　）失声<br>（✓）気息性<br>（　）粗糙性<br>（　）努力性<br>（✓）無力性 |
| | 声の能力<br>（最長発声持続時間） | /a/または/i/の最長発声持続時間を測定する。2回行い、長い方を採用する。 | 1回目（17.4）秒 ※　ふるえ（＋）<br>2回目（11.4）秒 ※　pitch高い |
| 構音 | 母音 | 5母音を1音ずつ復唱させる。 | /i/（✓）正常（　）開鼻声（　）歪む<br>/e/（✓）正常（　）開鼻声（　）歪む<br>/a/（✓）正常（　）開鼻声（　）歪む<br>/o/（✓）正常（　）開鼻声（　）歪む<br>/u/（✓）正常（　）開鼻声（　）歪む |
| | 子音 | /pa/ /ta/ /ka/ /sa/を1音節ずつ復唱させる。子音部分のみ評価する。 | /p/（✓）正常　　　　（　）鼻漏出による歪みあり<br>　　（　）その他の歪みあり　　（　）出せない<br>/t/（✓）正常　　　　（　）鼻漏出による歪みあり<br>　　（　）その他の歪みあり　　（　）出せない<br>/k/（✓）正常　　　　（　）鼻漏出による歪みあり<br>　　（　）その他の歪みあり　　（　）出せない<br>/s/（✓）正常　　　　（　）鼻漏出による歪みあり<br>　　（　）その他の歪みあり　　（　）出せない |
| | 文章音読における傾向 | テキスト「桜」。所要時間を計測。普通の声の大きさと速さで音読させ、右の項目を評価する。 | （　）音の誤りはない<br>（　）開鼻声・鼻漏出による歪み<br>（✓）その他の歪み<br>（　）省略<br>（　）置換<br>（　）付加 |
| プロソディー | 発話速度<br>その他 | 「桜」の音読所要時間を記入。<br>「桜」、右の各項目を評価 | 所要時間（49）秒 ※　やや抑揚に乏しい<br>　　　　　　　　　　　小声<br>（　）下記の異常はない　pitch高い<br>（　）語音の繰り返し<br>（　）語頭、語音間、音節間、語間の間隔の<br>　　　遅延または沈黙休止<br>（　）長母音化　　　　　　　翻転（＋）<br>（　）長母音の消失　　　　　ふるえ（＋）<br>（　）撥音、促音の長さの異常<br>（　）発話速度の変化<br>（　）一息で言える発話の長さが短い<br>（　）短い早口の発話が出現する |

## 図2　構音・プロソディー検査

声質や最長発声持続時間，開鼻声や鼻漏出による子音の歪みの有無，省略，置換，付加などの構音の誤り，発話速度，プロソディーなどの検査を行う。

鼻息鏡にてわずかに呼気鼻漏出を認めた。嚥下機能に明らかな異常はなかった。Oral diadochokinesis において/pa/を5秒間できるだけ速く反復させた際，だんだん速度が速くなり，1秒間当たり6.4回と60〜90代の健常女性平均5.5回（±0.73）を上回る結果となった。同じく/ka/においても1秒間当たりの回数6.4回と平均5.2回（±0.89）を上回る結果となった。/ta/において1秒間当たりの回数は5.6回と平均の範囲内［5.5回（±0.77）］であったが，リズムの不規則さを認め，/pataka/において1秒間当たりの回数は2.0回と平均の範囲内［2.1回（±0.51）］であり，リズムも規則的ではあったものの，構音は失声に近い状態であった。

発話特徴抽出検査（図4）の結果，「1. 粗糙性（1）」，「2. 気息性（2）」，「3. 無力性（1）」，「4. 努力性（1）」などの嗄声，「7. 大きさの程度（-2）」，「10. 声のふるえ（1）」などの声の変化を認め，「17. 抑揚に乏しい（1）」，「18. 繰り返しがある（1）」などの話し方，軽微ではあったが「22. 子音の誤り（1）」など，運動低下性構音障害にタイプ分類されるパーキンソン病の発話に特徴的な所見が数多く認められた。また，全体評価の「24. 異常度」は3と比較的高かったが，「25. 明瞭度」は2（時々わからないことばがある）に保たれていた。その後耳鼻咽喉科から脳神経内科へ紹介され，精査の結果パーキンソン病と診断され治療が開始された。

本症例のように，声の症状を訴えて耳鼻咽喉科を受診する症例の中には神経変性疾患の可能性があることを考えておく必要がある。

## おわりに

発話特徴抽出検査を行うためには，この検査方法に十分習熟したのちに患者の発話を評価することが大切である。

（大森　蕗恵）

## II 構音器官の検査

実施・記入上の注意
1. 患者は頭前位として座位とする。異なる場合は記録する
2. 必要に応じて、検査の見本を示し、模倣させる
3. 結果に該当する□にレ点を記入、該当する症状がみられたら、余白に記録する
4. 米については、同年代の正常範囲値を参考にする

| 検査項目 | | 検査内容、教示例 " " 内に呈示 | 結果：当てはまる項目にチェック、記入する |
|---|---|---|---|
| 口唇 | 安静時 | 安静時における上下口唇の状態を観察する。 | （レ）異常なし<br>（ ）左右非対称　【右・左(肥大など)】<br>（ ）上下口唇の接触が不良 |
| | 突出運動 | 上下口唇をできるだけ前方に突出する。<br>"口唇をできるだけ前に突き出してください" | （レ）できる<br>（ ）【右・左】のみできない、不十分<br>（ ）突出そのものができない |
| | 口角を引く | 上下口唇をできるだけ左右に引く。<br>"口唇をできるだけ横に引いてください" | （レ）できる<br>（ ）【右・左】のみできない、不十分<br>（ ）引くことができない |
| | 突出後退反復運動 | 口唇の突出と後退を5秒間、できるだけ速く繰り返す。"口唇を突き出す、元に戻す運動をできるだけ速く繰り返してください" | 5秒間の反復回数（6.5）回 ※ |
| 下顎 | 安静時 | 安静時における下顎の状態を観察する。 | （レ）異常なし<br>（ ）下顎位が偏倚、または立ち込み |
| 舌 | 安静時 | 開口させ、口腔内の舌の状態を観察する。 | （レ）異常なし<br>（ ）萎縮あり<br>（ ）不随意運動あり<br>（ ）筋線維性攣縮あり |
| | 突出運動 | 開口位で（極端な開口は避ける）、舌をできるだけ前方に突出する。<br>"軽く口を開け、舌をできるだけ前に突き出してください" | 範囲　（レ）口唇を越える<br>（ ）口唇まで<br>（ ）歯列内まで<br>（ ）歯列内にとどまる、不動<br>偏倚　（レ）偏位なし<br>（ ）偏位あり　【右・左】 |
| | 突出後退反復運動 | 開口位で（極端な開口は避ける）5秒間、舌の突出と後退を反復する。"舌を前に出す、ひっこめる運動をできるだけ速く繰り返してください" | 5秒間の反復回数（6）回 ※<br>（レ）十分<br>（ ）不十分<br>運動の規則性　（レ）規則的<br>（ ）不規則 |
| | 左右反復運動 | 開口位で左右の口角に交互に触れる運動を5秒間、舌尖を反復する。"舌先を左右の口角に交互に触れる運動をできるだけ速く繰り返してください" | 5秒間の反復回数（6）回 ※<br>（レ）十分<br>（ ）不十分<br>運動の規則性　（レ）規則的<br>（ ）不規則 |
| | 舌尖挙上 | 開口位で舌尖を挙上し、上歯の中央に接触させる。舌の挙上運動があれば、抑制する。"口を軽く開け、舌の先で上歯の中央に触れてください" | （レ）できる<br>（ ）舌尖は挙上するが上歯に触れない<br>（ ）舌尖は挙上しない |

| 検査項目 | | 検査内容、教示例 " " 内に呈示 | 結果：当てはまる項目にチェック、記入する |
|---|---|---|---|
| 軟口蓋 | 鼻咽腔閉鎖 | 大きく開口し、短く /a/ または /ha/ を発声させ状態<br>軟口蓋の挙上の程度を観察する。ペンライトを使う。 | （レ）軟口蓋の挙上は正常範囲<br>（ ）片方（右・左）が挙上しない、左右とも<br>もわずかな挙上のみ |
| | 鼻漏出 | 母音 /i/ および /u/ や /n/ 持続発声を指示し、鼻息鏡をあてて、呼気鼻漏出を測定する。 | （レ）/i//u/ともに鼻漏出なし　1:1<br>（ ）どちらかで、わずかにあり<br>（ ）どちらかで、著明にあり |
| 鼻咽腔機能 | 軟口蓋下垂 | 反復嚥下テストを実施し、記録する。<br>1) 患者は唾液を嚥下して、30秒の空嚥下回数を記録（3）回<br>2) 舌の嚥下動作及び舌に飲み込む水1〜2mlの使用<br>喉頭運動を各々1回の運動に伴って、指数もを外側。空嚥下回数から、以下をチェックする。<br>3) 運動の回数を記録　正常：30秒以内の回数が3回以上<br>　　　　　　　　　　　（ ）問題あり：0〜2回 | 30秒間の空嚥下回数記録（3）回<br>水1〜2mlの使用（有） |
| その他 | oral diadochokinesis | /pʌ/を5秒間、できるだけ速く反復させる。 | （32）回／（5）秒　だんだん遅くなる<br>1秒間当たり回数（6.4）回 ※<br>リズム（レ）不規則<br>構音（ ）正確<br>（レ）不正確 |
| | | /tʌ/を5秒間、できるだけ速く反復させる。 | （28）回／（5）秒<br>1秒間当たり回数（5.6）回 ※<br>リズム（レ）規則的<br>構音（ ）正確<br>（レ）不正確 |
| | | /kʌ/を5秒間、できるだけ速く反復させる。 | （32）回／（5）秒<br>1秒間当たり回数（6.4）回 ※<br>リズム（レ）規則的<br>構音（ ）正確<br>（レ）不正確 |
| | | /pʌtʌkʌ/を5秒間、できるだけ速く反復させる。<br>/pʌtʌkʌ/を1回と数える。 | （10）回／（5）秒<br>1秒間当たり回数（2）回 ※<br>リズム（レ）不規則<br>構音（ ）正確<br>（レ）不正確 |

*/ʌ/の代用、才慶楽一、水野眞康一、他：運動障害性構音障害スクリーニングテスト[辰巳発語運動テスト]、音声言語医学、1998、より一部改変

## 図3　構音器官の検査
口唇、舌、軟口蓋など個々の器官の安静時と運動時の状態の評価や協調運動に関する検査項目で構成されている。

# 50 運動障害性構音障害（dysarthria）の検査

患者名　Ａさん　　　70代前半　男・女　　評価年月日　20■■　年　○月　△日

原因疾患　　　　精査中　　　　　　　　　　　　評価者　□□

評価資料　（文章「桜」音読）

| 項目 | | | 異常の程度<br>（0：正常、±4：最も異常） | 備考 |
|---|---|---|---|---|
| 声質 | 1 | 粗糙性 | 0　2　4 | |
| | 2 | 気息性 | | |
| | 3 | 無力性 | | |
| | 4 | 努力性 | | |
| 声 | 5 | 高さの程度 | -4　-2　0　2　4　　低／高 | |
| | 6 | 声の翻転 | | |
| | 7 | 大きさの程度 | 小／大 | テープの場合、評価不要 |
| | 8 | 大きさの変動 | | |
| | 9 | 段々小さくなる | | |
| | 10 | 声のふるえ | | |
| 話す速さ | 11 | 速さの程度 | -4　-2　0　2　4　遅／速 | |
| | 12 | 段々速(遅)くなる | 遅／速 | |
| | 13 | 速さの変動 | | |
| 話し方 | 14 | 音、音節が、バラバラにきこえる | 0　2　4 | |
| | 15 | 音、音節の持続時間が不規則にくずれる | | |
| | 16 | 不自然に発話がとぎれる | | |
| | 17 | 抑揚に乏しい | | |
| | 18 | 繰り返しがある | | |
| 共鳴・構音 | 19 | 開鼻声 | 0　2　4 | |
| | 20 | 鼻漏れによる子音の歪み | | |
| | 21 | 母音の誤り | | |
| | 22 | 子音の誤り | | |
| | 23 | 構音の誤りが不規則に起こる | | |
| 全体評価 | 24 | 異常度 | 0　2　4 | |
| | 25 | 明瞭度 | 1　3　5 | |

**図4　発話特徴抽出検査**

話し言葉の特徴を捉えるための検査で，聴覚的な印象で発話を評価することができる。

音声

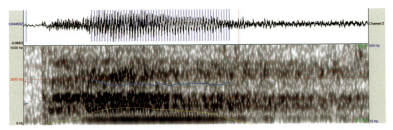

図5 Praat（ver.6.1.41）持続母音/アー/発声時の音声波形とサウンドスペクトログラム
各パラメーターの数値は，Fo：310.7 Hz，jitter：1.31％，shimmer：11.5％，HNR：10.5 dB であった。

### 参考文献

1) 伊藤元信，笹沼澄子，柴田貞雄，他．運動障害性（麻痺性）構音障害 dysarthria の検査法 第 1 次案．音声言語医．1980；21：194-211．
2) 福迫陽子，物井寿子，辰巳格．麻痺性（運動障害性）構音障害の話しことばの特徴 聴覚印象による評価．音声言語医．1983；24：149-164．
3) 福迫陽子，高橋雅子，遠藤教子，他．運動障害性（麻痺性）構音障害 dysarthria の検査法 第一次案 短縮版の作成．音声言語医．1999；40：164-181．
4) 日本失語症学会 Brain Function Test 委員会 SLTA 小委員会：標準失語症検査補助テストマニュアル．新興医学出版社．1999．
5) Praat website：https://www.fon.hum.uva.nl/praat/

# I 感染症

# 51 感染症

# 感染症に関する検査

## はじめに

　耳鼻咽喉科では，上気道という微生物の侵入門戸となりやすい領域を対象とするため，様々な感染症を扱う。耳鼻咽喉科領域の主な感染症と主な原因微生物を**表1**にまとめた。これらの感染症の診断と治療のためには原則的には原因微生物を検出する必要がある。疾患や原因微生物により，検体採取法や施行可能な検査は異なるが，耳鼻咽喉科領域の感染症の検査は，塗抹鏡検，培養検査で直接微生物の存在を確認する方法，遺伝子検査で微生物の核酸を検出する方法，抗原検査，抗体検査などがある。培養可能な一般細菌に関しては，塗抹鏡検，培養検査が基本となる。培養困難な細菌やウイルスの検出には，遺伝子検査が用いられ，耳鼻咽喉科領域では抗酸菌などで行われる。抗原検査は，イムノクロマト法が主流であり，耳鼻咽喉科領域ではA群溶血性連鎖球菌，肺炎球菌，インフルエンザウイルス，RSウイルス，アデノウイルス，水痘・帯状疱疹ウイルス，単純ヘルペスウイルスなどで使用可能で，迅速診断としても有用なことが多い。抗体検査は，血清を用いて行う検査で，耳鼻咽喉科に関連するものでは，EBウイルス，水痘・帯状疱疹ウイルス，単純ヘルペスウイルス，ムンプス，麻疹，風疹などで用いられる。

　本項では，耳鼻咽喉科で遭遇する頻度はそれほど高くはないが，忘れてはいけない疾患であり特殊な検査が含まれる，結核と破傷風に関する検査について特に述べる。

## 1 結核

　結核の感染は，結核菌（*Mycobacterium tuberculosis*）を排菌する患者から咳などで飛散した空気中に浮遊する結核菌を吸入することにより起こる。耳鼻咽喉科で遭遇し得る結核は，中耳結核，咽頭結核，喉頭結核，頸部結核性リンパ節炎などであるが，頻度は高くない[1,2]。しかし，喀痰の結核塗抹検査で陽性の肺結核，咽頭・喉頭結核，気管・気管支結核の場合，感染源となる。空気感染による集団感染や院内感染の恐れがあるため，感染対策上からも早期の正確な診断，さらには感染対策の知識を要する。耳鼻咽喉科を受診する上記のような結核症例では，特異的な所見に乏しいことが多い（**図1a**. 喉頭結核，**b**. 中耳結核，**c**. 上咽頭結核の肉眼所見）[1,2]が，常に認識しておくべきである。結核は，感染症法の2類感染症であり，診断した場合，医師は最寄りの保健所にただちに届け出る必要がある。

表1 耳鼻咽喉科の主な感染症と主な原因微生物

| 部位 | 主な感染症 | 主な原因微生物 |
|---|---|---|
| 耳 | 外耳道炎 | 黄色ブドウ球菌，緑膿菌，アスペルギルス属菌 |
|  | 中耳炎 | 肺炎球菌，インフルエンザ菌，モラクセラ・カタラーリス，黄色ブドウ球菌，結核菌，ウイルス* |
| 鼻 | 副鼻腔炎 | 肺炎球菌，インフルエンザ菌，モラクセラ・カタラーリス，嫌気性菌，アスペルギルス属菌，ウイルス |
| 口腔・咽頭 | 急性扁桃炎，扁桃周囲膿瘍，咽頭炎，咽後膿瘍，Lemierre症候群 | A群溶血性連鎖球菌，その他の連鎖球菌，インフルエンザ菌，嫌気性菌，梅毒トレポネーマ，EBウイルス，その他のウイルス，カンジダ属菌 |
| 喉頭 | 急性喉頭蓋炎 | インフルエンザ菌，黄色ブドウ球菌，肺炎球菌，ウイルス |
| 顔面・頸部 | 蜂窩織炎 | A群溶血性連鎖球菌，黄色ブドウ球菌 |
|  | 頸部膿瘍 | 連鎖球菌，嫌気性菌 |
|  | 頸部リンパ節炎 | ウイルス，結核菌 |

*インフルエンザウイルス，ライノウイルス，RSウイルスなど

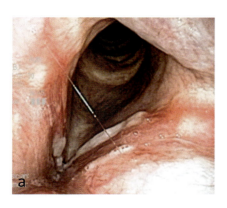

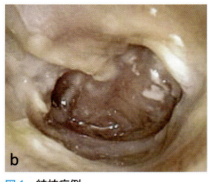 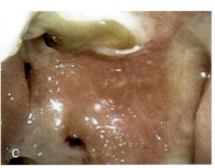

図1 結核症例
a. 喉頭結核（喀痰PCR・培養陽性）
b. 中耳結核（耳漏PCR陽性，喀痰PCR・培養陽性）
c. 上咽頭結核（PCR陽性）
  （b, cは同症例）

（文献1，2より許可を得て転載）

## 1 結核菌検査

### (1) 塗抹培養

①塗抹染色法

　スライドガラスに塗抹した検体を，蛍光法やZiehl-Neelsen法で染色し，検鏡で菌体を確認する（図2a, b）。塗抹検査は培養検査や核酸増幅検査に比べると検出感度は低いが，院内感染対策上あるいは公衆衛生上重要であり，排菌量の多い塗抹陽性患者を迅速に鑑別可能である[3]。

②分離培養

　塗抹染色法よりも抗酸菌の検出感度が高いが，結核菌は遅発育菌であるため，固形培地で3週間〜2カ月，液体培地で1〜4週間を要する（図2c）。菌株同定や薬剤感受性検査が可能である[3]。

### (2) 核酸増幅法

　結核菌の核酸を増幅し，菌の存在を確認する検査である。主にDNAを増幅検出するPCR法が用いられる。培養法では検出に最大2カ月ほど要するが，本検査法では核酸検出まで数時間で行うことが可能である。一方，死菌と生菌の鑑別が困難であること，偽陰性の可能性，定量的ではないことなどに留意が必要である[3]。

### (3) 薬剤感受性検査

　培養検査で結核菌が検出された場合に行い，抗結核薬選定の指標となる。耳鼻咽喉科で結核の治療をすることは多くはないと思われ，詳細は割愛する。

## 2 免疫学的検査

### (1) ツベルクリン反応

　ツベルクリンを皮内注射し発赤や硬結の大きさ，水疱，出血，壊死等の副反応について確認する。大きさが基準値以上で陽性となるが，本邦ではBCG接種の影響による偽陽性のため真の結核の判定は困難である[3,4]。

### (2) インターフェロンγ遊離試験（IGRA）

　クォンティフェロンTB（QFT）およびELISPOT（enzyme-linked immunosorbent spot）法がある。これらにより，BCGによるツベルクリン反応陽性者と結核感染者の鑑別が可能となった。

　QFTは血液中のリンパ球を結核特異抗原で刺激し産生されるインターフェロンγ（IFN-γ）を定量する。BCG接種者では陽性とはならないが，非結核性抗酸菌である*Mycobacterium kansasii*，*Mycobacterium marinum*などではこれらの蛋白が分泌され，偽陽性となり得る。ELISPOTは，QFTと同様に被検者の血液中のリンパ球を結核特異抗原で刺激し，IFN-γ産生細胞の数を計測するものである。医療従事者の結核管理についてはIGRAを行うべきである。不用意に結核感染に曝露された場合には，曝露直後と2カ月後にIGRAを行い，陽性化した場合には潜在性結核感染症として治療を行う。結核感染後陽転するまでおよそ2カ月程度を要する[3,4]。

### (3) 病理組織学的検査

　適切な治療が行われなかった場合，難治性の感染症や腫瘍性病変として病理組織検査が行われる

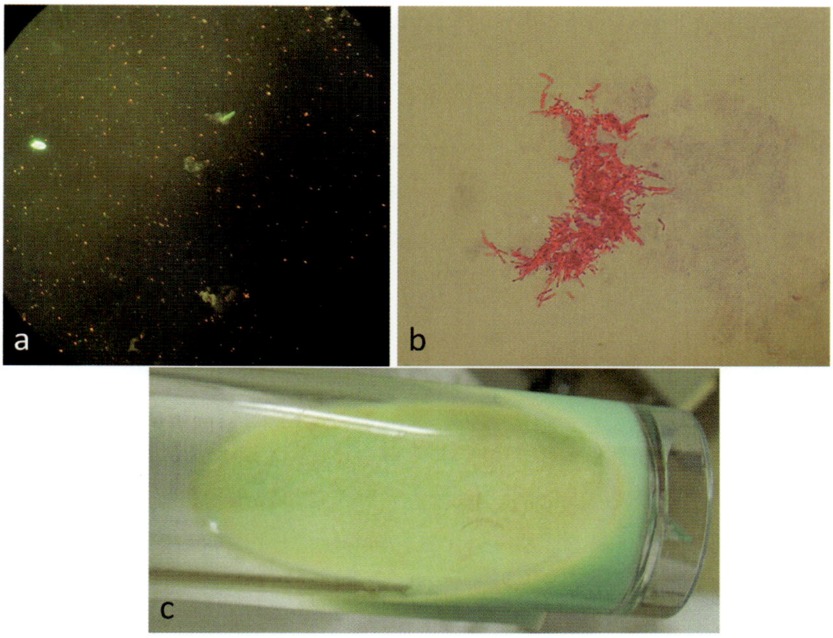

図2　塗抹，培養した結核菌
a. 蛍光染色を行った結核菌（200倍）
b. Ziehl-Neelsen染色を行った結核菌（1000倍）
c. 小川培地に発育した結核菌

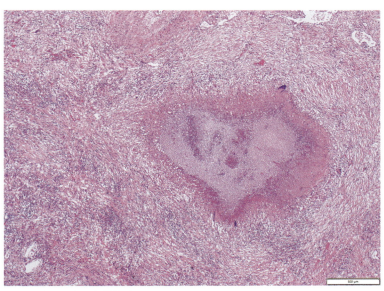

図3　結核の病理組織標本

ことがある．病理組織学的には結核の場合，乾酪壊死を伴う肉芽腫病変を特徴とする（図3）．

### 3 感染対策

結核患者に対する院内感染対策として，患者はサージカルマスクを（飛沫を捕らえる），職員はN95マスク（結核菌吸入予防）の着用を行う．結核患者の診察は陰圧室で，加療は基本的には結核病床での加療となる．汚染された可能性のある診療器具については，基本的には特別な消毒法を必要とするわけではない[4]．

## 2 破傷風

破傷風は，嫌気性グラム陽性有芽胞桿菌である破傷風菌（*Clostridium tetani*）の芽胞が土などとともに創傷から侵入し発芽して増殖する．産生された破傷風毒素により，末梢運動神経，脳神経，交感神経が脱抑制され破傷風の症状を呈する．初期症状として開口障害が多く，開口障害や嚥下障害として耳鼻咽喉科を受診することがある．四肢，体幹の筋硬直や疼痛を伴う痙攣，さらに後弓反張として認められ全身症状を伴う．重症な場合，喉頭痙攣や呼吸筋痙攣のため人工呼吸器管理が必要となり致命的となることもある．外傷歴が不明で，発症早期には診断困難な場合がある[5]．5類感染症全数把握疾患に定められており，確定診断例や死亡例では，医師は最寄りの保健所に届け出を7日間以内に行う必要がある．

### 1 検査

創部の培養で*Clostridium tetani*が検出されることで診断されるが，検出率は低く，破傷風でない患者の創部からも分離されることもあるため，創部の培養検査は感度，特異度ともに低いとされている[5]．

### 2 予防

ワクチンでの予防効果が大きい．生後3カ月以降に4種混合ワクチンとして，百日咳，ポリオ，ジフテリアの予防接種とともに接種される[5]．

### おわりに

今回は，感染症に関する検査の中でも結核と破傷風を中心に述べたが，耳鼻咽喉科の感染症は多岐にわたるため，検査の種類やそれぞれの特性を知った上で適切な検査を選択して行うことが重要である．

（角田　梨紗子）

## 参考文献

1) 舘田勝，小柴康利，廣崎真柚，他．中耳結核・上咽頭結核の1症例．仙台医療セ医誌．2018；8：42-44.
2) 小柴康利，舘田勝，廣崎真柚，他．喉頭結核の1症例．仙台医療セ医誌．2019；9：57-60.
3) 日本結核病学会：結核症の基礎知識 改訂第4版．2013.
   https://kekkaku.gr.jp/books-basic/index_old.html
4) 厚生労働科学研究費補助金 新型インフルエンザ等新興・再興感染症研究．結核の革新的な診断・治療及び対策の強化に関する研究．結核院内（施設内）感染対策の手引き平成26年版．2014.
5) 国立感染症研究所．破傷風とは．2021年1月21日改訂.
   https://www.niid.go.jp/niid/ja/kansennohanashi/466-tetanis-info.html

# あとがき

　『図解　耳鼻咽喉科検査法』は1983年に帝京大学市原病院小林武夫教授の編纂により刊行され，2000年に『新図解　耳鼻咽喉科検査法』となり，これまで長く愛読されてきました。この度，帝京大学ちば総合医療センターの鈴木雅明教授が改訂に臨まれ，微力ではありますがそのお手伝いをさせていただきました。

　近年耳鼻咽喉科領域を含め臨床検査は多様化・高度化を極め，その道のエキスパートと呼ばれる先生方が新たな検査手法の確立や精度向上を成し遂げられていく一方で，多くの検査を一人の医師が理解・適用していくのが難しくなってきています。また，臨床検査技師の人員の充実に伴い，若手の先生が実際に検査に携わる機会も減ってきています。その結果，自ら施行したことのない検査の結果を臨床現場で評価しなければならないことが増えていくことが危惧されています。実際に自らの手を動かして検査を行うことは，その原理を理解し結果の解釈をするうえで極めて有効です。日本耳鼻咽喉科頭頸部外科学会でも，実技講習の受講を専門医試験の受験要件に含めるなどの対策が行われています。

　本書は日常診療に理解しておくべき臨床検査について，その原理や手法，そして結果の解釈も網羅して記載され，さらに図表を多用することで実際の検査とそのデータが幅広く理解できるように構成されています。すべての検査を自ら経験することは不可能ですが，新たな検査を自ら行う際，また経験のない検査所見の評価を行う必要がある場合など，都度本書を開いていただくことで幅広い検査に対応できるよう配慮されています。読者の皆様の臨床現場の助力となることを願っております。

2024年11月

堤　　剛

東京科学大学

# 索　引

## 和文索引

### あ

足踏み検査　70
圧トポグラフィー　200
アブミ骨筋反射　54
アリナミンテスト　130
アレルギー性鼻炎　134
アンテリオール法　124
異常眼球運動　74
遺伝カウンセリング　44
遺伝学的検査　44
陰影聴取　4
インターロイキン　184
インピーダンスオージオメト
　　リー　50
インピーダンス法　46
運動障害性構音障害　241
エアーカロリックテスト　101
エレクトロニューロノグラ
　　フィー　64
嚥下圧検査　200
嚥下圧波形　200
嚥下造影検査　196
嚥下内視鏡検査　192
オージオグラム　2
オルファクトグラム　128
音響耳管法　46
音響鼻腔計測検査　126
温度刺激検査　101

### か

加圧減圧法　47
回旋成分　89
快適レベル　38
回転刺激検査　105

蝸牛神経複合活動電位　24
蝸牛マイクロホン電位　24
覚醒反応　152
加重電位　24
滑動性眼球運動　93
蝸電図　24
可溶性 IL-2 レセプター　184
癌　176,181,184,186
がん遺伝子パネル検査　186
眼球運動角速度　95
眼球動画　89
眼球反対回旋検査　110
眼振　71
感染症　250
顔面神経麻痺　56,64
基準嗅力検査　128
吃音検査法　228
気導聴力　4
嗅覚検査　128
急速眼球運動検査　95
狭帯域光観察　176
グラビチャート　79
クラミジア感染症　170
携帯型夜間モニター　158
結核　250
言語発達　220
構音器官検査　243
構音検査　224
構音障害　224
構音・プロソディー検査　243
高解像度マノメトリ　200
抗好中球細胞質抗体　146
交叉聴取　4
硬性喉頭内視鏡　209
喉頭ストロボスコープ検査
　　211
喉頭内視鏡検査　209

語音聴力検査　8
語音弁別能　10
語音明瞭度曲線　10
語音明瞭度検査　8
語音了解閾値検査　8
呼吸努力　155
鼓索神経　140
骨導聴力　4

### さ

最高語音明瞭度　10
最大緩徐相速度　102
在宅睡眠検査　158
最長発声持続時間　217
再発転移診断　183
サイログロブリン　184
残存聴力活用型人工内耳 EAS
　　ガイドライン　42
視運動性眼振検査　97
視運動性後眼振検査　99
シェーグレン症候群　145
耳音響放射　22
視覚強化式聴力検査　14
自覚的視性垂直位検査　116
耳管機能検査　46
耳管鼓室気流動態法　46
自記オージオメトリー　6
刺激強度-潜時曲線　27
刺激頻度　31
自己免疫性水疱症　146
耳小骨筋反射　54
耳石動眼反射　110
失語症　236
自動 ABR 検査　34
自動 OAE 検査　36
自発眼振検査　71
耳鳴検査　18

耳鳴質問票　20
社交不安障害　232
遮蔽検査　20
重心動揺検査　77
終夜睡眠ポリグラフィ　148
術前耳管機能評価　48
腫瘍関連遺伝子検査　186
腫瘍マーカー　184
純音聴力検査　2
条件詮索反応聴力検査　14
静脈性嗅覚検査　130
書字検査　70
神経学的脳幹機能検査　28
神経興奮性検査　64
人工内耳　42
新生児聴覚スクリーニング検査　34
新版K式発達検査　220
新版構音検査　224
垂直軸回転検査　105
睡眠検査　148
睡眠効率　152
睡眠時無呼吸症　148
睡眠段階判定　149
スコア評価基準　194
ストロボスコープ検査　211
スリップアーチファクト　113
声域　218
性感染症　160
成人人工内耳適応基準　42
静的平衡機能検査　68
舌咽神経　140
全口腔検査　144
前庭動眼反射　105
造影検査　196
早期癌　176

### た

大錐体神経　140
多発血管炎性肉芽腫症　146
単脚直立検査　68

注視眼振検査　71
聴覚印象評価　206
聴覚過敏　20
聴覚過敏検査　18
聴性行動反応聴力検査　12
聴性定常反応　30
聴性脳幹反応　26
直立検査　68
追跡眼球運動検査　93
低呼吸　155
定性検査　165
定速度回転刺激　107
定量検査　166
定量的歩行検査　81
ティンパノグラム　50, 54
電気眼振図検査　83
電気生理学的検査　64
電気味覚検査　140
等加速減速法　97
頭頸部癌　176, 181, 185, 188
等速度法　97
動的平衡機能検査　68

### な

内視鏡検査　192, 209
軟性喉頭内視鏡　209
難治性血管炎　146
難聴遺伝子検査　44
乳幼児聴力検査　12
ノイズアーチファクト　113
脳幹障害　28

### は

梅毒　161
破傷風　254
発声持続時間　217
発話特徴抽出検査　243
パワースペクトル　79
鼻咽腔閉鎖機能検査　225
ピーク圧　50
鼻腔通気度検査　124

鼻汁好酸球検査　134
ピッチ・マッチ検査　18
ビデオ眼振検査　87
鼻内所見　134
皮内テスト　136
ピープショウテスト　14
皮膚テスト　136
鼻誘発試験　138
病期診断　181
表在癌　176
標準失語症検査　236
兵頭スコア　195
不快閾値レベル　38
複合筋活動電位　65
振子様回転刺激　107
プリックテスト　136
平均聴力　2
偏倚検査　68
偏垂直軸回転検査　105
偏中心性回転検査　106
変調周波数　31
扁平上皮癌関連抗原　185
歩行検査　70
母子健康手帳　34
ポステリオール法　124
補聴器　38
補聴器適合検査　39

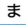

マスキング　4
味覚検査　140
無呼吸　154
免疫関連検査　145

遊戯聴力検査　16
陽電子放射断層撮影　179
予後予測　181

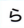

ラウドネス・バランス検査　18

ラバー負荷検査　79
両脚直立検査　68
両耳間移行減衰現象　4
淋菌感染症　170
冷温交互刺激検査　101
連続周波数ティンパノメトリー　52
濾紙ディスク法　142
ロールオーバー現象　10

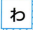

話声位　218

**数字**

6分間歩行試験　81
57-S語表　8
67-S語表　8

## 欧文索引

ABR　26
ANCA　146
ANCA関連血管炎性中耳炎　146
AP　24
ASSR　30
BOA　12
Body Tracking Test　79
BTT　79
CAP　24
CM　24
CMAP　65
COR　14
DPOAE　23

dysarthria　241
ECochG　24
EGM　140
ENG　83
ENoG　64
EVAR　105
GPA　146
GRBAS　206
Head Impulse Test　112
HIT　112
HIV感染症　168
HRM　200
HSAT　158
IgE抗体検査　136
IgG4関連疾患　145
Intensity-Latency curve　27
Jerger分類　6
K式発達検査　220
Khalfa Hyperacusis Questionnaire日本語版　20
LSAS-J　232
Mann検査　68
MCL　38
MFT　52
MPT　217
MTV　181
multiple simultaneous stimulation technique　31
NBI　176
NET　64
NHS　34
OAE　22
OASES-J　230
OKAN　99

OKN　97
OKP　97
OMAAV　146
OVAR　105
PET　179
PSG　148
SCC　185
SE　152
sIL-2R　184
SLTA　236
Sono ocular test　119
SP　24
SR　54
STI　160
SUV　181
SVV　116
TEOAE　23
Tg　184
THI　20
Tinnitus handicap inventory　20
TLG　181
TTAG　46
TUGテスト　81
Tullio現象　119
UCL　38
VE　192
VF　196
vHIT　113
Visual suppression test　103
VOG　87
VOR　105
VRA　14

## 専門医のための耳鼻咽喉科検査法

2024年12月5日　第1版第1刷発行

|編　集|鈴木　雅明<br>すずき　まさあき|
|---|---|
| |堤　　剛<br>つつみ　たけし|

発行者　福村　直樹
発行所　金原出版株式会社
　　　　〒113-0034　東京都文京区湯島2-31-14
　　　　電話　編集(03)3811-7162
　　　　　　　営業(03)3811-7184
　　　　FAX　　(03)3813-0288　　　　　　　　　Ⓒ 2024
　　　　振替口座　00120-4-151494　　　　　　　検印省略
　　　　http://www.kanehara-shuppan.co.jp/　　Printed in Japan

ISBN 978-4-307-37132-2　　　　　　印刷・製本／真興社
　　　　　　　　　　　　　　　　　　装丁／近藤久博（近藤企画）

|JCOPY|〈出版者著作権管理機構　委託出版物〉|
|---|---|

本書の無断複製は著作権法上での例外を除き禁じられています．複製される場合は，そのつど事前に，出版者著作権管理機構（電話 03-5244-5088，FAX 03-5244-5089，e-mail：info@jcopy.or.jp）の許諾を得てください．

小社は捺印または貼付紙をもって定価を変更致しません．
乱丁，落丁のものはお買上げ書店または小社にてお取り替え致します．

**WEBアンケートにご協力ください**

読者アンケート（所要時間約3分）にご協力いただいた方の中から抽選で毎月10名の方に図書カード1,000円分を贈呈いたします．

アンケート回答はこちらから➡
https://forms.gle/U6Pa7JzJGfrvaDof8